首批国家级名老中医

效验秘方

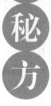

张丰强 郑英 编著

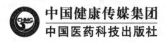

中国健康传媒集团
中国医药科技出版社

内 容 提 要

本书是从国家中医药管理局首次评定的当代 500 名老中医药专家的数千首方剂中遴选出近 300 首编撰而成。全书分科论述，内容涉及内、外、妇、儿、肿瘤、皮肤等科，以病为纲，以方为目，突出中医药简、廉、便、验之特点。每方列有组成、功效、主治、用法、方解、典型案例、按语等项，既着眼于各家辨证用药大手笔，又泼墨于作者的认识与体会，使之纲目清晰，易于效法，又无牵强比附之感，具有很强的实用性和文献价值。适合临床各科医生参考使用。

图书在版编目（CIP）数据

首批国家级名老中医效验秘方/张丰强，郑英编著 . —北京：中国医药科技出版社，2017.3

ISBN 978-7-5067-8837-3

Ⅰ. ①首… Ⅱ. ①张… ②郑… Ⅲ. ①验方-汇编 Ⅳ. ①R289.5

中国版本图书馆 CIP 数据核字（2016）第 267723 号

美术编辑 陈君杞
版式设计 张 璐
出版 中国医药科技出版社
地址 北京市海淀区文慧园北路甲 22 号
邮编 100082
电话 发行：010-62227427 邮购：010-62236938
网址 www.cmstp.com
规格 710×1000mm $\frac{1}{16}$
印张 24 ½
字数 370 千字
版次 2017 年 3 月第 1 版
印次 2024 年 5 月第 7 次印刷
印刷 北京印刷集团有限责任公司
经销 全国各地新华书店
书号 ISBN 978-7-5067-8837-3
定价 56.00 元

获取新书信息、投稿、为图书纠错，请扫码联系我们。

前　言

　　方剂，是中医治病救人的有力武器，一向为医生和患者所珍视。然古代方书，汗牛充栋，难以取舍，且年代久远，于今病不宜；现代方书，数以百计，虽冠以名医名方，但多名实不符，良莠难辨，亦难选择使用。为此，我们从当代著名老中医数千首方剂中遴选出近300首，编撰而成《首批国家级名老中医效验秘方》一书，以飨读者。

　　全书内容涉及内、外、妇、儿、肿瘤、皮肤等临床各科，突出中医药简、廉、便、验之特点。每方列有组成、功效、主治、用法、方解、典型案例、按语等项。

　　全书分科论述，以病为纲，以方为目，既着眼于各家辨证用药大手笔，又泼墨于作者的认识与体会，使之纲目清晰，易于效法，又无牵强比附之感，因此具有很强的实用性和文献价值。由于所收效方均系原卫生部国家中医药管理局于1991年首次评定的当代500名老中医药专家之佳篇，故在同类方书中本书堪称内容最丰、选方最精、疗效最著者。因此，本书的出版对继承当代著名中医学家的宝贵经验、充实中医学宝库、提高临床医师水平均具有重要意义；对广大患者"按图索骥"、选方用药，则提供了有益指南。因涉及中医辨证论治，故对于普通读者而言，请务必在医生的指导下使用，切不可盲目选方，自行使用。另外，书中凡入药成分涉及国家管制药品（如罂粟壳）及国家禁猎和保护动物的（如犀角、虎骨等），为保持方剂原貌，原则上不改。但在临床运用时，应使用相关的替代品。方剂组成中涉及黑白二丑者皆改为规范用语牵牛子，但方剂名称不改。

本书尚有王素芹、孙瑞霞、孙江涛、张合群、周荷梅、徐旭华、梁茂芬、霍湛峰等同志（以笔画为序）参与了整理，在此一并致谢。由于时间仓促，资料受限，尚有一些名家的秘方未能一一收入，在此谨致歉意。另外，作者学识有限，对所选秘方领悟不够深透，不当之处，敬请批评指正。

编者

2016 年 8 月

目　录

第一章　内科／1

1

第二章　外科 / 163

第三章　妇科 / 192

第四章　儿科 / 245

第五章　皮肤科 / 276

第七章　肿瘤 / 307

第八章　男科 / 310

第一章　内　　科

第一节　病毒性肝炎、肝硬化

柴胡解毒汤（刘渡舟）

[组成]　柴胡10g，黄芩10g，茵陈蒿12g，土茯苓12g，凤尾草12g，草河车6g。

[功能]　疏肝清热，解毒利湿。

[主治]　急性肝炎或慢性肝炎活动期，表现为谷丙转氨酶显著升高，症见口苦、心烦、胁痛、厌油食少、身倦乏力、小便短赤、大便不爽、苔白腻、脉弦者。

[用法]　水煎服，1日1剂。

[方解]　柴胡既能清解肝胆邪热，又能疏肝解郁，《神农本草经》（简称《本经》）谓："主心腹胀，胃中结气，寒热邪聚，推陈致新。"《本经》谓黄芩"主治诸热黄疸"，清热利湿，故共为君药。茵陈蒿功擅清热化湿、利胆退黄，为治疗黄疸之要药；土茯苓清热解毒，淡渗利湿，引邪毒由小便而解；凤尾草利水解毒，泻热凉血；草河车清热解毒功胜蒲公英、紫花地丁，且有消炎止痛之能，故共为柴胡、黄芩之佐。

现代研究表明，方中柴胡有抗肝炎病毒引起的细胞病变，促进机体免疫、利胆、保肝等作用；黄芩也有护肝、利胆的作用；茵陈蒿利胆、保肝作用显著；草河车、凤尾草、土茯苓均有不同程度的抗病毒作用，为本方治疗病毒性肝炎提供了药理学依据。

按语：急性肝炎或慢性肝炎活动期总以病邪为主，正邪斗争激烈，故应以祛邪为主。须指出的是，这里的邪与普通的邪完全不同，系指"毒邪""疫气"，所以治疗的关键是解毒。但"见肝之病，知肝传脾，当先实脾"，解毒勿伤脾

1

胃，邪衰之后当顾正气。切忌一味祛邪，忽视后天，损伤正气。

柴胡三石解毒汤（刘渡舟）

[组成]　柴胡10g，黄芩10g，茵陈蒿12g，土茯苓12g，凤尾草12g，草河车6g，滑石12g，寒水石6g，生石膏6g，竹叶10g，金银花6g。

[功能]　清热利湿解毒。

[主治]　急、慢性肝炎证属湿毒凝结不开者。临床表现为口苦、口黏，胁胀痛，小便短赤，面色黧黑兼带有油垢，体重不减反增，臂背时发酸胀，舌苔白腻或黄腻而厚，脉弦缓。

[用法]　水煎服，1日1剂。

[方解]　在柴胡解毒汤基础上，加滑石、寒水石、生石膏、竹叶以增强清利湿热作用，加金银花清热解毒以化湿浊。另外，滑石、寒水石、竹叶均有利小便的作用，以期湿浊之邪由小便外排，湿热分消，凝结化解。

按语：面色黧黑而有油垢为湿毒凝结蕴蒸于上之征；臂背酸胀为湿郁少阳经脉不利之征。舌苔厚腻，难以脱落乃湿毒有根难拔之兆。刘老指出：服此方后以舌苔褪落为病减，臂背酸胀不发为病愈。可见，以上三症当为使用本方的重要指征，也是观察疾病进退、预后的重要参考。尚须指出的是，祛邪易伤正气，利尿易损阴津，而肝病最忌伤阴，因此临床用药必须斟酌。这里刘老巧用滑石、寒水石甘寒清热、利尿、生津，祛湿而不伤阴，生津而不碍湿，则很好地解决了利湿伤阴这一矛盾现象。对于临床治疗肝病颇有指导意义。

加味柴胡汤（刘渡舟）

[组成]　柴胡12g，黄芩6g，党参9g，炙甘草6g，半夏9g，生姜9g，鳖甲15g，牡蛎15g，红花9g，茜草9g。

[功能]　疏通气血，软坚消痞。

[主治]　肝炎邪衰、气病及血，症见面色青黑不华，右胁作痛如针刺，尤以夜间为甚，或伴有腹胀，体乏无力，肝脾肿大，舌暗有瘀点或瘀斑、苔白，脉弦而涩者。亦可用治早期肝硬化。

[用法]　水煎服，1日1剂，以10剂为1个疗程；轻者2个疗程，重者4个疗程，即可明显收效。

[方解] 柴胡、黄芩疏肝解郁、清解余毒；党参、炙甘草健脾益气、培土抑木；半夏、生姜和胃健脾、消肿散结；茜草、红花活血通络；牡蛎化痰、软坚、散结；《本经》谓鳖甲"主心腹癥瘕块积、寒热"，《大明》云："去血气，破癥结，恶血"，故为消癥、散瘀、益阴之上品。诸药合用，共奏疏通气血、软坚消痞之功。

按语：《内经》云："正气存内，邪不可干；邪之所凑，其气必虚。"对于病毒性肝炎来说，尤其如此，即整个疾病过程中，"毒"和"虚"贯彻始终。因此，肝功正常、黄疸消退不能视为毒邪全除，此时只不过是以正气虚为主、毒邪衰为次而已。治疗的关键在于补虚软坚，同时勿忘解毒。刘老方中党参、甘草、生姜、鳖甲旨在扶正，柴胡、黄芩意在解毒；而牡蛎、茜草则是针对病理产物——癥结（瘀血）软化消解。这提示我们，解毒时勿伤正气，扶正时勿恋毒邪；并要分清毒和虚孰轻孰重，然后采取相应的治疗措施，方能收到理想的效果。

柴胡鳖甲汤（刘渡舟）

[组成] 柴胡6g，鳖甲15g，牡蛎15g，沙参10g，麦冬10g，生地10g，丹皮10g，白芍12g，红花9g，茜草9g，土鳖虫6g。

[功能] 滋阴软坚，活血化瘀。

[主治] 慢性肝炎晚期，出现蛋白倒置；乙型肝炎HBsAg阳性；亚急性重型肝炎，而症见肝脾肿大疼痛，夜间加重，腹胀，口咽发干，面黑，或五心烦热，或低烧不退，舌红少苔、边有瘀斑，脉弦而细者。

[用法] 水煎服，1日1剂。具体煎药方法可采用：头煎5分钟、二煎15分钟、三煎50分钟。这样可避免因久煎破坏柴胡的疏肝调气作用，又可避免因煎药时间短暂而熬不出补益中药的有效成分之缺陷。

[方解] 柴胡疏肝、调气、解毒；鳖甲、牡蛎软坚、散结、化癥；沙参、麦冬、生地滋养肝阴；茜草、红花、土鳖虫活血化瘀；丹皮活血凉血；白芍养阴柔肝。诸药合用，共奏解毒、软坚、活血、化癥之功。

按语：病至肝炎晚期，正气衰惫，毒邪式微，疾病的关键已不是毒邪，而是正虚（这里是指阴虚）和病理产物——瘀血癥块。因此，治疗的重点已由解毒为主变为以扶正和软坚活血为主，正如仲景所云"观其脉证，知犯何逆，随证治之"。这种灵活的因证而异的"柴胡解毒系列方药"的运用，不仅对诊治肝病极有价值，而且对指导其他疾病的治疗也有积极的意义。

青碧散（关幼波）

[组成]　青黛（包）10g，明矾3g，草决明15g，生山楂15g，醋柴胡10g，郁金10g，丹参12g，泽兰12g，六一散（包）15g。

[功能]　祛湿化痰，疏肝利胆，活血化瘀。

[主治]　肝炎后肝脂肪性变。临床以肝炎恢复期由于过度强调营养所致短期内体重迅速增加，食欲亢进，仍极度疲乏，不耐劳作，大便不调（次数多、不成形、不畅通），舌质暗、苔白，脉沉滑为特征。

[用法]　水煎服，1日1剂，或共研细末，装一号胶囊，每次饭后服1粒，每日2~3次。

[方解]　青黛、明矾除湿、清肝、退黄；青黛配六一散专治暑热痰湿；明矾配郁金即"白金丸"擅祛风痰。又明矾味酸入肝，燥湿祛痰，早在汉代仲景就创"硝石矾石散"方治黑疸，取其消瘀痰除湿浊的作用。青黛入肝清热凉血，配合郁金、柴胡疏肝，更能加强利胆之功。草决明清肝热，生山楂祛瘀消积化脂。丹参与泽兰相配调肝脾、化瘀血，寓养血于活血之中。诸药合用，共收化痰、活血、清利肝胆之效。

[加减]　若见有肝热，头晕目眩（血压常波动或一直偏高者），属于实证者加苦丁茶、生槐米；血压显著升高并伴有头痛者，加生石膏；若属大肠湿热，大便黏滞不畅者，加川大黄、瓜蒌、白头翁、秦皮、焦四仙；若见明显乏力，动则气短汗出，面肢浮肿，证属脾虚气弱者，加葛根、党参、苍术、玉米须、泽泻；若见失眠，腰膝酸软，劳累后肝区疼痛加重，证属阴虚血亏者，加何首乌、黄精、枸杞子等。

按语：肝炎后肝脂肪性变，系肝炎后脂肪代谢紊乱、中性脂肪在肝细胞内堆积而成。检查：肝脏可增大。血清胆固醇多数偏高，谷丙转氨酶和麝香草酚浊度均呈轻度或中度增高。关老在中医所谓"肥人多湿""体胖多痰"的启发下，结合患者苔白腻、舌质暗、脉弦滑等痰湿阻络之征，认为本病证属湿热凝痰、痰阻血络，从"痰湿"论治。立论新颖，用药准确，故收效满意。

健脾舒肝丸（关幼波）

[组成]　党参12g，山药12g，炒薏苡仁12g，陈皮12g，草蔻6g，当归10g，

白芍 12g，柴胡 10g，郁金 10g。

[功能] 疏肝理气，健脾开胃。

[主治] 肝病后，胸胁胀满，纳食不香，身倦乏力者。临床多用于肝炎恢复期，肝功能已恢复正常，消化功能未完全恢复者。

[用法] 水煎服，1日1剂。或倍其量，共研细末炼蜜为丸，每丸10g，每服1~2丸，日服2次。

[方解] 党参、山药、炒薏苡仁健脾利湿，培土荣木；陈皮、草蔻行气开胃；当归、白芍养血柔肝，合党参益气血；柴胡、郁金疏肝理气，合陈皮行气和胃。综观是方，重在调和肝脾，使湿热之邪无法残存，也不至于内生。

按语：肝属木，脾属土，肝气旺盛，首乘脾土，所以《金匮要略》云："见肝之病，知肝传脾，当先实脾。"关老在大量的临床实践中逐步体会到，肝炎病邪，最易伤脾，以致肝郁脾虚之证，故立调和肝脾之法，创制本方。验之临床，多获效验。

荣肝汤（关幼波）

[组成] 党参 12g，炒白术 10g，炒苍术 10g，木香 10g，茵陈 15g，当归 12g，白芍 12g，香附 10g，佛手 10g，山楂 15g，泽兰 15g，生牡蛎 15g，王不留行 12g。

[功能] 健脾疏肝，活血化瘀，清热利湿。

[主治] 慢性肝炎、早期肝硬化，证属肝郁脾虚、气滞血瘀、湿热未清者。

[用法] 水煎服，1日1剂。

[方解] 党参、白术健脾益气，培土荣木；苍术、木香醒脾化湿；茵陈清热解毒、利湿退黄；香附、佛手疏肝理气；当归、白芍养血柔肝；山楂、泽兰、王不留行活血化瘀；牡蛎软坚散结。诸药合用，脾土得健，湿浊得化，热毒得清，瘀血得解，而收本固标去、正复邪除之效。

按语：肝炎尤其是乙型肝炎，病机复杂，易于反复，难于根除。其根源即在于既有肝损伤——正虚的一面，又有乙肝病毒潜伏——邪实的一面，并贯彻整个病程之中，又因祛邪解毒、祛湿、活血易伤正气，扶正又易恋邪，故临床治疗颇为棘手。由此认为治疗本病应两手抓：既要祛邪务尽，又要处处顾护正气。祛邪扶正并施，方能达到预期目的。荣肝汤即为扶正祛邪的代表方剂。若能坚持治疗，注意调养，多能根治。

滋补肝肾丸（关幼波）

[组成] 北沙参12g，麦冬12g，当归12g，五味子10g，何首乌15g，熟地10g，女贞子15g，川断15g，陈皮10g，旱莲草15g，浮小麦15g。

[功能] 养血柔肝，滋阴补肾。

[主治] 肝病后，腰酸腿软，头晕失眠，倦怠纳呆者。临床多用于肝炎恢复期，肝功能已恢复正常，见有体虚、消瘦、神经衰弱者。

[用法] 水煎服，1日1剂，或倍其量，共研细末炼蜜为丸，每丸10g，每服1~2丸，日服2次。或作蜜膏，每服一匙（10g），日服3次。

[方解] 女贞子、旱莲草、沙参、麦冬、川断滋补肝肾；当归、首乌、熟地补肾养血安神；五味子、浮小麦补五脏，敛心气；陈皮和胃理脾。诸药合用，重在滋补阴血、强壮肝肾以扶正固本，使余邪无法残留。

按语：乙癸同源，肝肾相关。肝木得肾水之涵养则荣，失之则萎。病理上，子病及母，肝病累肾，则肝肾同病，阴血耗伤。

所以，肝病日久，不能一味治肝，还应补肾；肝肾同治，水旺木荣，方有利于肝病的恢复，防止迁延性、慢性肝炎的发生。"治病必求其本"，此之谓也。

温肝汤（关幼波）

[组成] 黄芪30g，附片、白术、香附、杏仁、橘红各10g，党参、紫河车各12g，白芍、当归、茵陈各15g。

[功能] 温补肝肾，健脾益气，养血柔肝。

[主治] 慢性肝炎、早期肝硬化，症见面色萎黄，神疲乏力，口淡不渴，小便清白，大便稀溏，腹胀阴肿，腰酸背寒，胁下痞块，手脚发凉，舌淡苔水滑，脉沉弦弱。

[用法] 水煎分早晚2次服，1日1剂。

[方解] 附片、紫河车温补肾气；黄芪、党参、白术甘温益气、健脾燥湿；香附、茵陈清疏肝胆；白芍、当归养血柔肝；杏仁、橘红开肺气、化痰水、通三焦。诸药合用，温而不燥，补而不腻，使肾气旺、脾气健、肝气舒、邪毒解，则

肝炎可消、硬化可软。

按语： 古谓："肝无虚证"，阳虚更为少见。故临床治疗肝病，多宗泻法，少用补益，温补阳气更为罕见。有云："有是证用是药"，但医者在肝病过程中见到阳虚之病，也不敢贸然运用附子之属。关老积数十年临床经验，有是证即用是药，往往收效颇著，值得玩味深究。考本方配伍讲究、严谨，如附子与紫河车、当归、白芍相伍，温阳之效不减，辛燥伤阴之弊则无；黄芪、党参与香附、橘红相伍，甘温益气而无滞中之弊，疏肝化痰解郁而无耗气伤中之害；茵陈与白芍相伍，清利肝胆湿热而不伤阴血，养血柔肝而不碍湿除。关老组方之精、用药之巧、配伍之妙，由此可见一斑。

软肝缩脾方（赵绍琴）

[组成] 柴胡6g，黄芩10g，蝉蜕6g，白僵蚕10g，片姜黄6g，水红花子10g，炙鳖甲20g，生牡蛎20g，生大黄1g，焦三仙各10g。

[功能] 行气开郁，活血化瘀，软肝缩脾。

[主治] 早期肝硬化。临床多用于肝炎晚期，表现为胁痛、腹胀、癥瘕、舌质有瘀斑、苔白、脉弦涩等，证属气滞血瘀者。

[用法] 水煎服，1日1剂。或倍量研末蜜丸，重10g，日2次，每次1丸。

[方解] 柴胡疏肝理气开结；黄芩苦寒清热、利胆，与柴胡配伍擅解肝胆郁热；蝉蜕、僵蚕、片姜黄、生大黄为清·杨栗山名方升降散的药物组成，功擅开通内外，平调升降，燮理阴阳气血；水红花子活血且能利水，除血滞、化水湿；焦三仙消积导滞，开胃增食；鳖甲、牡蛎咸寒软坚以散瘀结、消癥瘕。诸药合用共奏行气、开郁、活血、利水、软肝缩脾之功。

[加减] 肝功异常，舌苔黄腻有湿热征象者加茵陈30g、土茯苓30g；胸胁不适，善叹息，脉沉而滞，气郁明显者加佛手10g、香附10g；脘痞厌食、呕恶、苔白腻，湿阻中焦者加藿香10g、佩兰10g、姜半夏10g；心烦易怒，舌红起刺，火郁证显者加黄连6g、胆草3g、丹皮10g；形体消瘦，神疲乏力，脉弱，气虚明显者加太子参6g、白术10g；血虚者加阿胶10g、当归10g；中阳不足，畏寒肢冷者加干姜3g、吴茱萸3g；舌质红绛、苔少且干，肝肾阴亏者加生地20g、枸杞子10g、女贞子10g。

按语： 肝硬化早期，临床表现颇为复杂，但总以肝脾肿大之邪实为主。治疗时不应因正虚而纯用补剂，否则痰瘀胶结更甚；也不可因邪实而攻伐太过，伤正气，与病无益。不可速决，只宜缓图。用药上更应讲究，不可鲁莽。赵老方用升降散既别出心裁，又符合本病病机，且无伤正之弊。另外，僵蚕、大黄又有推陈致新、祛浊升清之功，对于肝硬化的恢复大有益处。如《伤寒温疫条辨》云："僵蚕味辛苦气薄，喜燥恶湿，得天地清化之气，轻浮而升阳中之阳，故能胜风除湿，清热解郁……散逆浊结滞之痰也……能辟一切怫郁之邪气。"大黄《本经》谓其"下瘀血，血闭，寒热，破癥瘕积聚，留饮宿食，荡涤肠胃，推陈致新，通利水谷，调中化食，安和五脏"。

舒肝开肺汤（印会河）

[组成]　柴胡 10g，赤芍 30g，当归 15g，丹参 30g，生牡蛎（先下）30g，广郁金 10g，桃仁 10g，土鳖虫 10g，紫菀 10g，桔梗 10g，川楝子 12g。

[功能]　疏肝开肺，通利三焦，活血消胀。

[主治]　慢性肝炎，迁延性肝炎及早期肝硬化所致的肝性腹胀。

[用法]　水煎服，1 日 1 剂。

[方解]　柴胡、当归疏肝养肝；赤芍、丹参、郁金活血化瘀；川楝子泄肝止痛，取气为血帅，气行则血行之意；桃仁破血行瘀，以泄血结；土鳖虫、牡蛎能磨化久瘀，软坚消积；紫菀、桔梗宣肺通便，通利三焦，畅气消滞，从而消除腹胀。

按语：印老治疗肝性腹胀，擅用桔梗、紫菀。他认为它们能通利三焦；三焦通利，则气畅水调，腹胀自消，开从肺论治肝性腹胀之先河。验之临床，常获效验。考《本经》谓桔梗"主胸胁痛如刀刺，腹满，肠鸣幽幽"，《别录》谓其"利五脏肠胃……下蛊毒"，《大明》谓其"破癥瘕"，《指掌》谓其"为诸药之舟楫"等等。紫菀《本经》谓其"去虫蛊痿躄，安五脏"，张石顽谓其"能通调水道"等。可见，用于腹胀，古人已有认识，值得重视。

燮枢汤（焦树德）

[组成]　北柴胡、泽泻各 9～10g，炒黄芩、炒川楝、白蒺藜各 9～12g，制半夏 10～12g，草红花、刘寄奴（或茜草）各 9～10g，皂角刺 3～6g，片姜黄 9g，焦四仙、炒莱菔子各 10g。

[功能] 调肝和胃，活血消痞。

[主治] 慢性肝炎、迁延性肝炎，早期肝硬化所致较长时间具有右胁疼痛、腹部胀满、不思饮食、胁下痞块、倦怠乏力、小便发黄、大便欠爽或溏软、舌质红或有瘀斑、苔白或黄、脉弦或弦滑。也适用于慢性胆系感染而见上述病症者。

[用法] 水煎服，1日1剂。

[方解] 柴胡升清阳，黄芩降浊阴，一升一降，能调转燮理阴阳升降之枢机，共为君药。半夏辛温善降中焦逆气而燥湿和胃健脾；白蒺藜苦辛而温，宣肺之滞，疏肝之郁，下气和血；川楝子苦寒入肝，清肝热、行肝气而止胁腹痛；红花辛温活血通经，并能和血调血，四药共为臣药。片姜黄辛苦性温，行血中气滞，治心腹结积、痞满胀痛；皂刺辛温，开结行滞，化痰祛瘀，破坚除积；刘寄奴苦温而辛，破瘀消积行血散肿；炒莱菔子辛甘性平，理气消胀，配焦四仙助消化而除胀满，运中焦而健脾胃，为佐药。泽泻入肝肾，能行在下之水，使之随清气而上升，复使在上之水随气通调而下泻，能泄肝肾水湿火热之邪，而助阴阳升降之机，为使药。

[加减] 中湿不化，脘闷食少，舌苔白厚者加苍术6～9g、草蔻6～10g；气血阻滞，胁痛明显者加延胡索9g、枳壳10g、制乳没各5g；如血瘀明显者加茜草12～20g、海螵蛸6～9g、桂枝6～10g；胃纳不佳、饮食少进者加谷芽、陈皮各10～12g；心悸失眠、健忘多梦者加珍珠母30g，远志、天竺黄各9g，栀子3g；下午低热者加生白芍12g、银柴胡10g、青蒿15g；口苦、尿黄、目赤者加栀子6～10g、龙胆草3g；肝脾肿大者加炙鳖甲15～30g、射干10g、三棱、莪术各3～6g、元参12～30g；有轻度腹水者加大腹皮12～15g、茯苓、冬瓜皮各30～40g、水红花子10～12g、车前子10～20g；情志不舒者加香附10g、合欢花6g；呕逆便秘、舌苔不化者加代赭石30g、旋覆花10g、生大黄3～5g、炒五灵脂9g；谷丙转氨酶高者加五芦散（五味子95g、芦荟25g，共为细面，每服3g，每日2次，温开水送下，或随汤药服用）；腹部喜暖，遇凉隐痛者减黄芩为6g，去川楝子；药后胁痛反剧者去皂刺、减片姜黄。

按语：本方功擅理气、活血、消痞，对于慢性肝炎、早期肝硬化确有良效，但须掌握其适应证，不可妄投。盖因本方总属消导之剂，每易伤气耗血、损伤肝脏，故虚证或虚实夹杂证均非所宜。《金匮要略》有云："见肝之病，知肝传脾，当先实脾"，故于方中伍入生芪、白术、山药之属，收效更佳。

软肝煎（邓铁涛）

[组成] 太子参、鳖甲（醋炙）各30g，白术、茯苓各15g，楮实子、菟丝子各12g，草薢18g，丹参10g，甘草6g，土鳖虫3g。

[功能] 健脾护肝补肾，活血化癥软坚。

[主治] 肝硬化。

[用法] 土鳖虫烘干研成细末。水3碗，入鳖甲先煎半小时，纳诸药煎至1碗，冲服土鳖虫末，渣再煎服。1日1剂。

[方解] 茯苓、白术、甘草健脾益气；太子参补而不燥，气阴双补，甚为合宜；楮实子擅治水气蛊胀，配菟丝子补肝而益肾，此乃虚则补其母之意；丹参一味，功同四物，养血活血；土鳖虫、鳖甲皆灵动之物，活血软坚化癥；草薢则助四君以祛湿健脾。诸药合用，共奏健脾养肝补肾、活血化癥软坚之功。

[加减] 酒精性肝硬化加葛花；肝炎后肝硬化加黄皮树叶30g；门脉性肝硬化加炒山甲10g；牙龈出血加紫珠草或仙鹤草30g；阴虚无湿者去草薢，加山药15g、石斛12g。

按语：肝硬化属中医癥瘕、臌胀范畴，病因不一，病理复杂，但不外肝、脾、肾三脏功能失调，以致气血痰水瘀积于腹内而成。邓氏根据几十年临床经验，认为本病多由湿热邪毒或虫蛊、酒毒侵犯肝脏日久所致，属本虚标实之证；治当扶正祛邪、标本兼顾；用药精当、平和，化癥不伤气血，补益不碍癥消，为不可多得的治疗肝硬化之良方。

化肝解毒汤（周仲瑛）

[组成] 虎杖、平地木、半枝莲各15g，土茯苓、垂盆草各20g，赤芍、姜黄各10g，黑料豆10g，生甘草3g。

[功能] 清解泄化肝脏湿热瘀毒。

[主治] 慢性迁延型乙型肝炎及乙肝病毒携带者，表现以湿热瘀郁为主证者。

[用法] 将上药放砂罐内，加冷水浸泡过药面，泡20分钟即行煎煮。沸后改用小火煎15分钟，滤取药液温服。1日1剂，煎服2次，上、下午各1次，食后2小时服。连服2个月为一疗程。一般应服用2~3个疗程，疗前及每满1个疗程，可复查肝功及乙型肝炎病毒感染表面抗原标志物1次。

[**方解**] 临证所见乙型肝炎起病多缓，症状相对隐伏，病程长，每易持续迁延转成慢性。肝为藏血之脏，故湿热毒邪不仅蕴于气分，且常深入血分，瘀滞肝络，表现出湿热毒瘀交结的病理特点，致使热毒瘀结于肝，湿毒蕴遏脾胃。由于湿热毒瘀是发病的病理基础，贯穿于病变的始终，因此病理发生主要属于邪实。但邪毒久羁，热伤阴血，湿伤阳气，又可邪实与正虚错杂，导致肝脾两伤，病及于肾，表现肝肾阴血虚耗，或脾肾气虚、阳虚。

本方辨证适用于湿热毒瘀互结的证候，旨在以祛邪为主，俾邪祛则正复。治疗重在清化湿热，化解肝毒，凉血化瘀。药用虎杖、平地木、半枝莲为主，辅以土茯苓、垂盆草相互协同而奏清热化湿解毒、凉血活血之效。佐以黑料豆、甘草，调养肝脾而解毒；取赤芍、姜黄入肝为使，增强凉肝活血作用。

[**加减**] 肝郁气滞加醋柴胡 5g、香附 10g；气火郁结加丹皮、山栀各 10g；湿热中阻加炒黄芩 10g、厚朴 5g；肠腑湿热加凤尾草、败酱草各 15g；湿热在下加炒苍术、黄柏各 10g；湿热发黄加茵陈 12g、山栀 10g；热毒偏重酌加龙胆草 5g，大青叶、蒲公英各 15g；湿浊偏重加煨草果 5g、晚蚕沙（包）10g；血分瘀毒加白花蛇舌草 20g、制大黄 6g、营分郁热酌加水牛角片、丹皮、紫草各 10g；肝郁血瘀酌加丹参 10g、土鳖虫 5g、桃仁 10g；肝血虚加当归、白芍各 10g；肝肾阴虚加桑椹子、旱莲草各 10g；阴虚有热加大生地、金钗石斛各 10g；脾气虚酌加党参、白术各 10g、黄芪 12g；肾阳虚加仙灵脾、菟丝子各 10g。

按语： 本方立意重在祛邪，慢性乙肝总属邪盛而致伤正，祛邪即寓扶正之意。如并见正虚，则可适当扶正以祛邪。在治疗后的恢复巩固阶段，则须另用扶正调补为主的方药。本方用药重在活血，因为慢性乙肝病邪多已深入血分，故宜以凉血和血为主，兼以清化气分湿热，但又忌用消克破血伐肝之品。

典型病例

单某，男性，27 岁，工人。

病史：1988 年 5 月因乏力纳差，查肝功发现黄疸指数 7U，谷丙转氨酶 97U/L，HBsAg（＋），自觉肝区隐痛，恶心欲吐，四肢乏力，就医检查诊为乙型肝炎。先后用过多种中、西药物，经半年以上治疗，反复查肝功能 8 次，转氨酶时升时降，HBsAg 一直为阳性，乃于 1989 年 11 月来我院治疗。

就诊时症见：肝区时隐痛，恶心欲吐，纳谷欠香，疲乏无力，口干，大便日行 2 次，但不溏，舌苔薄黄腻、舌尖暗红，脉弦滑。

辨证施治：肝经湿热瘀结，木郁不能疏土，拟化肝解毒，复其疏泄。

处方：虎杖、平地木、垂盆草各20g，土茯苓15g，贯众、紫草、黑料豆各10g，甘草3g，二妙丸（包）12g。

服40剂后，自觉症状亦逐渐消失。原方再服25剂，复查肝功正常，乙型肝炎病毒感染表面抗原标志物（－）。但尚不耐疲劳，上方去紫草、土茯苓、垂盆草，加制首乌、制黄精、大生地各12g，以扶正固本，服一疗程后，在我院及其他医院复查肝功等指标均为阴性。

减味三石汤（方药中）

[组成] 生石膏30g，寒水石30g，滑石30g。

[功能] 清热利湿解毒。

[主治] 该方为治疗迁延性肝炎、慢性肝炎之辅助方。一般与自拟加味一贯煎、加味异功散、加味黄精汤合用。适用于迁延性肝炎、慢性肝炎合并黄疸或小便黄赤，舌苔黄腻，转氨酶持续高限不降，中医辨证为湿热盛者。

[用法] 合入加味一贯煎、加味异功散、加味黄精汤方中同煎，煎服法亦同上。

按语：本方系在《温病条辨》"三石汤"方基础上减味而成，对湿热型肝炎有卓效，但不宜单独使用，恐寒凉伤中。方中寒水石不仅清邪热，尚可利小便，使湿热从小便而解，与滑石相伍，其效更彰，故为治疗湿热型肝炎之妙品，后学不可不知。

典型病例

过某，男，42岁，1978年5月初诊。

患者3年来肝功损害，确诊为肝炎。转氨酶长期持续在500U/L以上，百治不效。就诊时，肝区疼痛，疲乏无力，大便偏干，小便黄赤，舌红苔黄，脉细数，查转氨酶500U/L以上。中医辨证为肝肾阴虚，气滞血瘀。先予加味一贯煎。1个月后症状好转，但转氨酶无变化。考虑虽属阴虚，但夹有湿热，遂于原方中加入减味三石汤以清利湿热。1个月后复查肝功，转为正常。后连续服用此方3个月，每月复查肝功，均在正常范围，遂嘱停药观察。10年来，患者定期复查肝功，均在正常范围。在此期间，患者2次出国工作，颇为劳累，但肝功始终正常，肝炎治愈，疗效巩固。

升麻甘草汤（方药中）

[**组成**]　升麻30g，甘草6g。

[**功能**]　解毒，和中。

[**主治**]　本方为治疗迁延性肝炎、慢性肝炎之辅助方。一般与后面所述之加味一贯煎、加味异功散、加味黄精汤合用。适用于迁延性肝炎、慢性肝炎肝功损害严重，转氨酶长期持续在高限，中医辨证属于毒盛者，恒合用该方。

[**用法**]　常合入加味一贯煎、加味异功散、加味黄精汤方中同煎，煎服法亦同上。

[**方解**]　升麻辛甘、微苦、微寒，擅清热解毒；甘草和中调药，又擅解毒。二药合用，解毒而不伤中，扶正而不恋邪，共奏解毒、和中之功。

按语： 本方虽小，但功效卓著，妙不可言。单方中升麻一味的运用，就值得玩味。考升麻《本经》谓其"除百毒，辟瘟疫、瘴气、邪气、中毒、时气毒疠……"《本草备要》谓其"轻，宣，升阳，解毒。……解百药毒，吐蛊毒，杀精鬼"。可见本品擅长攻毒、解毒。而肝炎为病毒所致，属中医疫毒范畴，业已被广大医家公认。故从祛邪角度而言本品于肝炎最相适宜。另外，本品用至30g，超出常量数倍，亦应引起后学重视。

典型病例

郭某，女，30岁，1969年5月初诊。

患者确诊肝炎已10年。经中医药物治疗，10年来转氨酶一直持续在500U/L以上始终不降，麝香草酚浊度10U，百治无效。就诊时，患者肝区疼痛，疲乏无力，纳差，舌红，脉弦细滑数。根据上述症状，辨证为肝肾阴虚，波及脾胃，邪毒炽盛。拟养肝助脾疏肝，佐以解毒为法，予加味黄精汤合升麻甘草汤治疗。升麻最大用量为45g。服药2周后，症状明显好转。1个月后症状基本消失，复查肝功，转氨酶、麝香草酚浊度均下降至正常值，仍宗上方继续治疗2个月，每月复查肝功均保持正常值，诸症消失。停药1年后复查肝功仍在正常范围。1983年患者因它病来诊，述自1969年治疗取效后，10余年来肝功检查均在正常范围，其中只有一次因外出劳累，转氨酶曾一度升高，患者自服原方20剂，再调恢复正常。

退黄三草汤（李昌源）

[组成]　鲜车前草10株，天青地白草20g，酸浆草20g，绵茵陈20g，白花蛇舌草20g，大青叶20g，板蓝根20g，郁金20g。

[功能]　清热解毒，退黄除湿。

[主治]　急性黄疸型肝炎，慢性迁延性肝炎急性发作。

[用法]　水煎服，日1剂，分3次服。

[方解]　本方专为黄疸证之阳黄而设。西医学中所称之急性黄疸型肝炎、慢性迁延性肝炎急性发作等，多属阳黄范围。宗《金匮要略·黄疸病》中"黄家所得，从湿得之"，"诸病黄家，但利其小便"之说，以清热除湿利尿为法。用鲜车前草、天青地白草、酸浆草入肝脾，清热利湿凉血为主药；辅以绵茵陈、白花蛇舌草除湿清热退黄；大青叶、板蓝根清热解毒凉血，佐以郁金行气解郁化瘀。诸药合用，以收清热解毒除湿、疏肝利胆除黄之功。

[加减]　湿热蕴结者，加黄连6g，大黄（后下）10g，滑石、蒲公英各20g；肝郁气滞血瘀者，加桃仁、红花、莪术各10g，没药6g；脾气虚者，加太子参、苍术、茯苓各10g，炙甘草3g；肝肾阴虚者，加旱莲草、女贞子、枸杞子各20g，麦冬15g。

按语：证属湿热，医者每易苦寒直折，往往湿热未除，脾胃已伤，治疗肝炎更忌如此。湿热胶结，如油入面，难解难分。一味清热必碍湿除，单纯化湿又易助热，故应慎用苦寒和温化。然本方所用之品轻清泄热、利尿除湿，使邪热得清、湿浊得除，且不伤中土。

草河车汤（宋孝志）

[组成]　草河车30g，青皮12g，苏木6g。

[功能]　清热活血，疏肝止痛。

[主治]　肝经郁热，两胁胀痛，心烦急躁，舌红苔黄，脉象弦数等。本方适用于西医学所诊断的急性肝炎和慢性肝炎活动期，或单项转氨酶增高。临床改善肝功能的作用明显而肯定。

[用法]　水煎服，1日1剂，分2次服。

[方解]　胁痛是肝病的主要症状之一，正如《灵枢·五邪》所说："邪在

肝，则两胁中痛。"临床引起肝之为病的原因很多，笔者根据《素问》"肝喜条达，又主藏血"及"肝热病者，……胁满痛，手足躁，不得安卧"等论述，并从长期临床实践中体会到，肝病发生的最主要病机是气不调达、血不和畅及肝经郁热。因此治疗当以清热解毒、理气活血为组方原则。草河车汤就是本着这一原则而组成的。目前急、慢性肝炎在我国发病率较高，治疗的药物亦很多，但能够较好地起到预防、治疗及防止复发作用的药物还有待于进一步发掘。在此方面，中医药有着较强的优势。草河车经临床验证，对改善肝功能，降低转氨酶，控制临床症状均有较好的作用。

方中药物虽简单，但配伍严密，用量讲究。草河车能清热解毒、利湿消肿，为主药，用量亦重，常用30g。青皮辛散温通，苦泄下气，入肝胆经，可疏肝破气、清泄止痛，又防草河车苦凉太过。苏木入肝经，活血祛瘀、通经止痛。《本草纲目》云："苏木乃三阴经血分药，少用则和血，多用则破血。"故在方中以用6g为宜。

[加减] 如热毒较甚，将草河车改为凤尾草30g；大便溏者，减草河车加贯众30g；有黄疸者加茵陈15g、栀子10g；在肝硬化早期可加山楂30g；腹水较明显加郁金15g、槟榔30g。伴见脾胃虚弱加茯苓15g、白术12g、党参12g等。

按语：本方药简便廉，用之灵验。临床可连续服药2～4个月，无不良反应。对于肝功能不正常患者，不管有否临床症状，均有疗效。

舒肝解毒汤（赵清理）

[组成] 当归12g，白芍15g，柴胡15g，茯苓15g，板蓝根15g，败酱草15g，茵陈30g，川楝子12g，金银花15g，蒲公英15g，甘草6g，生姜10g，红枣5枚。

[功能] 疏肝健脾，清热解毒。

[主治] 急、慢性乙型肝炎，或右胁肋疼痛隐隐，或两胁胀痛不舒。

[用法] 1日1剂，水煎服，分2次服。

[方解] 肝为将军之官，主疏泄，性喜条达而恶抑郁，为藏血之脏，体阴而用阳，是人体气机运行畅达的保证，若情志不遂，肝木失于条达，肝体失于柔和以致肝气横逆，胁痛等症随之而起。且肝木为病，易于横侮脾土，脾胃居于中焦，为气机升降之枢纽，若中土受损，人体气机之升降逆乱，诸症蜂起。故本方

使用疏肝解郁之品意即顺其条达之性，发其郁遏之气，正合《内经》"木郁达之"之旨。又伍健脾助运之味，实土以御木侮。且肝气有余，则肝血不足，所以肝郁易致血亏，虚则外邪侵入，恋于肝内，故更佐清肝解毒之剂，补肝体而和肝用，以消除外来之邪毒，如是则体用兼顾，肝脾并治，共奏祛邪扶正之效。

方中柴胡疏肝解郁，当归、白芍养血柔肝，茯苓、甘草、生姜、红枣健脾和胃，此乃逍遥散抑肝健脾之意。板蓝根、败酱草清热解毒，抗菌谱较广，又兼有抗病毒作用，尤其对肝炎病毒有较强的杀灭作用，并能促进肝细胞再生，防止肝细胞变性。金银花、蒲公英清热解毒，对多种细菌、病毒有较强的杀灭作用。茵陈、川楝子清热利湿、疏肝利胆，对多种病毒、细菌有较强的抑制作用，为肝胆疾患所常用。以上诸药相伍，既可以通过清热解毒、杀灭病菌等作用以祛邪，又可通过疏肝健脾而调动机体抗病力以扶正，此即寒热并用，攻补兼施，实乃治疗慢性迁延型肝炎的理想方剂。

[加减] 若两胁胀痛甚者，加青皮、佛手、川朴；若纳差、腹胀者，可加焦三仙、鸡内金；若右胁肋痛甚者，可加延胡索、郁金、丹参；若肝脾肿大者，可加炙鳖甲、三棱、莪术；若转氨酶升高者，可加五味子、黄芩、半枝莲；若体倦乏力者，可加太子参、黄芪等。

按语：本方是赵氏治疗慢性乙型肝炎的经验方。临床根据病情，随证灵活加减，每获良效。

典型病例

简某，男，36 岁。1991 年 3 月 24 日就诊。

现病史：自觉全身疲倦乏力，右胁肋隐隐作痛，初未介意。1990 年 9 月初体检时发现转氨酶升高（84U/L），表面抗原阳性（1∶64），随后又做"两对半"，HBsAg（+）、抗 HBe（+）、抗 HBc（+）。曾服葡醛内酯、肝必复、云芝肝泰、灭澳灵和复方树舌片等药半年，病情时轻时重。复诊见右胁肋隐隐作痛，脘腹胀满，纳差，体倦乏力，小便微黄，舌质淡红，苔薄黄，脉沉细稍数，遂以舒肝解毒汤加减。

处方：当归 12g，白芍 15g，柴胡 15g，茯苓 15g，板蓝根 20g，败酱草 15g，茵陈 30g，川楝子 15g，银花 15g，公英 15g，五味子 12g，焦三仙各 12g，甘草 6g，生姜、红枣为引。水煎服。每日 1 剂。

上方连服 9 剂，饮食略有增加，照上方加鸡内金 10g，继续服用。

三诊（1991 年 4 月 12 日）：又服药 9 剂，饮食明显增加，右胁肋疼痛减轻，继续照上方服用。

四诊（1991 年 4 月 26 日）：连续服药 32 剂，做肝功能检查：转氨酶正常（20U），HBsAg（-）（1∶8），"两对半"仅有抗 HBe 阳性，余项皆为阴性。为巩固疗效，照首方去银花、公英、茵陈、川楝子，加党参 12g、黄芪 20g。继续服用近 2 个月，肝功检查均正常，"两对半"各项皆为阴性。

随访半年，身体健康，复查"两对半"3 次诸项皆为阴性。

育阴养肝汤（钟一棠）

[组成] 生地 15g，白芍 20g，枸杞子 20g，女贞子 20g，制首乌 20g，丹皮 15g，丹参 20g，茜草 15g，炙鳖甲或龟甲 20g。

[功能] 育阴养肝，化瘀消癥。

[主治] 早、中期肝硬化，症见胁肋隐痛或不舒，脘腹胀满，头晕神疲，纳少咽干，面色晦滞少华，舌嫩红、苔少，脉弦细。

[用法] 每剂煎 2 次。头汁用冷水 2 碗约 1000ml，先浸泡 20 分钟，煎至大半碗约 300ml 滤出，二汁加水 600ml 左右煎至 300ml，下午 2～3 点、7～8 点分服。

[方解] 本病大多在肝炎后形成，病程日久肝之阴血不足，肝失所养，故时有胁肋隐痛或不舒；血郁气阻，致癥积不散，肝趋硬化，脘腹胀满；血不上荣，津不上承，症见面色晦滞少华，头晕神倦咽干；阴虚有内热则舌嫩红、少苔，脉弦细。正虚邪恋，本虚标实，以虚为主。治疗不可攻伐太过，不能强求速效，宜标本兼顾，扶正祛邪。又因乙癸同源，故方中选用育阴养肝、补血滋肾的生地、白芍、枸杞子、女贞子、首乌、鳖甲等补不恋邪之品，加上化瘀活血、散结消癥的丹参、茜草、丹皮等攻不伤正之药，共奏育阴养肝、化瘀消癥之效。

[加减] 兼肝郁不舒者加郁金 10g、苏梗 10g；兼有腹水、苔腻者去生地，加苡仁 30g、茯苓 20g、泽泻 20g；有牙宣鼻衄者加地榆 30g、槐花 15g；尿赤口干加青蒿 10g、石斛 15g、麦冬 15g；大便不实者去首乌，加葛根 15g、荷叶 6g、山药 20g；便秘则加瓜蒌仁 15g；精神委顿加黄芪 30g、当归 25g；肝功能不正常者加大青叶 30g、晚蚕沙（包煎）15g；腹胀甚则加枳壳 6g、槟榔 20g。

按语：育阴养肝汤是钟一棠主任治疗早中期肝硬化舌质偏红的常用经验方。本方强调标本兼顾，扶正为主。治疗后能使症状明显减轻或消失，改善白、球蛋白比例，并使肿大的肝脾有不同程度的软化和缩小，确是临床行之有效的治疗方剂。

典型病例

赵某，女，57岁，1987年12月初诊。

10年前患肝炎经治疗而愈。今年上半年开始，时感头晕乏力，脘腹胀满，食后更甚，右胁不舒，大便干秘，口燥、面色少华，舌偏嫩红、苔少，脉弦细，经检查，A/G 倒置，B超提示：肝硬化伴少量散水、脾肿大2cm。

证属肝阴不足、血络瘀阻，治拟育阴养肝、化瘀散结，用育阴养肝汤加减治疗3个月，腹水消失，头晕乏力明显改善。前后调治2年余，面色好转，血常规基本正常，A/G正常，B超提示：肝内光点较密，无腹水占位，脾肋下1.2cm。1991年4月随访，除偶有便干均正常。

加味黄精汤（方药中）

[**组成**]　黄精30g，当归12g，细生地30g，夜交藤30g，苍白术各10g，青陈皮各10g，甘草6g，柴胡10g，姜黄10g，郁金10g，薄荷3g。

[**功能**]　养肝疏肝，滋补肾阴，运脾和胃。

[**主治**]　迁延性肝炎、慢性肝炎、肝硬化、肝癌等，症见胸胁满闷、胁下痞痛、舌红苔干，同时兼见胃脘不适、纳少便溏等，属肝肾脾胃同病、气阴两虚、气滞血瘀者。肝硬化腹水患者，腹水消退之后体力未复者。

[**用法**]　先将药物用冷水浸泡1个小时，浸透后煎煮。首煎沸后文火煎50分钟，二煎沸后文火煎30分钟。两煎混匀，总量以250～300ml为宜每日服1剂，每剂分2次服用，饭后2小时温服。连服2剂，停药1天，每月可服20剂。

[**方解**]　黄精、生地、当归滋水涵木；柴胡、郁金、青陈皮、薄荷疏肝理气；苍白术、甘草、陈皮运脾和胃；姜黄理气活血；夜交藤养血安神。诸药合用共奏疏肝柔肝、滋肾运脾、和胃理血之效。

[**加减**]　大便溏薄者，酌减生地用量；血瘀明显者，可加丹参30g、鸡血藤30g，名曰丹鸡黄精汤；气虚明显者，可加党参15g、黄芪30g，名曰参芪黄精汤。

按语：本方是方氏治疗肝病的基本方。临床若能灵活应用，则必获益良多。

典型病例

尹某，男，41 岁，1972 年 9 月初诊。

患者自 1964 年以来，经常出现肝区疼痛，并伴低热（37.5～38℃），肝功检查正常。1968 年在某医院作肝穿刺，疑诊肝炎。1972 年 2 月"感冒"发热，肝区疼痛猝然加重，呈针刺样痛。经检查诊为肝癌，住院治疗。经多方处理，低热、肝区疼痛始终未能得到改善，全身情况亦日趋恶化，遂于 1972 年 9 月来诊。诊时，肝区疼痛、低热（37.5℃）、胃胀、纳差、便溏、形瘦、面色青暗、神疲气短、脉沉细弦数、舌质青赤、有瘀斑、苔薄白。肝脏触诊肋下 5cm，质硬，表面不光滑，触痛。予参芪黄精汤。药后 2 周，自觉症状即逐日减轻。以后连用半年左右，诸症消失。实验检查：甲胎球蛋白（－），转肽酶、乳酸脱氢酶等均转正常出院。出院后继续来门诊以上方加减服用，1 年后停药并恢复工作。随访至 1990 年仍健在。

加味一贯煎（方药中）

[组成] 南沙参 15g，麦冬 10g，当归 12g，细生地 20g，金铃子 10g，夜交藤 30g，丹参 30g，鸡血藤 30g，柴胡 10g，姜黄 10g，郁金 10g，薄荷 3g。

[功能] 滋肾，养肝，疏肝。

[主治] 适用于迁延性肝炎、慢性肝炎、肝硬化、肝癌等病，症见肝区疼痛，口干目涩，大便偏干，脉弦细滑数，舌质红、苔薄黄干等，中医辨证属于肝肾阴虚、气滞血瘀者。

[用法] 先将药物用冷水浸泡 1 个小时，浸透后煎煮。首煎沸后文火煎 50 分钟，二煎沸后文火煎 30 分钟。煎好后两煎混匀，总量以 250 至 300ml 为宜。每日服 1 剂，每剂分 2 次服用，饭后 2 小时温服。每服 2 剂停药 1 天，每月共服 20 剂。或间日服 1 剂。

服药过程中，停服其他任何中西药物。

[方解] 生地、沙参、麦冬滋水涵木，养肝柔肝；当归、丹参养血和血；柴胡、郁金、川楝子、薄荷疏肝理气；姜黄、鸡血藤活血化瘀；夜交藤养血安神。诸药合用，共奏滋肾、养肝、疏肝、和血之功。

[加减] 大便干结者，生地可加量至 30g，并减少煎药时间，首煎 20 分钟

即可，大便偏溏者，生地酌减用量，并增加煎药时间，首煎可煎至 1 个小时；肝区疼痛较重者，加延胡索 10g；腹胀明显者，加砂仁 6g、莱菔子 15g；合并黄疸者，合入减味三石汤（方见后）。

按语： 本方系在魏玉璜方"一贯煎"的基础上加减而成，临床疗效可靠，为治疗肝病的一大法门。然扶正有余，祛邪不足，故不宜久用。从肝病"毒虚"理论出发，本方宜与草河车汤、升麻甘草汤合用。

典型病例

> 刘某，男，32 岁，1989 年 10 月初诊。
>
> 2 年来患者肝区疼痛，疲乏无力，在外院多次检查转氨酶均在 500U/L 以上，麝香草酚浊度 10U 左右，麝香草酚絮状试验（+～++），诊断为迁延性肝炎。长期服用西药保肝药物及中药清热利湿解毒剂，症状及实验室检查均无明显改善。来诊时，肝区疼痛，疲乏无力，纳谷尚可，口干渴欲饮水，睡眠不实多噩梦，大便偏干，小便偏黄，脉弦细滑数，舌质红、苔薄白中心黄而偏干。实验室检查：转氨酶 500U/L 以上，麝香草酚浊度 10U，麝香草酚絮状试验（++），诊断为迁延性肝炎。中医辨证为肝肾阴虚，气滞血瘀，湿热内蕴。予加味一贯煎合减味三石汤。1 个月后复诊，上述症状已基本消失，复查转氨酶 220U/L，麝香草酚浊度 8U，麝香草酚絮状试验（-）。再服上方 1 个月，1 个月后复查转氨酶、麝香草酚絮状试验均转正常，麝香草酚浊度 6U。继服加味一贯煎原方，1 个月后再查，转氨酶、麝香草酚浊度、麝香草酚絮状试验均转正常。以后继续服用本方至半年后停药。服药期间，每月复查肝功，均在正常范围，无明显自觉症状，肝炎已愈疗效巩固。

加味异功散（方药中）

[**组成**] 党参 15g，苍白术各 10g，茯苓 30g，甘草 6g，青陈皮各 10g，黄精 20g，当归 12g，焦楂曲各 10g，丹参 30g，鸡血藤 30g，柴胡 10g，姜黄 10g，郁金 10g，薄荷 3g。

[**功能**] 健脾和胃，养肝疏肝，养血和血。

[**主治**] （1）适用于迁延性肝炎、慢性肝炎、肝硬化、肝癌等病，症见胸胁满闷，胁下隐痛，纳呆纳少，便溏，舌质淡润、舌苔薄白，脉濡细等，中医辨

证为脾胃气虚肝乘、气滞血瘀者。

(2) 上述肝病患者,虽见有阴虚证症,但服养阴剂后,胃脘不适,纳差便溏者。

(3) 当前虽见有阴虚证症,但询问病史,素体脾虚者。

[**用法**] (1) 同加味一贯煎煎服法。

(2) 阴虚患者服用本方注意中病则止,不宜长服久服,亦可在服用养阴方剂过程中间断服用本方。

[**方解**] 党参、苍白术、茯苓、甘草四君,健脾益气、运湿和中;黄精、当归、丹参、鸡血藤养阴补血和血;青陈皮、焦楂曲、柴胡、郁金、薄荷、姜黄疏肝理气活血化瘀。诸药合用,共奏健脾养肝、理气活血之功。

按语:肝病后期邪除正虚,土衰木枯,治疗的关键在于扶正。又久病多瘀故又当和血祛瘀。方氏加味异功散,既补脾土、荣肝木,又畅肝气、调血脉,故为治疗肝病之良方。

[**加减**] 肝区疼痛剧烈者,加金铃子10g、延胡索10g。

典型病例

刘某,女,54岁,1973年3月初诊。

患者10年来经常胃脘胀满,大便偏溏,右胁下隐痛。1972年检查肝功,转氨酶200~300U/L左右,麝香草酚浊度10U左右,A/G比值接近平值,血小板$100×10^9$/L以下,诊断为慢性肝炎。一直服用中西药物,但肝功损害未恢复正常。于1973年3月来诊。就诊时,症状同前,脉沉细而濡,舌淡润、苔薄白。检查肝功:转氨酶256U/L,麝香草酚浊度10U,A/G:3.0/2.8,血小板$86×10^9$/L,诊断为慢性肝炎。中医辨证为病在肝脾,证属脾虚肝乘,气滞血瘀,予加味异功散加砂仁、莱菔子。服药后,患者自觉症状明显好转,1个月后复查肝功,各项指标均有好转,治疗3个月后复查肝功恢复正常,以后多次复查肝功,均在正常范围。1980年患者右侧乳房发现肿块,经某医院病理检查确诊乳癌,行根治手术。术后肝区疼痛、脘腹胀满、大便稀溏等症状又复作,检查肝功各项指标均明显异常,A/G比值倒置。再予加味异功散,同时合用冬虫夏草粉。服药后,各症相继消失,肝功检查亦转正常,后仍间断服用加味异功散调理。现乳癌术后已10年,患者多次复查肝功均在正常范围,并恢复工作,疗效巩固。

舒肝化癥汤（周信有）

[组成] 柴胡9g，茵陈20g，板蓝根15g，当归9g，丹参20g，莪术9g，党参9g，炒白术9g，黄芪20g，女贞子20g，五味子15g，茯苓9g。

[功能] 疏肝解郁，活血化癥，清解祛邪，培补脾肾。

[主治] 各种急慢性病毒性肝炎、早期肝硬化、肝脾肿大、肝功能异常等。

[用法] 水煎服，每日1剂。头煎二煎药液相混，早、中、晚分3次服。亦可共碾为末，炼蜜为丸，每丸重9g，日服3丸。

[方解] 湿热夹毒，邪毒留连，是各种病毒性肝炎致病的主要病因。正气虚损，免疫功能紊乱低下，是发病的重要病机；肝失调达，气滞血瘀，又是本病的基本病理变化。因此，本方组成采取解毒化湿、补虚、祛瘀三法合用的治疗原则，通治各种病毒性肝炎。方中以柴胡调达肝气；茵陈、板蓝根、茯苓等清热利湿，抑制病毒；当归、丹参、莪术等养血调肝，和血祛瘀，以扩张肝脏血管，增强肝内血液循环和增加肝脏血流量，从而起到改善肝脏营养及氧气供应，防止肝脏细胞损害、变性和纤维组织增生，以防肝病的发生发展，并促使肝病恢复；党参、白术、黄芪、女贞子、五味子等为扶正补虚之品，参、术、芪健脾益气，而有利于血浆蛋白的提高，促进肝功能的恢复，其中五味子酸收入肝，使转氨酶不致释放出来，从而起到降酶作用。上药配伍，全面兼顾，起到中药处方综合作用和整体调节作用，这是运用中药治疗病毒性肝炎的一大优势。

[加减] 有湿热证候或瘀胆现象的，方中茵陈可重用40~60g，以利于清利湿热，再加赤芍、栀子，是出于祛瘀利胆的目的。虚羸不足严重的偏于阳虚酌加淫羊藿、仙茅、肉桂以温补肾阳；偏于阴虚酌加生地、枸杞等以滋补肾阴。对于肝硬化代偿失调，血脉瘀滞、阳虚不化所出现的腹水，根据"去宛陈莝"、温阳利水的治则，在重用补益脾肾和活血祛瘀之品的基础上，尚须酌加理气利水之品，如大腹皮、茯苓皮、泽泻、白茅根等，如此标本兼治，有利于腹水消除，恢复肝脏代偿功能。

按语：周氏所研制的舒肝消积丸，就是以本方为基础研制而成，本方系撷取茵陈蒿汤、四逆散、逍遥散、枳术丸、保元汤、当归补血汤等诸方之长并结合本人长期临床经验加减化裁而成。

典型病例

马某，男，45 岁，汽车司机。1988 年 3 月来诊。

患者于 20 世纪 70 年代中期罹甲型肝炎，曾经住院治疗。1985 年 2 月经检查又感染乙型肝炎，经多方治疗，迁延不愈。来诊前经某医院检查肝肿大 2～3cm，质地中硬，化验肝功能异常，血浆蛋白异常。诊为慢性乙型肝炎活动期。

诊见：右胁胀痛，胁下癥积，有触痛，脘痞纳呆，泛恶厌油，疲倦乏力，舌淡苔白腻，脉细弦。证系肝瘀气滞，脾肾两虚，湿毒侵犯。拟调肝化癥，补益脾肾，兼顾清解祛邪。治以内服舒肝消积丸，每日早、中、晚各 1 丸，并配服舒肝化癥汤加白花蛇舌草 20g，每日 1 剂。连续服丸、汤药 3 个月，经检查肝脏回缩 2cm，质地变软，肝功和蛋白异常消除，自觉症状消失，体力恢复。直到回访已 2 年多，身体健康，病情无反复。

二甲调肝汤（何炎燊）

[组成] 炒山甲 15g，鳖甲 24g，三七 6g，丹参 15g，茵陈 30g，田基黄 30g，太子参 18g，茯苓 18g，白芍 15g，女贞子 15g，糯米根须 24g。

[功能] 消癥活血，清热益气，养阴。

[主治] 慢性肝炎、早期肝硬化。

[用法] 水煎服，日 1 剂，分早晚 2 次服。

[方解] 此方经长期临床实践，多次修订而成，乃"奇之不去则偶之"，所谓复方是也。慢性肝炎、早期肝硬化患者，多是迁延日久，病机错综复杂，既有邪毒深入血络，久郁成癥之实证，又兼见肝阴暗耗、脾气受损之虚证，故用药宜各方照顾。且久病虚羸，不耐猛峻之剂，过寒过温，偏攻偏补，皆足至变。本方取山甲、鳖甲有情之品，入肝络以缓消其癥；三七、丹参活血而不伤正之品，以通其瘀滞；茵陈、田基黄善能清肝搜邪，且清而不峻，此六者所以治其实也。益脾气选用太子参、茯苓之甘平，以济黄芪之温；养肝阴选用白芍、女贞子之中和，而避归、地之柔；又用糯米根须既是稼穑养脾之品，又"得水土之气最全，能清阴分燔灼之热"者（语见《叶案存真》）参与其间，此六者所以护其虚也。本方特点是性质平和，利于久服，无不良副作用。以此为基础，随症加减，多年

临床证明，颇有实效。

[加减] 内热盛，口苦便秘者去黄芪，加虎杖、栀子各12g；里湿盛，便溏，腹满痛者，去女贞，加苍术9g、厚朴6g；胁痛隐隐，痞闷不适者，加柴胡12g、郁金9g；胁痛阵发如刺者，加川楝子、延胡索各9g；阴分偏虚，口干、舌燥、虚烦、火升者，加玉竹24g、麦冬12g；有腹水者，茯苓增至30g，用皮肉各半，加车前子15g、砂仁6g、茅根30g。

按语：本方是何氏自拟方。古人云："用药如用兵。"观仲景治病，既有用"轻锐直捣"的方法，如白虎、承气、四逆诸汤；也有用"四面合围"的方法，如麻黄升麻汤、鳖甲煎丸之类。大概前者常用于病机不甚复杂、主要矛盾比较突出之病；后者常用于病机复杂，头绪纷繁之病。慢性肝炎和早期肝硬化，病机复杂，多是寒热错杂，虚实互见，非一方所可治。根据"奇之不去则偶之，一方不去则复之"的原则，何氏从20世纪50年代以来，采用活血、消癥、清热、养阴、益气诸法复合成方，随症加减，颇获实效。方中药物乃历经临床实践，增删厘定而成。其中有草药田基黄，即《中药大辞典》（上海人民出版社出版）所载之"地耳草"，产于我国南方田基、沟边潮湿草丛中，性味甘淡微苦微寒，有清热解毒、渗湿行水、消肿止痛功效，清而不克，乃治肝炎理想药物。有一乡村教师，患肝病持续发展成肝硬化腹水。他每日采鲜田基黄500g，用水10碗，再入砂糖调味，1日分3次服，不用任何中西药物，月余竟愈。何氏吸取民间经验，纳此药于复方中，确能增强疗效。

软肝汤（姜春华）

[组成] 生大黄6~9g，桃仁9g，土鳖虫3~9g，丹参9g，鳖甲9g，炮山甲9g，黄芪9~30g，白术15~60g，党参9~15g。

[功能] 活血化瘀，软肝散结，益气健脾。

[主治] 癥瘕，积聚，胁痛，臌胀（早期肝硬化，轻度腹水）。

[用法] 日1剂，文火水煎，分2次服。

[方解] 本方乃仲景《金匮要略》"下瘀血汤"加味而成。原方主治产后腹痛，腹中有干血着脐下，亦主经水不利。方中大黄荡涤瘀血，桃仁活血化瘀，土鳖虫逐瘀破结，三味相合，破血之力颇猛；丹参苦、微寒，入心肝二经血分，有活血祛瘀、凉血消肿之功，现代药理研究证明，可促进肝脏生理功能好转，并能

使肝脾肿大缩小变软；炮山甲咸能软坚，性善走窜，鳖甲味咸气寒，入肝脾血分，既能滋阴退热，又可软坚散结，两药均对肝硬化肝脾肿大有较好治疗效果；脾主运化水谷精微为后天之本，佐以黄芪、白术、党参健脾益气之品，符合仲景"见肝之病，当先实脾"之旨。且根据患者体质虚实调整剂量，此乃扶正祛邪之意。上药共具攻补兼施、活血化瘀、软肝散结之功。

[加减] 湿热内蕴者可选加茵陈、山栀、茯苓、黄柏、龙胆草、垂盆草、平地木等；脾虚气滞者可选加砂仁、陈皮、枳壳、藿香、苏梗等；肝气郁滞者可选加柴胡、郁金、枳壳、青皮、木香、绿萼梅等；肝络血瘀者可选加乳香、五灵脂、赤芍、红花、九香虫等；肝经郁热者可选加生山栀、丹皮、连翘、龙胆草等；肝肾阴虚者可选加生地、玄参、麦冬、石斛、女贞子、地骨皮等；阴虚火旺者用上药再加龙胆草、白蒺藜、山栀等；脾肾阳虚者可选加附子、桂枝、干姜、益智仁、砂仁等；凡肝病见阳痿者不可壮阳，壮阳则相火动而伤肝阴，病愈重。营热络伤症见鼻衄、齿衄、目赤或皮下出血者，可选加广犀角、生地、丹皮、连翘、赤芍、玄参、茅根、山栀、蒲黄、羊蹄根、小蓟草，上药对毛细血管扩张、蜘蛛痣、血小板偏低亦有改善作用；周身浮肿有轻度腹胀者，可选加防己、将军干、冬瓜皮、玉米须、薏苡仁、茯苓、黑大豆、泽泻、猪苓等；如出血较多，症状较重，可暂停用活血化瘀法，也可不用止血药，用健脾法加大剂量可止衄；大便次数多而溏薄者，大黄减量或改用制大黄先煎。

按语：肝硬化是不同原因引起肝脏弥漫性炎症，或广泛的肝实质变性或坏死继续发展而导致肝脏逐渐变形、变硬的一种慢性进行性疾病。姜氏20世50年代到华山医院后，首先向这种顽疾发起进攻。他根据多年临床经验，制订了攻补兼施、扶正祛邪、急则治标、缓则治本的治疗方案，并研制了一套方药，收效颇显，屡挽沉疴。国内外许多患者慕名而来求治，其中许多肝硬化腹水患者经其诊治后化险为夷。本方主要是针对早期肝硬化而设，方中以活血化瘀、软坚散结之药为主，佐以益气健脾、扶正祛邪之品，体现了姜氏提倡的辨证辨病相结合的学术观点和善用活血化瘀方法治疗肝病的独到经验。方中白术的应用（剂量重至60g），值得玩味。考《本草备要》谓："苦燥湿，甘补脾，温和中。在血补血，在气补气。"这说明本品有很好的补益作用。又谓其能"消痰水肿满，黄疸湿痹化癥癖"则说明本品具有良好的祛邪（利水消癥）作用，故于肝硬化、肝硬化腹水最相适宜。国内不少名家喜用本品治疗肝病，其本恐也在此。

第二节　肝硬化腹水

苍牛防己汤（方药中）

[组成]　苍术、白术各30g，川怀牛膝各30g，防己、大腹皮各30g。

[功能]　健脾，活血，行水。

[主治]　水臌（肝硬化腹水）。

[用法]　上方先用冷水浸泡2小时，浸透后煎煮。煎时以水淹没全药为度，细火煎煮2次，首煎50分钟，二煎30分钟，煎成后两煎混匀总量以250～300ml为宜。一般分2次，饭后2小时服用。如腹胀甚不能多进饮食，药后腹满加重者，可少量多次分服，分四五次分服亦可，但须在1日内服完1剂。

[方解]　以苍术、白术补脾燥湿治其本，以川、怀牛膝益血活血、缓肝疏肝以利补脾；以防己、大腹皮行水利尿以治其标。诸药合用，共奏健脾活血利水之效。

按语：方氏临证强调定位、定性，有一套较为完整的论治体系（见于《辨证论治研究七讲》一书），对临床很有指导意义。对于本病的认识，颇为独特。认为其病位在脾；病性为正虚邪实；病机为脾虚肝实，以致水饮内停，气滞血瘀；治疗主张标本同治，扶正祛邪；用药精当，量大力专，收效颇著。

五参五皮饮（魏长春）

[组成]　丹参、党参、苦参、玄参、沙参、丹皮、黄芪皮、桑白皮、地骨皮、青皮各10g。

[功能]　益气养阴，养血活血，利水消胀。

[主治]　肝硬化腹水。症见腹膨胀痛，时有潮热，舌深红，脉弦细，证属阴虚气弱、内热水停者。

[用法]　每日1剂，水煎分服。

[方解]　证属久病正虚，气血失调，阴虚内热，水邪内停。故方以丹参、丹皮清热活血散瘀；沙参、玄参、丹皮、地骨皮养阴清热；党参、黄芪皮益气健脾扶正；青皮、苦参疏肝化湿。诸药合用，共成扶正祛邪、固本治标之剂。

按语： 水为阴邪，治多宗温阳、行气、淡渗之法，鲜用阴柔之品。对肝硬化所致腹水的治疗也是如此。魏老一反常规，力倡滋阴利水活血之法，认识独特，用药新奇，每收良效。考本腹水来由，西医认为肝硬化后，肝脏生产蛋白减少，造成低蛋白血症，以致腹水。所以，单纯地利尿非其治也，每配合补充蛋白，以增加机体"摄水"功能。"标本兼治"，方能取效。可见，中医的治本与西医补充血浆蛋白理同。而滋阴生津之品，研究表明多富含蛋白质，故于辨证方药中加入滋阴之品，对提高疗效肯定有所裨益。

此外，方中苦参寓意颇深，值得玩味。考《本经》谓其"主心腹结气，癥瘕积聚，黄疸，溺有余沥，逐水除痈肿"，既能消癥块，又能逐水邪，且能开结退黄，故最适合于肝炎、肝硬化、肝腹水的治疗。

变通十枣汤（陈治恒）

[组成] 甘遂10g，大枣30～50枚。

[功能] 缓下水饮。

[主治] 肝硬化腹水。

[用法] 上方加水同煎20～30分钟，去渣、汁，留用大枣。一次食用大枣10枚，若已泻下则不再加服；若未泻下，加服1枚，仍未泻下，再加服1枚，逐渐递增，以泻为度。

[方解] 甘遂味苦性寒，功擅治水逐饮，通利二便，为逐水之峻药。大枣甘温质柔，能补脾和胃，益气调营；因其甘缓之性，故能缓和猛药之峻利，使之祛邪而不伤正。两药相伍，攻逐水饮而不伤正气，健脾培土而不恋水邪。

按语： 十枣汤出自东汉张仲景《伤寒杂病论》，功擅峻逐水饮，为治疗腹水、胸水之名方。然囿于其毒性和峻烈之性，加之医者多有"不求有功，但求无过"的思想，历代医家多弃良方而不用，实乃一大憾事。陈老由鉴于此，折衷变通，弃渣、汁，食大枣，寓泻于补之中，从而改"虎狼之剂"为安全可靠、缓泻之方，不失为一个创举。其法可师，其思路亦值得后学揣摩玩味。

尽管本方为一有效稳妥、安全可靠之剂，但总属祛邪伤正之方，故应用时应注意以下两点：一是腹水消退后需及时随证施治，尤其是注意扶正补虚；二是对体质虚衰、身体不支者，仍当慎用。

甲术消臌汤（周信有）

[组成]　柴胡 9g，茵陈 20g，丹参 20g，莪术 15g，党参 15g，炒白术 20g，炙黄芪 20g，仙灵脾 15g，醋鳖甲 30g，五味子 15g，大腹皮 20g，猪茯苓各 20g，泽泻 20g，白茅根 20g。

[功能]　调补脾肾，祛瘀化癥，利水消肿。

[主治]　肝硬化腹水。

[用法]　日 1 剂，水煎分服。

[方解]　柴胡疏肝理气，配茵陈清热利湿解毒，以除余邪；黄芪、党参、白术、云苓健脾益气，燥湿利水，以绝水源；仙灵脾、醋鳖甲，补肝肾、温肾阳、滋肝阴、消癥痕；泽泻、猪茯苓、大腹皮、白茅根利水消肿；五味子合鳖甲滋阴补肝，使利水而不伤阴；丹参、莪术养血、祛瘀、消癥、软肝。诸药合用，共奏调补肝肾、培土利水、祛瘀化癥、利水消肿之剂。

[加减]　若肝病虚损严重，可加重培补脾肾之品，白术可增至 40~60g，另外加仙茅 10g、女贞子 20g、鹿角胶（烊化）9g。在扶正补虚的同时，尚须重用活血祛瘀之品。一般是轻重药并用，有时加重丹参、莪术等药之分量，再加赤芍、三棱、延胡索、郁金等。

按语：周氏认为，肝硬化的病理改变突出为肝络阻塞，血瘀肝硬，肝脾肿大。肝病虚损严重，肝功能代偿失调，可致腹水潴留，形成肝硬化腹水。其主要表现"虚""瘀"交错的病理特点。因而在治疗上，强调补虚和祛瘀。补虚，重在补脾以绝水源，补肾重在补阴，以期水生涵木，肾旺肝荣，乃治本之法。祛瘀，一是软坚消癥以除癥痕；一是"血不利则为水"，瘀化水行，腹水可消，乃治标之术。惟有如此，才能补偏救弊，使水消、癥化、正复，顽症可除。

此外，鳖甲在肝硬化腹水方中使用率颇高，值得研究。考《本经》谓其"主心腹癥痕坚积，寒热。去痞疾息肉"，《别录》谓其"疗湿病，血瘕腰痛，小儿胁下坚"，甄权谓其主"宿食癥块，炫癖冷瘕，劳瘦……下瘀血"，《大明本草》谓其"去血气，破癥结，恶血"，李时珍谓"鳖甲乃厥阴肝经血分之药，肝主血也……鳖色青入肝，故所主者，疾劳寒热，痃瘕惊痫……皆厥阴血分之病也"。日华子云其"去血气，破癥结恶血"，等等。可见本品入肝经，补阴血，去瘀血，消癥痕；水陆两栖，又能利水，故本品与肝硬化腹水"虚、瘀、癥、水"的病理特点相适应。现代研究表明，鳖甲含有动物胶、角蛋白、维生素 D 及碘等，能抑制结缔组织增生，起到软肝、脾的作用，并能提升血浆白蛋白，故对肝硬化腹水大有治疗作用。

海藻消臌汤（张琪）

[组成] 海藻 40g，牵牛子 60g，木香 15g，川朴 50g，槟榔 20g，人参 15～20g，茯苓 50g，白术 25g。

[功能] 行气逐水，益气健脾。

[主治] 肝硬化腹水。

[用法] 日 1 剂，水煎分服。

[方解] 海藻苦咸寒，苦能泻结，咸可软坚，功擅软坚散结利水；牵牛子达三焦，走气分，使水湿之邪从二便排出，为逐水之峻药；槟榔降气导滞，利水化湿；木香、川朴宽中理气除湿；人参、白术、茯苓等甘温益气，健脾利水。诸药合用，攻补兼施，标本同治，共奏行气、逐水、软坚、益气健脾之效。

按语：肝硬化腹水的症结是脾肾亏虚，水瘀互结。治疗的关键是培补脾肾、化瘀利水。而"气为血之帅，血为气之母"，气行则血行，气滞则血瘀，反之亦然。因此，治疗本病不能见血调血、见水利水，尚应调气，方使气行血化、血化水利，互结之水瘀可解。所以，方中伍入大剂槟榔、木香、厚朴。验于临床，确有良效。若弃理气药而不用，则收效不佳。由此，足见张氏组方配伍之匠心。

软肝化癥汤（李昌源）

[组成] 当归 10g，泽泻 10g，鸡内金 10g，白芍 20g，怀山药 20g，丹参 20g，姜黄 20g，茵陈 20g，板蓝根 20g，茯苓 15g，三七 6g。

[功能] 逐水化瘀，补益脾肾，养血疏肝。

[主治] 肝硬化腹水。

[用法] 水煎，日 1 剂，分 3 次服。

[方解] 肝硬化属疑难重症，不仅病情重、病程长，且常伴有严重之并发症。本病本虚标实，虚实夹杂，针对其病变多在血分的特点，临床上采用活血化瘀、行气逐水、疏通经络、调理气机之法以改善肝脏代谢。补脾益肾以固其本，养血疏肝以通脉络；攻补兼施以损其有余而补其不足。根据辨证分型，在基础方

上加减化裁，药证合拍，故易收捷效。

方中以茯苓、怀山药、鸡内金酌加党参、黄芪、白术益气健脾，利水治本；当归、白芍酌加河车粉滋补肝肾，填精补血；佐以三七、丹参活血化瘀；茵陈、板蓝根、泽泻、牵牛子逐水以治其标。全方扶正祛邪，对纠正蛋白倒置、肝脾肿大以及促使表面抗原转阴均可收到满意的效果。

[加减] 上方为基础方，临床辨证分型加减：脾肾阳虚型加太子参、焦术、河车粉；湿热蕴结型去怀山药、白芍，加焦山栀、碧玉散、田基黄、大黄、金钱草、牵牛子；肝郁气滞型加柴胡、青皮、枳实、川楝子、延胡；瘀血阻滞型加川芎、甲珠、鳖甲、牵牛子、猪苓、泽兰；寒湿困脾型加制附片、厚朴、苍白术；肝肾阴虚型加生地、女贞子、麦冬、山楂肉；便血、衄血加地榆炭、丹皮、犀角粉；腹水消后加白术、黄芪；神志错迷加安宫牛黄丸；有黄染者加田基黄、金钱草。

按语：本方为肝硬化本虚标实、虚实夹杂而设。若腹水严重，小便不利者，当佐以臌胀消水丹（见后），并随时注意肝功能及电解质、血氨等情况，以避免伤正。腹水消退后，宜在本方基础上重点温补脾肾，以免反复发作。另外，方中姜黄的运用超出常量数倍应予重视。考《唐本草》谓其"主心腹结积痃癖，下气破血"，《大明》谓其"治癥瘕血块"等，可见本品对于肝硬化的治疗有其理论根据。现代不少医家如赵绍琴教授等也善用本品治疗肝病，且使用率颇高，似又可说明本品于肝病的恢复有益。

典型病例

王某，男，36岁，干部。

1968年9月因确诊为肝硬化住院治疗2个月无效，于同年12月18日来诊。

患者半年前因腹胀、食少、右胁下疼，经某医院诊为"慢性肝炎"，间断服用肌苷、齐敦果酸片等西药无效，自觉腹部隆起，食后腹胀更甚，倦怠乏力，大便稀，小便量少。体检：神志清楚，语言清晰，面色白，巩膜皮肤无黄染，颈部有蜘蛛痣2枚，腹部膨大，腹壁青筋显露，肝脾大，肝在右肋下2cm可触及，脾在左肋下2cm可触及，质硬，移动性浊音（++），下肢浮肿。实验室检查谷丙转氨酶68U/L，麝香草酚浊度16U，麝香草酚絮状试验

（++），黄疸指数6U，蛋白倒置 A/G＝2.8/3.6。超声波检查：腹水（+）。X 线食道钡造影示：食道下段静脉曲张。舌淡红、苔薄白，脉沉缓。诊断为肝硬化腹水，属脾肾阳虚型。服基础方20剂后，腹水基本消退，精神、食欲好转，余症均有不同程度减轻。再按基础方服10剂，复查肝功能基本正常，蛋白已不倒置。继以益气健脾温肾法治之，方用香砂六君汤加温肾之品以巩固疗效。迄今已20余年未见复发，仍坚持工作。

消癥利水汤（周信有）

[**组成**] 柴胡9g，茵陈20g，丹参20g，莪术15g，党参15g，炒白术20g，炙黄芪20g，淫羊藿20g，醋鳖甲30g，五味子15g，大腹皮20g，猪茯苓各20g，泽泻20g，白茅根20g。

[**功能**] 培补脾肾，祛瘀化癥，利水消肿。

[**主治**] 肝硬化代偿失调所出现的水肿臌胀、肝脾肿大。

[**用法**] 水煎服，每日1剂，早中晚分3次服。

[**方解**] 肝硬化腹水的形成，表现"虚""瘀"交错的病理特点。一由脾肾阳虚，水不化津，而致水液潴留，此因虚；一由气血瘀滞，血不循经，津液外渗，"血不利则为水"，而至腹腔积液，此因瘀。故方中重用补益脾肾之淫羊藿、参、术、芪和活血祛瘀之丹参、莪术等，以达到温阳化津和祛瘀以利水之目的。同时活血散瘀之品亦能改善肝微循环和解除循环障碍，而有消癥散结、回缩肝脾肿大之功效。在此基础上，再用理气利水之大腹皮、猪苓、茯苓、泽泻、白茅根等，更有利于消除臌胀腹水。方中更用柴胡、茵陈以调达肝气，清利湿毒；鳖甲以软坚消散，五味子以补益肝肾、酸收降酶。如此标本兼顾，各种药效有机结合，共奏消癥利水、恢复肝脏功能之功效。

[**加减**] 肝病虚损严重，肝功障碍，絮浊试验、血清蛋白电泳试验异常，可加培补脾肾之品，白术可增至40g，另加仙茅20g、女贞子20g、鹿角胶9g（烊化）。经验证明，重用扶正培本、补益脾肾之品，证候和肝功化验、免疫指标都能得到相应改善，说明扶正补虚是降絮浊和提高血清蛋白的关键。当然，虚与瘀是互为因果的，肝病虚损严重，抵抗力低下，微循环障碍，又能因虚致瘀，导致肝脾肿大，形成癥积肿块。故在扶正补虚的同时尚须重用活血祛瘀之品。对此我

们一般是轻重药并用，加重丹参、赤芍、莪术等药之分量。补虚与祛瘀多是综合运用，不过有时有所侧重罢了。

按语：根据病毒性肝炎的症状和体征，周氏在临床上一般将其分为湿热未尽、肝郁脾虚、气阴两虚、虚瘀癥积四型。肝硬化代偿失调，肝脾肿大，腹水潴留，属于虚瘀癥积型，突出表现虚瘀交错、虚实夹杂之病理特点。因此，在治疗上，多补虚、祛瘀综合运用，再辅以利水消肿。西医认为，腹水的形成，是由于血浆白蛋白减少，且伴有门脉压力增高，血浆胶体渗透压下降，毛细血管床的滤过压增加，使血管中的水分外渗，形成腹腔积液。这与中医的道理有共同之处。

典型病例

李某，男，33岁，靖远电厂职工。

1986年4月经诊断为乙型肝炎、早期肝硬化，曾2次因病情恶化出现腹水、吐血住院抢救。1988年元月又因大量吐血和肝硬化腹水住进某医院。经住院治疗3个月之久，病情未见明显好转。患者精神负担沉重，生活无望，焦苦万分，乃出院于1988年4月25日来诊，出院时化验，表面抗原1：128，黄疸指数17U，麝香草酚浊度21U，硫酸锌浊度20.4U，麝香草酚絮状试验（++++），血清总蛋白62g/L，白蛋白26g/L，球蛋白36g/L，谷丙转氨酶325U/L，血小板计数38×10⁹/L。

症见：两胁痛，胁下癥积（肝脾肿大），触痛，腹胀腹水，腹大如鼓，全身浮肿，饮食不进，面色黧黑，牙龈出血，舌质暗淡，小便不利，脉弦涩，诊系肝硬化失代偿期，病情危重。中医辨证为虚瘀交错，血瘀肝硬，脾肾两虚，水津不化，水邪潴留，拟培补脾肾，祛瘀化癥，利水消肿。治用舒肝消积丸，配服消癥利水汤，稍施加减，连续服丸、汤药3个月，腹胀腹水消除，诸症悉减，肝功能已接近正常。又服药治疗半年多，于1989年3月6日化验，除乙肝表面抗原滴度为弱阳性外，肝功能和蛋白电泳、血小板计数已完全恢复正常，脾肿大已回缩，诸症悉除，身体无任何不适。现已上班恢复工作。

商陆二丑汤（董漱六）

[**组成**] 潞党参15g，焦白术12g，西砂仁4.5g，广木香4.5g，花槟榔10g，

江枳壳6g，广陈皮5g，焦六曲各12g，云茯苓15g，福泽泻12g，商陆根15g，牵牛子9g，腹水草15g。

[功能] 益气调脾，渗湿行水。

[主治] 肝硬化腹水，症见胸痞纳差，脘腹胀满，饮食不化，小溲短少，大便干结，舌淡红、苔薄腻、质瘀，脉细濡滑，中医辨证为脾气虚弱、水湿泛滥者。

[用法] 日1剂，水煎服，分早晚2次服。

[方解] 党参、白术、云苓健脾益气，化水湿；砂仁、木香、槟榔、陈皮、六曲宽中理气；泽泻、牵牛子、商陆根、腹水草渗湿行水，使腹水由小便外解。诸药合用，共奏培土制水之剂。

[加减] 大便通行不畅加生大黄（后下）9g；腹部膨胀不减加川椒3g，甚则加舟车丸9g（分2次吞服）；胸闷呕吐去牵牛子，加半夏9g、藿香9g；口黏纳呆苔腻去泽泻，加厚朴5g、炙鸡内金9g；小溲不利去枳壳，加车前子（包）15g；大便溏薄、日有多次去槟榔，牵牛子减半，加大腹皮9g、香谷芽12g；下肢凹陷性水肿可加陈葫芦皮30g（煎汤代水）。

按语：本方系参苓白术散（《和剂局方》）、木香槟榔丸（《儒门事亲》）加减而成。使用本方必须根据临床症状、舌脉为依据，只能暂时应用，注意中病则止，不宜长服久服。

典型病例

王某，女，41岁，工人。

患者原有慢性肾盂肾炎、贫血、子宫肌瘤史，否认有急性肝炎史。1976年5月因肝区胀痛，腹部膨大突增，下肢浮肿明显来院诊治。

检查：面萎黄，神清，全身皮肤暗黄，巩膜浑浊，双手背掌可见蜘蛛痣，下颌、颈前、锁骨上未扪及明显肿大淋巴结，腹满，移动性浊音阳性，肝脾触诊不满意，腹壁静脉曲张，双下肢凹陷性水肿。肝功能：麝香草酚浊度14U，麝香草酚絮状试验（++），硫酸锌浊度32U，硫酸锌浊度试验（+++），谷丙转氨酶57U/L，总蛋白75g/L，白蛋白23g/L，球蛋白52g/L，白/球=0.47：1。凝血酶原时间14秒。蛋白电泳：清蛋白0.32，球蛋白：α0.08，β0.01，γ0.5。超声波发现大量腹水。胸透心脏正常，两横膈以右横膈为主往上平均抬高约 3 横指。抽腹水常规检查，蛋白（+），未见结核菌及癌细胞。尿常规：白细胞（+++），红细胞少许，蛋白（+）。血常规：红细胞 $1.5 \times 10^{12}/L$，血红蛋白 47g/L，白细胞 $7.4 \times 10^9/L$，中性粒细胞 0.7，淋巴细胞 0.23。肾功能：非蛋白氮 48.552mmol/L，肌酐 300.56μmol/L，尿素氮 12.852mmol/L，诊断为肝硬化腹水。

初诊（1976 年 7 月 24 日）：经净 3 天，患者面色萎黄，腹部膨胀如鼓，腹部青筋暴露，两足肿胀，小溲短少，纳差，大便自调，舌淡红、苔薄、质瘀，脉细弦滑。肝病及脾，气血两虚，湿困水聚，不宜骤攻，暂拟益气养荣，佐以行水化湿为治。

处方：党参 15g，白术 12g，山药 12g，带皮茯苓 15g，泽泻 12g，香附 9g，当归 9g，枳壳 4.5g，陈皮 4.5g，炙鸡内金 9g，牛膝 9g，车前子（包）12g，陈葫芦皮 30g（煎汤代水）。

二诊（1976 年 7 月 30 日）：7 剂后，小溲较前增多，但腹部膨胀不减，胸闷气短，两足肿胀步艰，纳谷渐思，舌脉同前。

处方：党参 15g，白术 12g，带皮茯苓 24g，泽泻 12g，焦六曲 12g，陈皮 6g，炙鸡内金 9g，木香 4.5g，槟榔 9g，大腹皮 9g，商陆根 15g，腹水草 15g，陈葫芦皮 30g（煎汤代水）。

三诊（1976 年 8 月 5 日）：连投益气调脾、化湿行水之剂，小溲明显增多，腹部膨胀减退，纳谷渐增，大便亦调，舌质红、苔薄腻、质瘀，脉濡细滑，再拟前法一攻再攻。

处方：党参 15g，白术 15g，茯苓 15g，泽泻 9g，藿佩（各）9g，厚朴 3g，陈皮 6g，木香 4.5g，牵牛子 4.5g，枳壳 9g，鸡内金 9g，商陆根 15g，腹水草 15g。

四诊（1976 年 8 月 9 日）：服药 4 剂后，连日来大便迭通，先坚后溏，小溲日见增多，腹部膨胀日渐消退，胸闷得宽，纳谷日增，舌苔薄腻，脉来濡滑，脾运日渐恢复，水湿日趋下行，再拟原方加减。

处方：党参 15g，白术 15g，茯苓 15g，泽泻 12g，厚朴 3g，川椒 3g，陈皮 6g，木香 4.5g，藿佩各 9g，大腹皮 12g，香谷芽 12g，商陆根 15g，腹水草 15g。

药后小溲增多，腹水日见消退。8月12日至9月24日将上方去商陆根、腹水草、牵牛子、厚朴、川椒等药，再加黄芪、山药益气调脾，枳壳、焦曲消食宽胀，采用消补兼施法，从而达到腹水全消，精神日佳，食欲增进，调治2个月痊愈。

1976年9月在肝功能正常、腹水未起的条件下，顺利地进行了子宫肌瘤切除手术。随访已15年之久，身体康复，一切正常。

按：董氏根据中医"见肝之病，知肝传脾，当先实脾"的理论，始终抓住补脾调脾为立法。盖脾为后天之本，生化气血之源，益气必须补脾，摄血亦须调脾，化湿行水也须理脾，为此治疗肝硬化腹水一症，益气补脾、化湿行水是基本方法。

臌胀消水丹（李昌源）

[**组成**]　甘遂粉10g，琥珀10g，枳实15g，沉香10g，麝香0.15g。

[**功能**]　行气逐水。

[**主治**]　肝硬化腹水。

[**用法**]　上药共研细末，装入胶囊，每次4粒，间日1次，于空腹时用大枣煎汤送服。

[**方解**]　肝硬化的病机主要是肝脾肾三脏的损伤和功能失调，导致气滞、血瘀、水停。腹水形成是肝硬化进入晚期的标志，是影响气血运行、妨碍脏腑功能的主要因素。本着《内经》关于"先病而后生中满者治其标""小大不利治其标"的原则，在辨证论治的基础上，自拟臌胀消水丹以行气逐水，前后分消。水去则经隧通、气血行，诸症即可缓解。

本方以甘遂泻腹水而破瘀血为主，辅以枳实破结气而逐停水，沉香降逆气而暖脾肾，佐琥珀利小便而通经络，麝香通诸窍而活血滞。上药装入胶囊，枣汤送服，其旨在顾护脾胃，免伤正气。诸药合用，滞气散则腹水消，脏腑气血可望恢复。

按语：本方由逐水、下气、活血诸药组成，虽装入胶囊并由枣汤送服以缓其性，但仍不失为一首峻猛之剂。故应与扶正之剂配合运用，并应中病即止，不可久服。

典型病例

徐某，男，46岁。

患肝硬化腹水，住院治疗5个多月无明显好转。就诊时形体瘦怯，精神萎靡，腹大如鼓，巩膜皮肤黄染，晦暗不鲜，小便短少，大便稀溏，舌淡苔白，脉沉弱。肝功能化验：谷丙转氨酶480U/L，黄疸指数40U，麝香草酚浊度试验20U，麝香草酚絮状试验（+++），A/G倒置。首投消水丹以折其水，腹水大减后，予茵陈附子理中汤合五苓散以温中健脾、化气行水。服13剂后腹水全消，黄疸尽退，肝功能明显改善，精神、食欲大增，二便正常。调治3个月后复查，肝功能全部恢复正常，体重增加，康复上班。追访8年，未见复发。

鳖蒜汤（万友生）

[组成] 鳖鱼500g，独头大蒜200g，或鳖甲30～60g，大蒜15～30g。

[功能] 益肝阴，健脾气，破瘀软坚，行气利水，消食杀虫。

[主治] 臌胀（肝硬化、脾肿大）。

[用法] 以鳖鱼、大蒜水煮烂熟，勿入盐，每日1剂，分3次（早、午、晚）饮汤食鱼和蒜令尽。或用鳖甲、大蒜为主，辨证配药，每日1剂，水煎2次，上、下午各服1次。

[方解] 鳖甲性味咸寒，功能入肝以育阴潜阳、破瘀软坚；大蒜性味辛温，功能健脾暖胃、辟秽杀虫、行气导滞、破瘀利水。二药一阴一阳，相须相济，能攻能补，合而用之，对肝脾气滞血瘀而又气血不足的寒热虚实错杂之臌胀有良效。

[加减] 若胁痛甚者，可合四逆散（柴胡、枳实各10g，白芍15～30g，甘草5g）、金铃子散（金铃子、延胡索各10～15g）、失笑散（五灵脂、蒲黄各10～15g）；若脘痞腹胀纳呆者，酌合枳术丸、保和丸、平胃散、六君子汤。

按语： 鳖甲在治疗肝病的方药中使用率颇高，应予重视。考鳖乃两栖动物，出入水陆，故能利水、养阴。《本经》谓其"主心腹癥瘕决积……去痞疾息肉"，《大明》谓其"去血气，破癥结"，丹溪谓其"补阴补气"，等等。足见本品于肝病癥积、腹水的治疗有益。

温阳利水汤（巴坤杰）

[组成] 熟附子（先煎）10g，紫油桂（后下）6g，潞党参15g，生白术15g，大腹皮12g，广木香10g，上沉香（后下）6g，泽泻15g，猪苓15g，茯苓15g。

[功能] 温运肾阳，健益脾气，化气利水。

[主治] 晚期肝硬化，慢性肾炎（肾病型）臌胀、水肿；肝脾肾受损、气滞水聚，症见：腹胀腹水，尿清短少，足肿便溏，畏寒肢冷，舌质淡紫，脉沉细虚弦或微。

[用法] 日1剂，水煎分2次服。

[方解] 臌胀水肿多本虚标实，虚为肝脾肾功能受损，实属气滞水聚。肾阳虚、脾气弱，不能温化水湿、气化不行则小便不利形成水肿、脾弱肝虚疏泄不用则气滞臌胀，故气水运行障碍求本之治在于温阳。温阳利水汤以温运肾阳、健益脾气为主法，配伍疏利调节水气运行以达肿退胀消之目的。主药熟附子、肉桂均辛热，善于补火助阳，益火之源以消阴翳。现已知二药具有强心、增进血循、消退细胞水肿、提高体温、促进排尿等功效，为阳虚水肿历用有效之品。辅药党参、白术健脾燥湿、增强主药助阳化气之力。佐药两组：一组辛香行气通利三焦，使气行水行。其中木香芳香辛散温通，对脘腹气滞有特效；沉香行气而温寒暖肾，大腹皮以下气宽中利水见长。一组淡渗分利退肿利水，使蓄贮水液下排。其中茯苓利水健脾可宁心；泽泻利水性寒能泄浊；猪苓利水作用较强。本方温阳利水脱胎于真武汤，温化水湿取意于五苓散。

[加减] 心悸怔忡者，红参6g代换党参，加白芍12g；畏寒肢冷不著者，去熟附子，肉桂剂量可酌减；胀满甚者，去熟附子、潞党参，加槟榔、郁李仁各10g。

按语：温阳利水汤治肿胀，以舌淡脉沉微、畏冷便溏为标准，可不论其因属肝、肾、心。对晚期肝硬化、肾病综合征、心衰性水肿等均可加减应用，能起消胀退肿的临床效果。

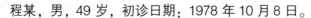

典型病例

程某，男，49 岁，初诊日期：1978 年 10 月 8 日。

患者肝炎病史 8 年，先后住院 3 次，服利尿剂等，腹水旋消旋涨。近 1 个月来加重，A/G 倒置，高度腹水，腹围 103cm，肝未触及，脾肋下 6cm，面黄乏神，形瘦，腹大如鼓，光亮绷急尿清短少，便溏，足肿，畏寒肢冷，舌淡苔白，脉沉细。诊为脾肾阳虚，治以健脾温肾、化气利水。

处方：熟附片 10g，肉桂 6g，沉香 6g，党参、白术、泽泻、猪苓、茯苓各 15g，广木香 10g，大腹皮 12g。外用甘遂 3g，研末敷脐，隔日一换。

上方加减连服半月，腹水递减，尿量日增，腹胀渐轻，肢温进食。经治 3 个多月，腹水基本消失，足肿消退，追访年余，病情稳定，未见反复。

第三节　胆囊炎、胆囊结石

变通大柴胡汤（刘渡舟）

[组成]　柴胡 18g，大黄（后下）9g，白芍 9g，枳实 9g，黄芩 9g，半夏 9g，郁金 9g，生姜 12g。

[功能]　疏肝利胆。

[主治]　急性胆囊炎证属肝胆湿热者。临床以胁痛、发热、厌油、恶心、便干、舌质红苔黄腻、脉弦滑为特征。

[用法]　日 1～2 剂，水煎分服。

[方解]　柴胡味苦微辛，气平微寒，具轻清上升、宣透疏达之性，长于疏泄肝胆之邪热，与黄芩相伍能和解表里、清热利湿，与白芍同用，能柔肝疏肝止痛；半夏、生姜化湿和中，降逆止呕；大黄、枳实泻腑清热、利胆消炎；郁金辛开苦降，性寒泄热，入气分行气解郁，入血分凉血化瘀，为血中之气药，并有利胆之功。诸药合用，共奏疏肝理气、清热利湿、通腑利胆之效。

按语：现代研究表明，柴胡有解热、抗菌、抗炎、利胆、护肝、镇痛等作用；大黄亦有很强的解热、抗菌、抗炎、利胆等作用；白芍有很好的镇痛、抗炎等作用；郁金、黄芩均有利胆、抗菌作用，故本方既能治"本"（抗菌、消炎），又能治"标"（止痛、退热），诚为一首治疗急性胆囊炎的有效方剂。

由于本方多苦寒之品，故于脾胃虚弱、正气不足之急性胆囊炎不相宜。临证当辨病与辨证相结合，不可套用照搬，方能取得好的疗效。

变通一贯煎（顾伯华）

[组成] 生地12g，首乌9g，枸杞9g，茵陈12g，虎杖12g，生大黄（后下）6~9g，生山楂12g，鸡内金（研粉分吞）3g，麦芽12g，玫瑰花3g，佛手6g，绿萼梅6g。

[功能] 养肝柔肝，疏肝利胆。

[主治] 慢性胆囊炎、胆囊结石症属肝阴不足者。临床以胁痛隐隐、体倦乏力，口干咽燥，头晕目涩，舌质红、体瘦小，苔薄黄或少苔，脉弦细为特征。

[用法] 日1剂，水煎分服。

[方解] 生地、首乌、枸杞甘寒补肾，滋水涵木，养肝柔肝；茵陈、虎杖、大黄清热利胆，消炎化石；山楂、麦芽、内金开胃消食化滞，内金尚有化石之能；玫瑰花疏肝和血；佛手、绿萼梅疏肝理气。诸药合用，共为滋水涵木、疏肝利胆之剂。

按语：胆囊炎、胆囊结石多为肝胆湿热之实证，加之医者多囿于炎症，每以清热利胆之剂统治，故收效不尽如人意。顾老则另辟蹊径，既辨证又辨病，针对西医之炎症和中医肝阴不足之病理特点，创制是方。一方面滋阴扶正，使水生木旺而不恋邪；一方面清泻祛邪，使炎消石溶而不伤正，相反相承，正复邪除，故收效颇著。

金钱利胆汤（张羹梅）

[组成] 金钱草60g，平地木30g，板蓝根30g，枳壳9g，柴胡3g，赤白芍各9g，生大黄（后下）3g，生甘草3g，硝矾丸（分吞）4.5g。

[功能] 疏肝清热，利胆排石。

[主治] 胆囊炎、胆囊结石症属肝胆湿热者，临床以胁痛、寒热、厌油口苦、便干尿赤、舌红苔黄腻、脉弦滑为特征。

[用法] 日1剂，水煎分服。

[**方解**] 金钱草功擅清热利湿、利胆、溶石、排石为君。硝矾丸、生大黄利胆排石、溶石为臣。板蓝根、柴胡、枳壳疏肝清热解毒；赤白芍、平地木养血、凉血、活血为佐；生甘草清热解毒、调和诸药为使。诸药合用，共奏清热、利胆、排石之效。

按语：胆囊由于解剖和生理上的特性，胆囊结石不易排出，目前尚无特效中西药物。临床上将炎症消除（暂时），即算收效。张老处方，不在排石，重在溶石（金钱草、硝矾丸均有很好的溶石作用），冀大石化小，小石化了（更小），最后"了"随胆汁入肠排外，以收全功。思路之新，用药之巧，足可师法。

加味五金汤（俞慎初）

[**组成**] 金钱草30g，海金沙15g，鸡内金10g，金铃子10g，川郁金10g，玉米须15g。

[**功能**] 清热利胆，化结排石。

[**主治**] 肝胆结石，尿路结石，以及肝炎、胆囊炎、肾炎、肾盂肾炎、膀胱炎等。

[**用法**] 日1剂，水煎分服。

[**方解**] 金钱草为大金钱草苦酸凉，入肝胆肾膀胱经，清热、利水、通淋排石；海金沙甘淡寒，入小肠膀胱经，清热、利水、通淋；鸡内金入脾胃小肠膀胱经，健脾胃、消食滞、止遗尿、化结石；郁金辛苦寒，入心肝肺经，行气活血，疏肝利胆；金铃子清热利湿、理气止痛；玉米须甘平，利胆、利水。诸药合用，共奏清热利胆、消炎排石之效。

[**加减**] 肝胆结石加枳壳6g、朴硝6g；大便不通加元明粉（后入）12g；尿路结石加石韦12g、猫须草12g；有绞痛者加延胡索10g、生甘草3g，以缓解疼痛。

按语：中医认为，饮食厚味、劳逸失宜，则湿热内蕴，郁于肝胆，不通则痛，内灼胆汁，炼液成石，或湿热蕴于下焦致淋，煎熬尿液则成石淋等。本方即针对湿热内蕴、炼液成石这一病理特点，而采用清热利湿、化结排石的药物配伍组方。验之临床，疗效颇著，不但病情能得以控制，而且结石也多随之而化。

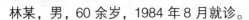

典型病例

　　林某，男，60 余岁，1984 年 8 月就诊。

　　患者侨居印尼 40 余年，4 年来患胆囊结石，经常右胁部胀痛，多在清晨四五点左右。小便经常色黄如茶。因年老不愿手术，此次以家乡甲子年灯会，特返国观光，前来求治。俞氏鉴其以往多服西药，目前症状为胁痛，小便黄，乃处以加味五金汤治之。嘱其连服 30 剂，以观后效。未服药前，曾做 B 超检查，服药后又做检查。

　　处方：金钱草 30g，海金沙 15g，鸡内金 10g，金铃子 10g，川郁金 10g，京丹参 12g，绵茵陈 15g，山栀子 6g，川黄柏 6g，制大黄 10g（便通停用）。

　　水煎服，连服 30 剂，每天 1 剂，日以金钱草、玉米须各 20g，水煎代茶。

　　患者服 30 剂后，又做 B 超检查，胆囊未见结石，右胁胀痛亦除，小便黄色消失，患者喜甚，登门道谢。嘱其原方带往印尼，如有发病，可照原方再服。

金钱开郁汤（魏长春）

[组成]　金钱草 30g，柴胡 9g，枳实 9g，白芍 9g，炙甘草 3g，郁金 9g，乌贼骨 9g，浙贝母 9g。

[功能]　疏肝利胆，解郁镇痛，清热化石。

[主治]　慢性胆囊炎、胆囊结石。

[用法]　日 1 剂，水煎分服。

[方解]　本方取柴胡疏肝达郁；枳实理气泻浊；白芍缓急止痛；甘草益胃缓中；郁金解郁止痛；大贝母化痰散结；乌贼骨中和胃酸；金钱草有清热利湿、解毒消肿之功，现代研究表明其有利胆，并能促肝细胞的胆汁分泌，肝内胆管内胆汁增加，内压增高，胆道括约肌松弛，而使胆汁排出。综合全方，具有利胆、消炎、排石之功。

[加减]　若兼脘痛者，加公英、甘松、天仙藤；若阴虚血热、烦躁、头昏头痛者，则去柴胡，加焦山栀、决明子、旱莲草；若兼瘀血者，加川芎、当归、丹参或失笑散。

按语：乌贼骨与浙贝母相伍为一有名的乌贝散（青海王药雨制），专治溃疡，疗效颇著。魏老移用于胆囊炎、胆囊结石，让人匪夷所思，想必魏老定有所本，否则不会随便移用。考历代本草，唯《本草纲目》谓"乌贼骨，厥阴血分药也，其味咸而走血也；厥阴属肝，肝主血，故诸血病皆治之"入肝的记载；治疗结石、胁痛均无记载。笔者认为，乌贝治疗结石、炎症可能与下列两个因素有关：一是其味咸，能软坚散结，软化结石。二是肝主酸，酸主收主敛，结石因酸生焉；乌贝制酸胜酸，肝之酸收、敛性被遏，结石不复聚敛。究竟机制何在，有待探究。

舒肝汤（盛国荣）

[组成]　香附 10g，郁金 10g，枳壳 6g，赤芍 15g，枇杷叶 10g，藕节 15g，川芎 9g，百合 15g。

[功能]　疏肝理气，行气活血。

[主治]　胆囊炎，急、慢性肝炎，慢性支气管炎，肺气肿，肋间神经痛等。证属肝气郁结、肺气怫郁者。临床以胸胁闷痛或呼吸迫促等气机不得舒畅之症为特点。

[用法]　日 1 剂，水煎分服。

[方解]　方中主以香附行气之中兼能理血，辅以郁金，破血之中兼能理气；主以枳壳入脾、肺而理气消胀，辅以赤芍入肝经而活血散瘀；杷叶专入气分，降肺胃之气逆；藕节专入血分，宣经络之瘀滞；川芎活血兼能行气；百合养阴柔肝以润燥，并防诸气药辛燥伤津之弊。诸药相伍，功能行气解郁，疏肝理气，使气行血运，源洁流清。

按语：胆囊炎尤其慢性者治疗颇为棘手，目前多以疏利肝胆、清热解毒利湿之剂统治，有效者、有不效者。盛老舍柴胡、茵陈、金钱草等品不用，另辟蹊径，从肺肝论治，从气血入手，创舒肝汤，疗效颇著。盖肺主一身之气，肺气不畅，诸气愤怫；肺气一调，诸气皆畅。肝主疏泄，喜调达，恶抑郁。肝气郁结，肝病（包括胆囊炎）乃生，故肝病应以调气为主。又气为血帅，血为气母，气行则血行，气滞则血滞，反之亦然。所以，调气不忘活血，理血不忘调气。气血同调，肺肝兼治，故顽症可愈。

金茵茶 (刘茂甫)

[组成] 茵陈、金钱草 (等份)。

[功能] 清热利胆, 利湿。

[主治] 胆囊术后综合征、单纯性胆囊炎。

[用法] 上药适量, 开水浸泡当茶饮用, 一日数次, 长期饮用不再复发 (症状完全缓解后再坚持服用 2 周停药)。

[方解] 茵陈苦辛微寒, 入肺胆脾经, 功擅清热利湿、利胆退黄; 金钱草苦酸凉, 入肝、胆、肾、膀胱经, 功擅清热解毒、利尿排石。二药皆入肝胆, 均有清肝利胆之功, 且都含挥发油, 开水泡茶较易保存其有效成分, 故疗效卓著。

按语: 胆囊术后患者部分出现右上腹痛、向肩背放射、发热、恶心、食欲不振等症, 西医称之为 "胆囊术后综合征"。对此, 无法再行手术, 抗生素使用治疗效果不著且易复发。鉴此, 刘老立此方, 简便易行, 患者乐意接受, 并有药到病除之效。值得推广, 可以师法。

利胆解郁汤 (任继学)

[组成] 柴胡15g, 茵陈50g, 马齿苋15g, 延胡索15g, 银花15g, 川楝子15g。

[功能] 疏肝理气, 利胆解郁。

[主治] 适用于慢性胆胀病。症见胆区疼痛, 并向右肩背放射, 纳呆口苦, 胁痛腹胀, 舌质红、苔薄黄, 脉弦滑而数者。

[用法] 水煎服, 日服 2 次, 早饭前、晚饭后 30 分钟温服。服药期间, 停服一切与本病有关的中西药物。

[方解] 柴胡、川楝疏肝理气止痛; 茵陈清利湿热; 银花、马齿苋清热解毒; 延胡索理气活血止痛。诸药合用, 共奏疏利肝胆、理气止痛之功。

[加减] 偏少阳证加黄芩15g、胆草15g、清半夏10g, 水煎服, 并同服紫金锭; 偏湿热加木通15g、滑石75g、郁金30g、青皮15g, 水煎服, 并送服紫金锭一锭; 见胆郁证者, 减银花加砂仁壳10g、香橼15g, 水煎服。

按语: 本方虽为慢性胆胀病而设, 但从组成来看仍为一首祛邪之剂, 故病虽为慢性, 但证当属实, 对于虚证胆胀, 则不宜之。

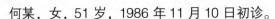

典型病例

何某，女，51岁，1986年11月10日初诊。

3年来，阵发性右上腹部疼痛，并向右肩背放散，曾多次用西药治疗，时好时犯，反复发作，常因食脂肪后诱发。近日来疼痛加剧难忍，症见右上腹部疼痛，可向右肩背放射，身热、身重，心烦口渴，纳呆不欲食，皮肤微黄，尿黄浊、大便干，舌红苔黄、脉弦滑而数。B超示：胆囊壁欠光滑，提示胆囊炎。中医诊断：胆胀湿热证候。投利胆解郁汤加木通15g、滑石75g、郁金30g、青皮15g，水煎服，同服紫金锭一锭。共服11剂，症状大减，B超正常，再服6剂，诸症皆除。随访至今未见复发，照常参加工作。

第四节　慢性胃炎

竹茹清胃饮（姚子扬）

[**组成**]　竹茹12g，芦根30g，公英15g，枳壳10g，石斛10g，麦冬15g，薄荷6g，白芍12g，甘草6g。

[**功能**]　轻清凉润，理气止痛。

[**主治**]　慢性浅表性胃炎、胃溃疡偏热者。其特征是：胃脘轻痛，咽干口苦，舌红、苔黄，胃无大热，服清胃散太过者。

[**用法**]　水煎300ml，早晚分2次饭前温服。每周服5剂。

[**方解**]　竹茹、芦根性味甘寒，善清胃热，止呕哕；公英甘苦而寒，清热解毒，为清胃之要药；枳壳、白芍、薄荷疏肝、柔肝和胃，行气止痛；石斛、麦冬滋养胃阴。诸药合用可清胃消炎，疏肝止痛，且对幽门螺杆菌有良好的杀灭作用，以利消化道炎症、溃疡之修复。故为治疗慢性胃炎、溃疡病偏热者之有效方剂。

[**加减**]　胃脘痛甚者，重用芍药（30~60g）、甘草，加延胡索15g；胃及十二指肠溃疡者，加儿茶10g、瓦楞子粉15g，去石斛；口渴者，加生石膏15g，渴止即去之；便干者加全瓜蒌20~30g；呕吐者加生姜10g。

按语：慢性胃炎多因情志不遂、肝气郁结或饮食不节，损伤脾胃所致。肝郁化热，横犯脾胃；嗜食辛辣、烟酒厚味，皆可滋生胃热。单用疏肝理气健脾和胃多有不效。热郁中焦有轻重之分：重者胃脘灼痛，口渴口臭，恶心呕吐，尿黄便秘，石膏、知母、芩连、硝黄清下可除；轻者，脘部热痛不重，口干而苦，常日久不愈，用上药则过犹不及。对此，本方最为适宜。

考方中芦根、公英皆可食用果腹，对人体无害自不待说；竹茹、枳壳轻清之品，对胃气也无大碍；石斛、麦冬甘寒而润，轻清润胃，且无滞膈、腻胃之弊。总之，本方用药轻灵，清热而不伤胃，养阴而不恋邪，且无壅滞之弊。有病可治，无病可养，寓治于养之中，故为治疗胃炎、溃疡偏热者之良方。

砂半理中汤（宋孝志）

[组成]　清半夏9g，制香附9g，高良姜9g，炒枳壳9g（或炒枳实），砂仁（打碎）9g。

[功能]　理气散寒，和胃止痛。

[主治]　慢性胃炎、消化性溃疡证属寒凝气滞者。临床以胃脘近心窝处疼痛，泛酸嗳气，或吐涎沫，脘腹胀满，痛引胁背或胸中，舌质淡红、苔薄白或白腻，脉沉迟或弦紧为特点。

[用法]　用砂锅加水至浸没药材，水面超出药材5分。砂仁打碎后下，每剂煎2次，日服1剂，分2次温服。

[方解]　半夏燥湿化痰、降逆止呕、和中健脾，可作为肺胃痛之主药。该药外用能愈合创口，不留瘢痕，有促进溃疡愈合之效用。砂仁健胃理气止痛，化食积，并可入肾，因此可作为肾胃痛之主药。枳壳（或枳实）能消心下痞塞之痰，泄腹中滞塞之气，推胃中隔宿之食，消腹内连年之积，故作为脾胃痛之主药。香附疏肝理气，对肝胃不和之肝胃痛有较好的效果。服本方痛止后，可用5~10剂共研细末，温开水调服，每服6g，日1~2次，以巩固疗效。

[加减]　本方为治疗胃痛的基本方剂，临床可根据病情酌加药物。

肝胃痛症见胃痛连胁，攻撑作痛，呃逆嗳气，苔多薄白，脉弦紧。治疗将香附加至12g为主药，余四味药量仍为9g。若口苦吐酸，为胆火较盛，加生栀子6~9g；胁痛较重者，可加川楝子9g。

心胃痛症见痛引胸中，心悸气短，舌红苔薄白，脉寸尺俱微，动见于关。治疗将高良姜加至12g为主药，余四味仍用9g。若大便色黑即与小肠火有关，可加焦栀仁3g。

脾胃痛症见胃脘疼痛，脘腹胀满，神疲乏力，食少纳呆，舌苔白腻，脉缓或大，治疗将炒枳壳（或炒枳实）加至12g为主药，余四味药仍用9g。

肺胃痛症见胃脘疼痛，肩背拘急，痰多咳嗽，动则气少，舌苔白腻，脉寸微关紧尺沉，治疗将清半夏加至12g为主药，余四味仍用9g。若兼大便干燥或不通，为大肠有热，可加大黄2~3g。

肾胃痛症见脘痛及腰，腰酸，少腹胀满，行则佝偻，舌苔薄白，脉沉迟或伏，治疗将砂仁加至12g为主药，余四味仍用9g。若腰酸小腹胀甚，可加沉香末2g（分冲）；同时有小便不利者，可加肉桂末2g（分冲）。

若中焦痞满，上下不通，此乃兼有三焦症状，可加黄连2~3g、肉桂末2g（分冲）。

按语：本方是宋老积几十年临床经验升华出的一首有效方剂。组方严谨，用药精炼，剂量轻微，反映出轻可祛实的"王道"思想。此外，以调整药物用量来变换方剂的治疗重点，以及从五脏论治胃痛的新思路，均给后学有益的启示。

健运麦谷芽汤（赵棻）

[**组成**]　麦芽30g，谷芽30g，鸡内金15g，山药15g，党参10g，甘草5g。

[**功能**]　健脾和胃，复元益气。

[**主治**]　慢性胃炎。临床凡见内伤或外感而致脾胃健运不及，脏腑功能低下者，均可配伍对症药应用，单用能增进食欲。此外，大病久病之后胃气受伤，食纳不香者也可灵活随症应用。

[**用法**]　加清水超过药面一寸（指一般药罐）浸泡1小时，然后置火上煎熬，沸后继沸5分钟即可，不宜久煎。

[**方解**]　山药性平味甘，补脾气而益胃阴，合党参又能补气。内金甘平，运脾健胃，有以脏补脏之妙，非他药所能及。甘草引药入脾，再加麦谷二芽，共奏复元益气之妙。考麦谷二芽，多认为属于消积破滞之品，而怯用于内伤虚证，于是二药因此而用亦寡。大好良药，宏效莫展，岂不可惜。实则二芽可"开发胃气，宣五谷味"（《本草述》），其功用不在破，而在于开胃健脾，脾开胃健，则能运载药力，以达病所，而使药效发挥，功收倍蓰。至于"化滞破积"乃脾胃功能得到开运的必然结果，亦二味功能之馀绪而已。再考二芽之丰功，古人亦早

有谠论，兹略举一二，以资借鉴。如缪仲淳谓："此药具生化之性，故为脾胃要药"；王海藏谓："胃所虚人，宜服麦芽、神曲"，是皆不破积而轻视二芽。二芽性味平和，禀天地生发之气，开发脾胃而无升腾伤阴之弊。麦芽补脾，谷芽入胃；麦芽主升，谷芽主降，能使脾胃和合，升降有序。而用量特大者，欲使气机更加活泼。现代研究发现，二芽含有多种有益人体的酶与微量元素，可促进人体新陈代谢。此亦类似元气在体内推动、激发功能的表现。

[加减] 如伤风感冒加香苏饮合用；伤风咳嗽加三拗汤合用；脘腹胀满，大便溏薄加平胃散合用，如此类推，但无论成人、儿童，麦谷芽用量不宜减少。

按语：本方是赵老多年临证自拟的经验效方，药虽平淡无奇，而功效特彰。验之临床，确有良效。

"正气存内，邪不可干"，"邪之所凑，其气必虚"。故病之生亡，不但在于邪之轻重，更重要的在于元气之盛衰。所以，治病总要随宜护养元气；而李东垣谓："脾胃为元气之本。"因此，护养元气又重在护养胃气，惟脾健胃纳，才能生化元气。本方运中求益，绝无呆补，故为健运脾胃的一首良方。所以本方对胃炎有卓效，对其他疾病导致脾胃失健、胃纳不香者也有良效。

滋胃饮 (周仲瑛)

[组成] 乌梅肉 6g，炒白芍、北沙参、大麦冬、金钗石斛、丹参、生麦芽各 10g，炙鸡内金 5g，炙甘草、玫瑰花各 3g。

[功能] 滋养胃阴，疏肝柔肝。

[主治] 慢性萎缩性胃炎或溃疡病并发慢性胃炎久而不愈、胃酸缺乏者。临床以胃脘隐隐作痛，烦渴思饮，口燥咽干，食少、便秘，舌红少苔，脉细数为主症。其病机为：胃痛日久不愈，或气郁化火，迫灼胃阴，下汲肾水，而致胃液枯槁。

[用法] 日 1 剂，水煎分服。

[方解] 乌梅肉、白芍味酸敛津生津、养肝柔肝，北沙参、麦冬、石斛等益胃滋阴，一敛一滋，两济其阴，阴亏则失其濡润，胃气失于和降，故少佐理气而不伤阴的玫瑰花、生麦芽和胃调肝，助胃运药，且能防单纯阴柔呆滞之弊。炙鸡内金健脾消食。久病入络，营虚血滞，故配以养营和血之丹参。甘草调和诸药。诸药合用，共奏酸甘化阴、养胃生津之功。

[**加减**] 口渴甚，阴虚重者加大生地 10g；伴郁火，脘中烧灼热辣疼痛，痛势急迫，心中懊恼，口苦而燥，加黑山栀 6g、黄连 5g；舌苔厚腻而黄，呕恶频作，湿热留滞者，加黄连、厚朴、佛手各 3g；津虚不能化气或气虚不能生津，津气两虚，兼见神疲气短、头昏、肢软、大便不畅或便溏者，加太子参、山药各 10g。

按语： 本方为周老经验效方，粗看并不出奇，实则寓理颇多，值得玩味。本方为胃阴亏虚而设，但组方用药并不是只用甘寒养阴之品，而是酸甘配伍，冀酸得甘助而化阴，正如吴瑭所云："复胃阴者莫若甘寒，复酸味者酸甘化阴也。"此乃本方妙处之一也。其二，肝胃同治。肝为风木，胃阴燥土，胃阴亏虚，肝易乘虚而入，克伐胃土，胃阴愈伤。乌梅、白芍柔肝敛肝，玫瑰花、生麦芽疏肝理气，安抚风木，不敢犯土。其三，阴虚者络易滞，故于大队滋阴药中伍入玫瑰花、丹参和血畅血，有瘀能化，无瘀防生，寓"治未病"之意。

典型病例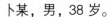

卜某，男，38 岁。

胃痛 5～6 年，时时发作，此次发作持续 2 周不已。上腹脘部疼痛，痛势烧灼如辣，有压痛，自觉痞闷胀重，纳食不多，食后撑阻不适，口干欲饮，头昏，舌质光红中裂、无苔，脉细。是属胃阴耗伤，胃失濡润，而致纳运不健，胃气失和。治予酸甘化阴，调和胃气。滋胃饮加减，药用生地、麦冬各 12g，白芍 10g，乌梅肉 5g，山楂 10g、玫瑰花 3g。每日 1 剂，分早晚煎服。药入 3 剂，脘痛灼热痞胀等症均止，舌苔新生，惟入晚脘部微有闷感，原方再服 3 剂，症状消失。

加味黄连温胆汤（谢昌仁）

[**组成**] 黄连 2g，陈皮 6g，姜夏 10g，茯苓 12g，甘草 3g，枳实 6g，竹茹 6g。

[**功能**] 苦降辛通，化滞和中。

[**主治**] 慢性浅表性、萎缩性胃炎，胃窦炎，属痰热中困、胃失和降者。

[**用法**] 日 1 剂，水煎，分 2 次服。

[**方解**] 胃为阳土，多气多血，其致病者，中焦积滞壅遏，不能受纳腐熟

使然，以实证为多。慢性浅表萎缩性胃炎及胃窦炎，临床主症为痛、胀、嘈、热，故病机当责之痰热中困，胃失和降。《类证治裁》即云："其状似饥非饥，似痛非痛，脘中懊恼不安，或兼嗳气痞闷，渐至吞酸停饮，胸前隐痛，丹溪谓皆痰火为患，或食郁有热。"故其治宜通不宜滞，当苦辛并用。苦能降而辛能通，和中焦且清痰热，是以选择黄连温胆汤加味，取黄连苦能健胃而降，二陈和胃化痰，其中姜夏与川连配伍寓辛开苦降之意；竹茹清中除烦，降逆止呕；枳实下气行滞，更助黄连之苦降。方中黄连一味，至关重要。《珍珠囊》载："黄连其用有六：泻心脏火，一也；去中焦湿热，二也；诸疮必用，三也；去风湿，四也；治赤眼暴发，五也；止中部见血，六也。"可见其清热作用之强，使用范围之广。现代研究证实黄连有广谱抗菌作用，而胃炎患者多数为幽门螺杆菌检查阳性，则无论从辨证辨病角度此皆为良药。使用时可根据患者体质痰热轻重，斟酌其量。如热重者用3g，热轻者用2g，或伍以它药协同之，以使胃中痰热得化气机调畅而复其职。

[加减] 本方共12种加味法：①肝郁化火，嘈杂泛酸加吴萸，为左金温胆。②胃酸少加吴萸、白芍乃戊己温胆。③脘胀痞满加全瓜蒌即陷胸温胆。④肝胃不和，痛涉胁肋加柴胡、白芍，合四逆散意。⑤酸多加乌贼骨、大贝取乌贝散意。⑥痛甚加延胡索、川楝子、白芍。⑦伴失眠者，胃不和卧不安也，加秫米、首乌藤、合欢皮。⑧胃脘灼热重用黄连3g，加青木香、蒲公英，寓青蒲饮。⑨胃阴不足加沙参、麦冬、石斛，养胃汤之意。⑩便秘者加瓜蒌仁、火麻仁、郁李仁。⑪脘痞烦热加栀子、黄芩。⑫久痛入络，夹瘀血证者加紫丹参、赤芍。

按语：本方及十二加味法临床使用多年，是治疗慢性浅表萎缩性胃炎的代表方剂，尤能明显改善痛、胀、嘈、热的临床证候。

萎缩性胃炎因其胃酸匮乏，医家责之阴虚，处方用药辄以养阴为主，有效者，有不效者。这既与临床不符，也与中医辨证论治精神相悖。本方则反其道而行之，不养阴生酸而化痰祛湿，并灵活加减，收效颇著。可谓匠心独运，另辟蹊径，给后学以有益的启示。

典型病例

徐某，女，40岁，工人，住院号55816。

病史：胃脘痛10年，近2个月加重，无论饥饱均感不适，嗳气但不泛酸，胃脘嘈杂灼热，多食尤甚。胃镜检查诊断：慢性浅表萎缩性胃炎。苔薄黄、舌质红，脉细弦。乃热郁气滞，胃失和降，拟方苦降辛通，黄连温胆汤加味主之。

处方：炒川连2g，淡吴萸1g，陈皮6g，姜夏10g，枳壳6g，茯苓12g，甘草4g，竹茹6g，蒲公英12g，青木香5g，延胡索10g。4剂。

二诊：经治后，胃脘嘈杂胀痛明显减轻，纳食增加，嗳气不多，大便偏干，苔薄黄中剥。原方既效，续用前法。

处方：原方加火麻仁10g。5剂。

三诊：连服上药，诸症皆减，胃纳亦增，大便质软，日解一次。前法续进。

处方：原方去延胡索。5剂。

迭经治疗症情基本消失，精神亦佳。住院18天后出院。

安中汤（张镜人）

[组成] 柴胡6g，炒黄芩9g，炒白术9g，香扁豆9g，炒白芍9g，炙甘草3g，苏梗6g，制香附9g，炙延胡9g，八月札15g，炒六曲6g，香谷芽12g。

[功能] 调肝和胃，健脾安中。

[主治] 脘部胀满、疼痛，口苦，食欲减退，或伴嗳气泛酸，脉弦、细弦或濡细，舌苔薄黄腻或薄白腻，舌质偏红。

[用法] 水煎，分2次，饭后1小时温服。

[方解] 胃居中焦，与脾以膜相连。胃属腑而主表，脾属脏而主里。脾气宜升，胃气肃降；脾性喜燥，胃性喜润。二者相反相成，犹如称物之"衡"，平则不病，病则不平。其不平的病机，主要是升降的失调，燥润的不适。然需指出，脾胃升降的生理活动，全赖肝胆的疏泄功能。肝胆的疏泄功能减退，则脾胃升降的秩序乖常。于是木郁化热，土壅酿湿，中焦湿热干扰，则脾胃的燥润违和，故表现为脘部胀满、疼痛，甚或嗳气泛酸，纳谷不香。

其症在胃，但从病机分析，显系肝失条达，少阳津气不展，郁热犯胃侵脾，气机阻滞所致。治疗当遵吴鞠通"中焦如衡，非平不安"的法论，疏肝胆以调升降，适燥润以和脾胃，纠其偏而达其平。尝自订安中汤应用于临床，颇获成功。

方中柴胡疏泄肝胆，升清解郁；黄芩苦寒沉降，泄热除湿；白术、扁豆健脾助运；白芍、甘草缓急安中；苏梗、制香附理气畅膈，温而不燥；延胡索、八月札调营止痛，散而能润；炒六曲消胀化滞；香谷芽和胃进食。

[加减] 疼痛较甚，加九香虫 6g；胀满不已，加炒枳壳 9g；胃脘灼热，加连翘（包）9g，或炒知母 9g；嗳气，加旋覆花 9g、代赭石 15g；泛酸，加煅瓦楞 15g、海螵蛸 15g；嘈杂，加炒山药 9g；苔腻较厚，加陈佩梗 9g；舌红苔剥，去苏梗，加川石斛 9g；便溏加焦楂炭 9g；伴腹痛，再加炮姜炭 5g、煨木香 9g；便结，加全瓜蒌 15g、望江南 9g；腹胀，加大腹皮 9g；X 线示胃及十二指肠球部溃疡，加凤凰衣 6g、芙蓉叶 9g；胃黏膜活检病理示肠腺化生，加白花蛇舌草 30g；腺体萎缩，加丹参。

按语：张氏临床经验丰富，善治胃病，闻名海内外。所创方药，验之临床颇具良效，本方亦复如是。然药多辛窜，有伤气耗阴之虞，肝郁湿阻用之相宜，而虚证则当禁用，即便实证亦当中病即止，不可久服。学习名家，师其精髓而不为其名所囿，是为会学者也。

养阴建中汤（姚奇蔚）

[组成] 北沙参 30g，桑寄生 20g，玉竹 20g，青黛 10g，怀山药 30g，白芍 10g，石斛 30g，焦山楂 30g，浙贝母 10g。

[功能] 养阴建中。

[主治] 胃痛胃胀嘈杂灼热，口干苦，舌质淡红，无苔或少苔，脉细软，表现为肺虚肝热、胃阴受伤、胃阴不足型萎缩性胃炎患者。

[用法] 将上药置砂钵内加冷水浸过药面，浸泡 10 分钟即可煎煮。煮沸后改用微火再煎 15 分钟，滤取药液约 400ml 服用。

[方解] 本方虽脱胎于叶天士的益胃汤，但去麦冬之腻、冰糖之甘，更增白芍、桑寄生柔肝平肝，怀山药、焦山楂一补一消，益阴健脾，浙贝母、青黛舒肺达肝，解郁清热。全方甘淡味薄，清虚灵达，滋而不腻，清而不泄，清滋之中寓流动活跃之性。用其养胃，又能清肺；用其益气，又能达肝。喻氏治燥热伤肺，善清胃热以肃治节；余治"萎胃"用益胃以疏肝肺，用药不同，治法无异。

按语：对于"萎胃"的治疗，多从肝胃论治，有效者，有不效者。姚氏则不仅着眼于肝胃——沙参、玉竹、山药、石斛甘淡养胃；白芍、青黛疏肝清肝，而且还着眼于肾——桑寄生补肾平肝。考"肾为胃之关"，肝胃相生相克，故胃病可从肾、肝论治。视野开阔，思路清晰，可师可法。

益气建中汤（姚奇蔚）

[组成]　桂枝10g，白芍10g，甘草3g，大枣3枚，黄芪50g，太子参30g，怀山药30g，黄精20g。

[功能]　益气建中。

[主治]　胃痛胃胀，喜暖喜按，遇寒加重，口淡不干，四肢欠温，舌质淡、苔薄白，脉迟或缓，表现为中阳不振、肝气升达无力、胃阳不足型之患者。

[用法]　将药置入砂钵内加冷水浸过药面，浸泡10分钟，即可煎煮。沸后改用微火再煎15分钟，滤取药液约400ml服用。

[方解]　本方源于《金匮要略》黄芪建中汤，但去饴糖之大甘，更加太子参、怀山药、黄精益气养液；重用黄芪补肺制肝，舒达肝气，于温建之中寓展运之用。黄芪甘温味淡，轻虚不壅，于补气之中含上升外达之性，对气虚不足、肝气升达无力者，确为首选良药。陈修园在《伤寒医诀串解》中，主张重用黄芪助少阳生发之气逆转其不利之枢机。余用黄芪助肝气升达之力，舒展其不达之郁滞，义正相同。此方虽经加减，但达到了温不燥液，补不壅气，寓舒肺达肝于建中益气之中，以建中益气之剂，收达肝和胃之用。至于党参、白术，只有当患者出现食欲不振，大便稀薄，四肢乏力时，方可选用之。

按语：以上是治疗"萎胃"常用的2个基本方，其有阴阳两虚者，则合二方之意化裁为养阴益气汤。若症现夹杂，则各守其方而加减之。其加减之法，随症应变，总以平淡轻灵为务。

慢性萎缩性胃炎是器质性损害之病变，以中虚胃弱为基础，肺虚肝郁为主因。肺为娇脏，以轻虚灵达为用；肝为刚脏，以舒运条畅为贵。胃气宜舒展活跃，通降和顺。因此，组方用药必须注意轻灵。凡味厚甘腻、辛温燥烈、气味不纯、有碍胃气的壅滞之品，皆非所宜。组方力求清润不腻，寓流通之性；甘补不壅，具展运之用，才能达到寓舒肺达肝于建中养胃的目的。

加味香苏饮（董建华）

[组成]　苏梗6g，香附10g，陈皮6g，荜澄茄6g，枳壳10g，大腹皮10g，香橼皮10g，佛手6g。

[功能]　理气和胃通降。

[主治] 胃胀、胃痛。

[用法] 日1剂，水煎服。

[方解] 胃病为古今临床之常见病、多发病。其中尤以气滞者为多，表现以胃脘作胀为主，治当理气和胃通降。本方以苏梗、香附、陈皮为主药，苏梗入胃，顺气开郁和胃；香附入肝，解郁理气止痛；陈皮行气、和胃、化湿，为脾胃宣通疏利要药，具有能散、能燥、能泻、能补、能和之功，它与苏梗、香附为伍，既能和胃理气，又可疏肝止痛。方中荜澄茄味辛性微温，具有温中散寒、理气通降作用，专治胃脘胀痛，兼以降逆而止嗳气，配枳壳可消胀除满，佐腹皮下气行水，调和脾胃；香橼皮、佛手二药具有宽胸、除胀、止痛之功。诸药合用，共奏理气、和胃通降之功。

[加减] 肝郁胁胀加柴胡、青皮、郁金；食滞加鸡内金、焦三仙；兼痛甚者加金铃子、延胡索；吞酸者加左金丸、乌贼骨、瓦楞子。

按语：中医泰斗董建华，善治胃病，善用通降，收效卓著。胃气以降为顺，胃气不降则清气不升浊阴不降，壅遏中焦，乃发胃病。所以治疗胃病除辨证论治外，通降之法不可忽视。

兰洱延馨饮（梁剑波）

[组成] 佩兰10g，普洱茶5g，延胡索10g，素馨花12g，厚朴5g，炙甘草5g。

[功能] 芳香解郁，行气止痛。

[主治] 适用于胃神经官能症、慢性胃炎、胃痛。症见胃脘部灼热感，胁胀嗳气，食欲不振，舌淡苔白厚腻，脉弦等，中医辨证属肝郁气滞、湿浊阻脾者。

[用法] 先将药物用冷水浸泡20分钟后煮煎。首煎沸后文火煎30分钟，二煎沸后文火20分钟，合得药液300ml左右为宜。每天服1剂，分2次空腹温服。7～10天为一疗程。

[方解] 本方证多由情志不畅，肝胃不和，疏泄失职，湿阻气机所导致。故见嗳气泛酸，胃脘胁肋诸痛，治宜疏肝化湿、理气镇痛。方中主药素馨花味辛性平，疏肝解郁，芳香醒脾；厚朴、佩兰芳香化湿以为使；佐以延胡索行气止痛；而普洱茶味甘，入肝、胃二经，消胀去滞，《纲目拾遗》谓之："清香独绝……消食化痰，清胃生津、功力尤大"；炙甘草益气和中，调和诸药以为使。诸药合用，共奏疏肝化浊、行气止痛功效。

[**加减**]　如痛甚可加白芍 15g、广木香 6g；并胁肋胀痛加炒麦芽 15g、郁金 12g；吐酸嗳气加淡鱼骨 15g、佛手花 10g；纳食不馨加炒谷芽 15g、鸡内金 10g。

按语：本方是梁氏家传秘方，临床应用时凡见上腹部胀痛，嗳气频频，泛酸呕吐，痛连胸胁，甚者有时攻痛游走，按之则气走散痛亦渐缓，或遇情绪变化时更甚，属肝胃不和型的慢性胃炎、胃神经官能症者，本方确有良效。

典型病例

范某，女，41 岁，1989 年 2 月初诊。

患者主诉 2 年多来每逢饭后均感胃痛，上腹中部有灼热感，食欲不振，嗳气，吐酸或食后饱胀难耐。每因情绪波动而病情加剧。2 个月前曾住院治疗，经 B 型超声波和纤维胃镜等检查，肝、胆、脾、胃等脏器均未发现异常器质性病变，遂诊断为胃神经官能症。经服中西药治疗 1 个多月，症状无明显改善而出院转门诊治疗。来诊时，胃脘胀痛，嗳气频频，胸闷太息，时有干呕，胃纳呆滞，口干不欲多饮，睡眠欠佳，大便量少，舌质偏红、苔白厚腻微黄，脉弦细。

中医辨证：肝胃不和，湿阻中焦。

处方：予兰洱延馨饮加麦芽 15g、佛手 12g、竹茹 12g，以疏肝理气、化浊止呕。每天 1 剂，清水煎 2 次，分早晚服。

复诊（4 天后）：谓服药后，大便量明显增多，已无嗳气频频，胃脘胀痛随之顿减，呕恶已除，惟胃纳尚欠佳，舌苔白薄，脉弦。药已中的，上方去竹茹，加鸡内金 12g，煎服如前法。

三诊（4 天后）：胃脘疼痛已消失，眠食均好，精神转旺。拟方仍嘱前法加入健脾益气之品，调理月余而愈。随访至今，病未再发。

沙参养胃汤（李振华）

[**组成**]　辽沙参 20g，麦冬 15g，石斛 15g，白芍 20g，山楂 15g，知母 12g，鸡内金 10g，花粉 12g，丹皮 10g，乌梅肉 10g，陈皮 10g，生甘草 3g。

[**功能**]　养阴和胃，理气清热。

[**主治**]　适用于各种慢性胃炎病。症见胃脘隐痛，脘腹胀满或牵及两胁，嗳气，纳呆食少，少食即饱，胃中灼热嘈杂，口干咽燥，便干，身倦乏力，面色萎黄，形体消瘦，舌体瘦小，舌质红而缺津，少苔或花剥，脉细弱或细数等，中医辨证属于脾胃阴虚者。

[**用法**] 日1剂，小火水煎分2次服。

[**方解**] 脾胃阴虚证，其病机变化侧重在胃，胃主受纳水谷，其性以通降下行为顺，喜润恶燥，燥则胃气热，失于通降，当治以甘凉清补、酸甘养阴、理气和胃。李氏集数十年临床经验，自拟沙参养胃汤。方中辽沙参、麦冬、石斛、花粉甘凉濡润、滋胃养阴；白芍、生甘草、乌梅肉酸甘化阴；知母清胃中燥热；山楂、鸡内金、陈皮理气和胃，以防甘凉滋腻碍脾；丹皮清血热并行血中之气。全方甘淡味薄，清虚灵达，滋而不腻，清而不泄，恰针对脾虚病机本质，顺其升降之性，重在健运脾胃，选药精当，配方严谨，故疗效显著。

[**加减**] 兼气滞者，加枳壳10g、川楝子12g、郁金10g；兼血瘀者，加丹参15g、桃仁10g、延胡索10g；阴虚内热、胃逆嗳气者，加竹茹10g、柿蒂15g；心烦易怒，失眠多梦，加焦栀子10g、夜交藤30g；大便干结者，加火麻仁15g；兼脾胃气虚者，加党参12g；若大便出血，加白及10g、黑地榆15g。

按语：本方为阴虚胃病而设。药证相符，收效颇著。虽以大剂养阴之品为主，但伍以陈皮、山楂、内金之属则不致腻胃重滞。养阴而不腻膈，消导而不伤中，故为治疗胃病之良方。

香砂温中汤（李振华）

[**组成**] 党参12g，白术10g，茯苓15g，陈皮10g，半夏10g，木香6g，砂仁8g，厚朴10g，干姜10g，川芎10g，丁香5g，炙甘草3g。

[**功能**] 益气健脾，温中和胃。

[**主治**] 适用于浅表性胃炎、萎缩性胃炎、反流性胃炎、十二指肠球炎等病。症见胃脘隐痛，喜暖喜按，遇冷加重，腹胀纳差，嗳气泛吐清水，大便溏薄，倦怠乏力，神疲懒言，畏寒肢冷，形体消瘦，舌质淡、舌体胖大、苔薄白，脉沉细无力等，中医辨证属于脾胃气虚、阳虚者。

[**用法**] 日1剂，水煎分早晚2次服。

[**方解**] 慢性胃炎属于中医"胃脘痛""胃痞"等证范畴，临床多因饮食不节，嗜食生冷，损伤脾胃，中焦虚寒，以致脾不运化，胃失和降，气机郁滞而形成。《景岳全书》指出"胃脘痛证，多有因食、因寒、因气不顺者，然因食因寒，亦无不皆关于气，盖食停则气滞，寒留则气凝。所以治痛之要，……当以理气为主。"故治疗脾胃阳虚证，不仅要温中健脾，还要注意疏肝、理气、和胃，

才能达到治疗目的。香砂温中汤即是在上述原则指导下，根据《时方歌括》香砂六君子汤加减而成。方中党参、白术、茯苓、炙甘草健脾益气；陈皮、半夏、木香、砂仁、厚朴理气和胃；干姜、丁香温中和胃，助脾运化；配合川芎以行气活血。诸药合用，虚实兼顾，升降相协，顺脾胃之性，恰中病机。

[加减]　兼肝郁甚者加香附10g、乌药10g；兼血瘀加丹参15g、延胡索10g；湿盛泄泻者加苡仁30g、泽泻10g、桂枝5g；湿阻呕恶者，加苍术10g、藿香15g；食滞不化者，加焦山楂、神曲、麦芽各12g；阳虚甚者，加制附子10g；气虚甚者加黄芪15~30g。

按语：本方为脾胃虚寒之"萎胃"而设。药多香窜燥烈，易伤阴津，故若阴虚者当属禁用之列。所以，即为良方亦不可统治一病。

典型病例

王某，男，54岁，干部，1987年4月13日初诊。

患者自述10年前因饮食不当致胃脘疼痛，10年来虽经中西药治疗，病情时轻时重，每因饮食失宜、情志不遂则症状加重。1987年10月经胃镜检查诊为慢性萎缩性胃炎，病理活检：胃黏膜萎缩性胃炎伴轻度肠上皮化生。患者恐惧癌变，前来请李氏诊治。诊视中见：胃脘隐痛，喜暖喜按，遇冷痛甚，脘痛时连及两胁，腹胀纳差，肢倦乏力，大便溏薄，日行2~3次，面色萎黄，形体消瘦，舌质淡、舌体胖大、边见齿痕，脉弦细。

辨证：脾胃阳虚，兼肝郁气滞。

治则：温中健脾，疏肝和胃。

处方：方用香砂温中汤加香附10g、乌药10g，水煎服。

二诊：上方服用18剂，胁痛消失，胃痛大减，纳食增加，仍便溏，日行2次。

处方：方中去香附、乌药，加苡仁30g，以增健脾祛湿之力。

三诊：上方又服18剂，大便正常，胃痛消失，仍感身倦乏力，食后腹胀。

处方：方中去苡仁，加焦三仙各12g，继服。

上方前后共服3个月余，精神饮食好，大便正常，诸症消失，面色红润，体重增加。后复查胃镜及胃黏膜活检，胃黏膜轻度浅表性炎症。1年后追访，知其身体健康，正常生活工作。

补中消痞汤（李寿山）

[组成]　黄芪 15g，党参 15g，枳实 10g，桂枝 10g，炒白芍 15g，丹参 15g，炙甘草 10g，生姜 10g，大枣 5 枚，白术 15g。

[功能]　益气温中，导滞消痞。

[主治]　萎缩性胃炎、浅表性胃炎。症见胃脘痞满，空腹隐痛，得食稍缓，喜暖喜按，嗳气矢气，纳呆食少，口淡乏味，倦怠消瘦，便溏，舌淡脉弦等，中医辨证属于脾胃虚弱、气滞偏寒、升降失调之胃痞证。

[用法]　日 1 剂，水煎，分温 2 次服。

[方解]　党参、黄芪、白术、炙甘草补中益气、健脾和胃，为补益脾胃中虚的主药；枳实宽中理气，与白术合用理气导滞，消补兼施，以助其升清降浊之枢机；桂枝温中通络，与甘草配伍有辛甘化阳之效；白芍和中缓急，与甘草合用有酸甘化阴之功，两组药相合以调和阴阳气血；丹参养血活血，寓补于消，为治久病入络之良药；辅以姜、枣为佐以调和脾胃。诸药合奏益气温中、导滞消痞之效。

[加减]　嗳气矢气不畅加佛手；脘中隐痛明显者加延胡索、香橼皮；胸脘拘急、气逆咽梗者加香附、苏梗；胁背胀痛加广木香、郁金；食少难消加鸡内金、炒谷麦芽；大便溏泻加茯苓；大便秘结加肉苁蓉；贫血、头眩者加当归、枸杞子。

按语：本方系由《金匮要略》枳术丸、人参汤化裁组成。证之临床，颇具效验。

典型病例

迟某，男，66 岁，1986 年 11 月 2 日初诊。

患胃病 4 年多，经常胃脘痞闷不舒，空腹尤甚，得食胀减，旋又不舒，纳呆不饥，倦怠无力，日渐消瘦，大便多溏，嗳气矢气。屡经中西医诊治不愈，曾服维酶素等药半年多，未见显效。胃镜及病理检查诊断：慢性萎缩性胃炎伴肠上皮化生。诊脉沉弦细，舌淡红有瘀点、舌下脉络淡紫粗长、舌苔薄白。四诊合参属胃痞病，系中虚气滞、升降失调所致。治以理气导滞、补中消痞，予补中消痞汤加减。

处方：黄芪25g，党参15g，丹参15g，白术10g，广木香3g，桂枝10g，炒白芍15g，鸡内金20g，砂仁3g，姜半夏7.5g，陈皮10g，香橼皮15g，炙甘草7.5g，姜枣为引，水煎服。

进药2周后，诸症大减。原方加减治疗2个月余，食欲恢复，体重增加，痞满尽除，二便自调。续服胃复康冲剂（李氏验方，大连中医院药厂自制）以资巩固，先后治疗约半年，复查胃镜及病理：肠上皮化生消失，已转浅表性胃炎。嘱饮食调养，停药观察1年余，一切良好。

清中消痞汤（李寿山）

[组成]　太子参15g，麦门冬15g，制半夏7.5g，柴胡6g，生白芍10g，炒栀子7.5g，丹皮7.5g，青皮10g，丹参15g，甘草6g。

[功能]　养阴益胃，清中消痞。

[主治]　浅表性胃炎、反流性胃炎、萎缩性胃炎等病。症见胃脘痞塞，灼热似痛，似饥不欲食，口干不欲饮，五心烦热，纳呆食少，大便燥秘，舌红少津或光剥龟裂，脉细或数等。

[用法]　日1剂，水煎，分2次口服。

[方解]　太子参、甘草补中益气，以助脾胃之气阴；麦门冬甘寒清热，养阴益胃；制半夏和中降逆以消痞；青皮理气疏肝，导滞以散痞；柴胡疏肝解郁以畅胃；生白芍和中缓急以抑肝和胃；栀子清泄三焦郁火；丹皮凉血清泄阴火；丹参凉血祛瘀，调养胃络；甘草又能调和诸药。诸药合用以太子参、麦门冬之补，柴胡之升，青皮、半夏之降，栀子、丹皮之清，白芍、甘草之和，丹参之消，合诸补、消、清、和、升、降于一炉，共奏养阴益胃、清中消痞之效。

[加减]　泛恶欲吐者加竹茹、茯苓；口干舌燥者加黄连、生地、太子参、北沙参；嗳气矢气不畅加佛手；气逆咽梗不适加旋覆花、生赭石；食少难消加鸡内金、炒谷麦芽、乌梅；大便溏薄加山药、扁豆，减栀子、丹皮量；头眩目涩者加枸杞子、甘菊，去柴胡。

按语：本方系由《金匮要略》麦门冬汤加味组成，仅适于阴虚型胃病。

典型病例

王某，女，32 岁，1987 年 9 月 8 日初诊。

患者病史 10 余年，经常胃脘胀满痞塞，近由情志郁怒而加重。胃中灼热似痛，似饥不欲食，口干不欲饮，舌辣似痛，大便干燥，2～3 日一行，倦怠无力，纳呆消瘦。屡经中西医诊治未愈。纤维胃镜及病理检查诊断：慢性萎缩性胃炎。诊脉沉细略数，舌质红少津、龟裂无苔，中脘穴及脾、胃俞穴有压痛。脉证合参属胃痞证，系中虚火郁、阴亏胃热所致。治以养阴益胃、清中消痞法，予清中消痞汤加减。

处方：沙参 20g，麦门冬 20g，清半夏 7.5g，炒栀子 7.5g，粉丹皮 7.5g，青皮 10g，生白芍 15g，石斛 20g，生地 20g，柴胡 3g，生甘草 6g，水煎服。

服药 2 周灼热缓解，大便通畅，口干舌辣均减，食纳略增。原方增减治疗约 3 个月，诸症消失，食欲恢复，体重增加，面色红润，舌脉正常。继服胃复康冲剂巩固，半年后复查胃镜及病理，已转轻度浅表性胃炎，嘱饮食调养停药观察 1 年，一切良好。

和中消痞汤（李寿山）

[**组成**] 党参 15g，制半夏 10g，黄连 3g，丹参 15g，蒲公英 15g，白芍 15g，炙甘草 6g，干姜 3g。

[**功能**] 益气健胃，辛开苦降，和中开痞。

[**主治**] 浅表性胃炎、反流性胃炎、萎缩性胃炎等病。症见胃脘闷胀，或脘腹痞满，嘈杂不舒，似痛非痛，饭后饱胀明显，纳呆食少，口苦口黏，大便不畅，舌苔厚腻，脉象弦滑等，中医辨证属于脾胃气虚、痰湿中阻、寒热夹杂之胃痞证。

[**用法**] 日 1 剂，水煎分 2 次口服。

[**方解**] 党参、炙甘草补中气、健脾胃；制半夏燥湿化痰，与党参合用，助运化祛痰湿以消痞结；黄连清热燥湿，干姜温中祛湿，二药合用，辛开苦降为和中消痞之主药；蒲公英苦味健胃，有清热和中之效；白芍缓急止痛，与甘草合用酸甘化阴，以益胃阴而防燥药之急；干姜与甘草合用，辛甘化阳，以扶脾阳而

化寒湿之邪，两组药对配伍有益阴济阳、调和寒热之功；伍丹参养血活血，寓补于消以和胃通络。诸药合奏益气健胃、调和寒热、辛开苦降、和中开痞之效。

[加减] 胃痛明显加延胡索、香橼皮；胃中冷倍加干姜、肉桂；灼痛口干者干姜易炮姜，加石斛；噫气矢气不畅加佛手、枳壳；食少难消加鸡内金、炒谷麦芽等。

按语：本方系由《伤寒论》半夏泻心汤、芍药甘草汤、理中汤化裁而成，仅适用于寒热错杂证。

典型病例

> 杨某，男，53岁，1987年4月25日初诊。
>
> 患者3年来经常胃脘闷胀或隐痛，迭经中医诊治，曾服维酶素半年，症状时轻时重，未见显效。近因饮食不节、情志不畅，痞满隐痛加重，纳呆食少，饭后胀甚，口苦口黏，大便黏滞不畅，日渐消瘦，倦怠乏力。先后2次胃镜及病理检查诊断为慢性萎缩性胃炎。诊脉弦滑，舌暗红、苔黄腻，中脘穴压之痛，脉症互参属胃痞证，系中虚湿阻、寒热夹杂所致。治以益气健胃、和中开痞法，和中消痞汤加减。
>
> 处方：党参15g，姜半夏15g，黄连3g，干姜3g，丹参15g，炒白芍15g，蒲公英15g，甘草5g。水煎服。
>
> 进药6剂，胀满胃痛大减，食纳略增，但饭后仍胀，黄腻苔少退。原方加减治疗约3个月，诸症完全消失，食欲正常，偶有饮食不当而小胀，服药即愈，继服胃复康冲剂以巩固。约半年复查胃镜及病理，已转浅表性胃炎，面色红润，食纳良好。

第五节 消化性溃疡、出血

肝胃百合汤（董建华）

[组成] 柴胡10g，黄芩10g，百合15g，丹参15g，乌药10g，川楝10g，郁金10g。

[功能] 疏肝理气，清胃活血。

[**主治**] 胃、十二指肠溃疡，慢性胃炎，十二指肠球炎及胃神经官能症等属肝胃不和、肝郁气滞血瘀、肝胃郁热者。

[**用法**] 日1剂，水煎服，分早晚2次服。

[**方解**] 胃主受纳，腐熟水谷，喜润恶燥。脾主运化水谷精微与水湿，喜燥恶湿。胃气主降，水谷得以下行；脾气主升，水谷精微才能输布全身。而脾胃要完成其正常功能，又离不开肝的疏泄作用，脾胃得肝之疏泄，其升降才能正常，功能方可健旺。肝还能为脾散精，疏泄胆汁助消化，条达情志以舒畅气机等。脾、胃、肝在生理上密切相关，一旦发病，又无不相互影响。肝失疏泄，则横逆犯胃克脾，致脾胃受损，运化失司，肝失滋养则疏泄失常，致肝亦病。

胃脘痛的表现虽主要在胃，但无论在临床验证上，还是在病理方面，又无不与肝脾密切相连。本病病因大体可归纳为精神因素和进食因素2个方面。精神因素如忧思恼怒，久郁不解，伤及于肝，肝气不舒，横逆犯胃，胃气失其和降，以致胃脘胀痛。若迁延不愈，可出现肝郁化火犯胃，耗伤胃阴而口干苦，饥而不欲食；灼伤胃络而呕血，黑便；久痛伤及脉络，气滞瘀结，故痛有定处而拒按，甚则脉络破伤而出血；以上均涉及肝，同时涉及脾。

从上分析，本病主要由肝、脾、胃此病及彼，相互影响，使三者功能失常所致。治疗胃脘痛，若只治脾胃而不治肝的方法显然欠于周全。故近代医家夏应堂指出："至于胃脘痛大都不离乎肝，故胃病治肝，本是成法。"

余既往治疗胃脘痛时，曾用"柴胡疏肝散""小柴胡汤"等方，也注重了治肝，而疗效却不明显。经临床反复揣摩体验"用药须避刚燥"乃第二心得。前贤夏应堂云："胃病治肝，本是成法……但治肝应知肝为刚脏，内寄风火，若一味刚燥理气，则肝木愈横，胃更受伤矣。"清代医家陈修园在谈治胃脘痛方"百合汤"时指出："久病原来郁气凝，若投辛热痛频增。"余拟"肝胃百合汤"乃是取"百合汤""丹参饮""小柴胡汤""金铃子散""颠倒木金散"方意，筛选化裁而成。方取丹参饮而不用檀香、砂仁；选"小柴胡汤"而去法夏；取"颠倒木金散"而不用木香，盖檀香、砂仁、法夏、木香均属辛温香燥之品，虽能收到暂时止痛之效，但久用则症状反而加重，对治疗本病是不利的。

本病的发生、发展，气滞为其重要的病机之一，故取性平之柴胡，微凉之郁金，性寒之川楝，微温之乌药以疏肝解郁、理气和胃。乌药虽温，但不刚不燥，能顺气降逆，疏畅胸膈之逆气，与苦寒性降之川楝为伍，相互抑其弊而扬其长，于气阴无损也。

久病入络，气滞血瘀，络损血伤，故用丹参、郁金以活血通络，祛瘀生新。气郁久之化火，血瘀久之生热，本方又取黄芩以清解肝胃之热。久病致虚，当以补之。但温补则滞胃，滋腻之药又碍脾，故重用百合、丹参清轻平补之品，以益气调中，生血，养胃阴。

本方在归经上，或入脾胃，或走肝经。合而为之，不燥不腻，能取得多方协调，标本兼顾，疏理调补，相配得当的作用。不仅缓解病情较快，而且宜于久服，从而达到根治的目的。

[加减] 上腹痛有定处而拒按，舌质滞暗或见瘀斑者加桃仁 10g；腹痛而见黑便者加生蒲黄 10～15g；便秘者加火麻仁或瓜蒌仁 15～20g；口燥咽干，大便干结，舌红少津，脉弦数者加沙参、麦冬各 15g，或加生地 12g、瓜蒌 15g；神疲气短者加太子参 15g，白术 12g。

按语：本方药简量轻，集寒热补泻气血于一炉，肝胃同治，疗效颇著，是不可多得的一首良方。这种组方配伍方法也值得学习师法。

健胃散（郭谦亨）

[组成] 鸡子壳 80g，甘草 20g，贝母 20g，佛手 20g，枳实 10g。

[功能] 理气解郁，制酸健胃。

[主治] 胃痛泛酸（相当于胃、十二指肠溃疡）。症见上腹隐隐作痛，进食缓解，饥则痛显，痛处固定，发作规律，或灼热嘈杂，脘闷腹胀，恶心呕吐，嗳气吞酸。

[用法] 鸡子壳拣去杂质，洗净烘干，枳实放麸上炒至微黄色。同其他药共研成细粉，放入玻璃瓶内贮存备用。每日饭后 1 小时，调服 4g。

[方解] 胃、十二指肠溃疡，在中医则属"胃痛"之一。其病位在上腹（偏右）或当"心窝"处，多由胆胃不和，气机阻滞，以致邪郁胃脘。健胃散功能理气解郁，和中健胃。其中鸡子壳制酸消饥止胃痛，止血敛疮治反胃；甘草和中护胃，缓急止痛。据药理研究，前者含碳酸钙、磷酸钙有制酸作用；后者能使胃酸高者降、低者升而起调节作用，其浸膏对"消化性溃疡"有抑制作用。二者相偕，更增强制酸和保护黏膜作用而敛疮。再合浙贝母之辛散苦泄，开郁散结；佛手、枳实之理气解郁，降浊升清，既可使木郁解而不克胃，又能防甘草之

甘腻壅滞，合为治脘痛、泛酸之通用方。此方经数十年临床应用，治例甚多，效亦称著。然而，疾病是不断变动进退的，脘痛也一样。此证初起多实，久则寒热交错，虚实间见。始则在经多气滞，久则入络血亦瘀，故又必须辨明虚实、寒热、气血而随证加减。

[**加减**] 疼痛势急，心烦易怒，嘈杂口苦，舌红苔黄燥，为热郁，加石膏20g、大黄15g、芦根20g、川楝子12g；痛而喜暖，涎冷，肢凉乏力，舌淡苔白，为虚寒痛，加黄芪40g、白芍20g、肉桂10g；痛处固定，拒按，舌紫脉涩，为血瘀，加丹参30g、郁金15g、三七15g、桃仁15g；兼有黑便，或便血，加大黄20g、三七15g、花蕊石15g、地榆炭20g、延胡索15g。

按语：本方药少、平和、疏肝理气、制酸、护膜，且散剂调服，故最宜胃病，堪称简、便、廉、验之方。

理脾愈疡汤（李振华）

[**组成**] 党参15g，白术10g，茯苓15g，桂枝6g，白芍12g，砂仁8g，厚朴10g，甘松10g，刘寄奴15g，乌贼骨10g，生姜10g，延胡索10g，炙甘草6g，大枣3枚。

[**功能**] 温中健脾，理气活血。

[**主治**] 适用于胃、十二指肠球部溃疡、糜烂性胃炎等病。症见胃脘隐痛，喜暖喜按，饿时痛甚，得食痛减，腹胀嗳气，手足欠温，身倦乏力，大便溏薄，舌质淡暗、舌苔薄白或白腻、舌体胖大边见齿痕，脉沉细等，中医辨证属于脾胃虚寒、气滞血瘀者。

[**用法**] 取冷水先将药物浸泡30分钟，用武火煎沸，再改文火煎30分钟，取汁约150ml，再将药渣加水二煎。每日1剂，分早晚2次温服，以饭后2小时左右服用为宜。

[**方解**] 本方以《伤寒论》小建中汤合《太平惠民和剂局方》四君子汤为基础，通过临床实践加减化裁而成。用于治疗因饮食生冷不节，损伤中阳，或久病脾胃阳虚，复加饮食寒冷所伤，中阳不振，虚寒凝滞，气血不畅而成溃疡者。方中党参、白术、茯苓、炙甘草益气健脾；桂枝、白芍、生姜、大枣配炙甘草调和营卫，温中补虚，缓急止痛；砂仁、厚朴、甘松、刘寄奴、延胡索疏肝和胃，理气止痛活血；乌贼骨生肌敛疮，制酸止痛。共奏健脾温中、活血止痛、生肌愈

疡之效。

[加减] 如溃疡出血，大便色黑如柏油样，加白及10g、三七粉3g（分2次冲服）、黑地榆12g；如语言无力，形寒畏冷，四肢欠温，加黄芪15～30g，甚者加附子10～15g；如嗳气频作，加丁香5g、柿蒂15g；如食少、胀满，加焦山楂、神曲、麦芽各12g。

按语：本方多香燥，易伤阴津，故于阴虚者不宜使用。对于脾胃虚寒者也应中病即止，不宜久服。

典型病例

王某，男，34岁，司机，于1972年11月18日初诊。

患者自述间断性胃脘隐痛8年余，每于春秋季节疼痛加剧。现胃脘隐痛，饥饿时痛甚，得食痛减，痛处喜暖喜按，腹胀嗳气，时泛吐清水，身倦乏力，手足欠温，大便如柏油状，日行2～3次。

诊视中：面色萎黄，形体消瘦，舌质淡暗、苔薄白，脉沉细。曾多次经钡餐检查，均提示十二指肠球部溃疡。李氏认为本病属脾胃虚寒、气血瘀滞之胃脘痛，故应以温中健脾、理气活血为治。

处方：理脾愈疡汤加三七粉3g、黑地榆12g，水煎服。

上方服3剂，胃痛明显减轻，柏油样便消失，食后仍腹胀嗳气，方中去三七粉、黑地榆，加丁香5g、柿蒂15g，继服。

三诊：上方又进9剂，胃痛、腹胀、嗳气、泛吐清水等症状消失，大便正常。李氏认为此时症状虽得控制，但仍应继续服药，作为善后治疗，以强健脾胃。用理脾愈疡汤共研细末，每日3次，每次6g，于饭前冲服。患者又服散剂1个月余，精神、饮食均好，无明显不适，经钡餐检查提示：十二指肠球部溃疡愈合。2年后随访未再复发。

健中调胃汤（李寿山）

[组成] 党参15g，白术10g，姜半夏6g，陈皮6g，降香10g，公丁香6g，海螵蛸15g，炙甘草6g。

[功能] 益气健中，调胃止痛，愈疡制酸。

[主治] 消化性溃疡、慢性胃炎。症见胃痛、嘈杂、泛酸，空腹尤甚，得

食稍减，喜暖喜按，嗳气矢气，大便或溏或燥，舌质淡红、苔白滑，脉象沉细或弦，中医辨证属于脾气虚偏寒夹饮者。

[用法] 先将药物用冷水浸泡20分钟，浸透后煎煮。首煎沸后文火煎30分钟，二煎沸后文火煎20分钟。煎好后两煎混匀，总量以200ml为宜，每日服1剂，早晚分服，饭前或饭后2小时温服。视病情连服3剂或6剂停药1天。俟病情稳定或治愈后停药。服药过程中，停服其他中西药物。

[方解] 党参、白术益气健中，调补脾胃；姜半夏、陈皮理气化痰，降逆和胃；降香化瘀止血；公丁香温中降逆；海螵蛸制酸愈疡；炙甘草和中缓急。共奏健中调胃、愈疡止痛之功。对脾胃虚弱，气滞停饮，偏虚偏寒之胃痛、嘈杂、泛酸诸症有良好效果。

[加减] 胃中冷痛较重者，加良姜、荜澄茄；脘腹胀满，嗳气矢气多者，加佛手、香橼皮；泛吐清水，或胃有振水音者，加茯苓、生姜、三七粉（另冲服）。

按语： 本方系由《外科发挥》六君子汤加减组成。

 典型病例

房某，男，44岁，1985年10月15日初诊。

患胃脘隐痛10余年，每届秋冬加重。近因嗜食凉饮，胃痛发作，空腹尤甚，得食稍缓，喜暖喜按，嗳气、嘈杂泛酸，胃有振水音，大便先硬后溏。上消化道钡透及拍片，诊为胃及十二指肠复合溃疡，曾服胃仙-U、甲氰脒胍不愈。诊脉沉细，舌淡红、苔白滑，予健中调胃汤加茯苓15g、生姜6g，水煎早晚分服。进药3剂，胃痛止，偶有不适，少顷即安。原方加减服30余剂，临床症状完全消失，复查上消化道钡透拍片，病灶愈合，龛影消失，随访2年一切良好。

溃疡止血方（粉）（谢昌仁）

[组成] 黄芪15g，太子参12g，白术6g，炙甘草5g，当归6g，白芍10g，阿胶珠10g，地榆炭10g，侧柏炭10g，乌贼骨12g，煅龙牡各15g。

溃疡止血粉：乌贼骨3份，白及2份，参三七粉1份。

[功能] 溃汤止血方：健脾益气，养血止血，和营定痛。溃疡止血粉：收

敛止血，活血化瘀，制酸止痛，生肌护膜。

[**主治**]　上消化道出血，不论便血与吐血，尤以溃疡出血疗效最佳。

[**用法**]　溃疡止血方以水 2 碗约 1000ml 左右，煎煮滤液约 350～400ml，每日 1 剂，每煎 2 次，早晚分服。溃疡止血粉以乌贼骨、白及、参三七粉按比例配制，共研极细末，每次 5～10g，每天 2～3 次，温水服下。

[**方解**]　上消化道出血者，以脾胃虚寒证型为多，即所谓"阴络伤则血内溢"是也。所以然者，脾胃络损，气不摄血而溢出。气与血密切相关，"气为血帅，血为气母"，《内经》早有所云，故治血当治气为其原则。《类证治裁·血证总论》即曰："气和则血循经，气逆则血越络"，"治血宜调气"。

治气者，又有降气、清气、益气之别。此因脾胃虚寒，阴络损伤，治当益气。是以参、芪、术、草补脾益气，又取其甘温之性，祛脾胃之虚寒，得以温中摄血固脉，使血行经脉之中；伍当归、白芍、阿胶珠，气血双补，阳中有阴，和营血而能止痛，乌贼骨收敛止血、且能制酸止痛，《本草纲目》言其主治"唾血，下血"；血"见黑即止"，故用地榆炭、侧柏炭；更以龙牡收敛止血、益气固脱双重作用，防血随气脱之变。本方功能益气摄血、气血双调。固涩而能护膜，且能防止虚脱，临床治愈率达 98%。

溃疡止血粉中乌贼骨功可收敛止血、制酸止痛，对胃脘痛伴吞酸、嗳气、便血者颇有功效；白及收敛，药性黏涩，止血颇佳；参三七既可止血，又能活血散瘀定痛，合而成方，收敛止血，生肌护膜，收效较佳。

[**加减**]　若肝郁气滞，暴怒伤肝动血，则宜加疏肝和血之郁金 6g、焦栀 6g、当归 6g、赤芍 10g、丹皮 6g、牛膝 12g，去益气生血之品如生芪、太子参等；热郁气滞、和降失调、久病伤络者可清中止血，加炒川连 3g、陈皮 6g、姜夏 10g、炒竹茹 6g、茯苓 12g、甘草 4g；胃阴亏虚，内热耗津伤络者宜养胃阴，酌加沙参 12g、麦冬 10g、川石斛 12g、玉竹 12g 等，去生芪、白术。

按语：上消化道出血大致分为脾胃虚寒型与肝胃不和型，临床治疗益气摄血为主。本方即是根据上消化道出血患者大多为脾胃虚寒，并以溃疡出血为多而设。即使是肝胃不和型患者，大多因久病或曾出血等因素而致脾胃虚寒，不能统血者屡见不鲜，根据辨证属虚多实少，治疗大法仍以益气摄血为主，仍用本方。但胃脘胀痛明显，舌苔厚腻者不宜使用本方。

典型病例

潘某，男，32 岁，某厂技术员，住院号 41565。

患者 1971 年起即有胃脘痛病史，钡餐拍片诊断为"十二指肠球部溃疡"。1980 年 7 月 1 日上午突然解柏油样便约 600g，伴胃脘疼痛，纳谷减少。化验大便隐血（＋＋＋＋）乃收入院。

入院时面色少华，神倦乏力，四肢欠温，纳谷不香，大便色黑如柏油样，日解 1 次，苔薄白，脉濡。此属久痛入络，脾胃虚弱，中阳不运，气不摄血，血从下溢，治以益气摄血法。

黄芪 15g，太子参 12g，白术 6g，炙草 5g，当归 6g，白芍 10g，阿胶珠 10g，地榆炭 10g，乌贼骨 12g，煅龙牡各 15g。

服药 2 剂，加溃疡止血粉 10g，1 日 3 次，大便转黄，隐血转阴，上腹部无不适，精神较佳，纳谷亦香。

脘腹蠲痛汤（何任）

[组成] 延胡索 9g，白芍 12g，川楝子 9g，生甘草 9g，海螵蛸 9g，制香附 9g，蒲公英 20g，沉香曲 9g，乌药 6g。

[功能] 缓解脘腹疼痛。

[主治] 凡急、慢性胃炎，胃、十二指肠溃疡，胃神经官能症，慢性肠炎，慢性胆囊炎，胆囊结石，慢性胰腺炎，内脏自主神经功能紊乱等病引起的脘腹疼痛或连及胁肋，属肝脾（胃）气血不调者，均可服用。

[用法] 水煎服，1 日 1 剂。或将上药研末为散，开水吞服。

[方解] 朱丹溪曰："气血冲和，万病不生，一有怫郁，诸病生焉。"引起脘腹痛的病因有多种，但气血郁滞则一。气血郁滞，责之于肝。《素问·至真要大论》有"木郁之发，民病胃脘当心而痛"。故肝胃气郁则脘痛，肝脾气郁则腹痛，并且均可连及胁肋，以其部位为肝气所郁也。本方即抓住肝胃（脾）气郁这一关键病机，方中除首选治"心痛欲死"的延胡索外，并辅以降气行气止痛的乌药、香附、沉香曲。"肝苦急，急食甘以缓之"，故方中人芍药、甘草，酸甘化阴，缓急止痛，与理气之品相伍，既疏肝气，又缓肝急，一散一收，相辅相成，切中治肝要旨，故取效甚捷。

从临床上看，许多脘腹痛都是寒热错杂的。本方即有性偏寒凉的川楝子、蒲公英，又有属于温性的沉香曲、乌药，寒温并用而专理气血，因而适应面较为广泛。蒲公英为清热解毒佳品，余以为此药味甘性寒，除用于乳痈及疮疡之外，用以治胃，常能起养护之作用。故凡脘痛偏于热者，亦可加大剂量至 30g，每获良效。

[**加减**]　脘腹疼痛并有泛酸呕吐者，可酌加姜半夏 9g、吴茱萸 3g；嗳气多者亦可加越鞠丸（包煎）15～30g。

按语：本方名曰"脘腹蠲痛汤"，旨在止痛，验之临床确收良效。但药多香燥，易伤阴耗气，故应中病即止，不可久服。

典型病例

　　罗某，男，35 岁，职员，1989 年 4 月 25 日初诊。

　　曾患十二指肠球部溃疡，经常胃脘作痛，空腹时为甚，亦常于午夜痛醒，苔微腻，脉弦，先予蠲痛汤：延胡索 9g、白芍 12g、川楝子 9g、乌药 9g、制香附 9g、海螵蛸 9g、蒲公英 20g、沉香曲 12g。3 剂。服药后痛即缓解，再服 5 剂巩固。

第六节　慢性肠炎、便秘

仙桔汤（朱良春）

[**组成**]　仙鹤草 30g，桔梗 6g，乌梅炭 4g，白槿花 9g，炒白术 9g，广木香 5g，生白芍 9g，炒槟榔 10g，甘草 4g。

[**功能**]　补脾敛阴，清化湿热。

[**主治**]　久泻，包括慢性细菌性痢疾、阿米巴痢疾及慢性结肠炎，经常泄泻，时轻时剧，时作时休，作则腹痛、腹胀，大便溏薄，夹有黏液，间见少许脓血，反复发作，久治不愈者。

[**用法**]　1 日 1 剂，水煎 2 次，分 2 次服。

[**方解**]　凡慢性痢疾，迭治不愈，缠绵难解者，往往既有脾虚气弱的一面，又有湿热稽留的存在，呈现虚实夹杂之象。因此，在治疗立法上，既要补脾敛

阴，又需清化湿热，方能奏效。仙桔汤即据此而拟订。方中仙鹤草除善止血外，并有治痢、强壮之功，《滇南本草》载"仙鹤草治赤白痢下"，因此，本品不但可治痢下赤白，还能促进肠吸收功能的恢复，对慢性泄泻亦有效。桔梗《别录》载：能"利五脏肠胃，补血气……温中消谷"；《大明》载：桔梗"养血排脓"；《本草备要》载：桔梗治"下痢腹痛"。因此，本方用桔梗不是取其升提之功，而是取其排脓治痢之效，凡泄痢大便夹杂黏冻者，取桔梗甚效。白术、木香健脾而调气；白芍、乌梅、甘草酸甘敛阴，善疗泻痢而缓解腹痛；白槿花味甘性平无毒，能清热利湿凉血，常用于肠风泻血、血痢、带下，用治痢疾，有一定疗效，其不仅能迅速控制症状，且长于退热；槟榔本为散结破滞、下泄杀虫之物，若用小剂量则善于行气消胀，故对痢疾、泄泻而腹胀较甚者，颇有功效。诸药合之，共奏补脾敛阴、清化湿热之功。

[加减] 本方用治阿米巴痢疾时，应另加鸦胆子 14 粒，去壳分 2 次吞服；慢性痢疾、慢性结肠炎肝郁脾滞征象较著者，去槟榔，加柴胡 4.5g、草薢 15g、秦艽 9g；腹痛甚者，应加重白芍与甘草用量：白芍 15～30g、甘草 9～15g；泄泻日久，体虚气弱，而腹胀不显者，去木香、槟榔，加炙升麻 4.5g、党参 12g、炙芪 15g。凡久泻证属脾肾阳虚或为肾阳不振者，则非本方适应证，当以附子理中或四神丸治之。

按语： 中医药治疗痢疾，已有两千多年历史，且疗效肯定，已为世人所公认。

中西医虽同有痢疾之名，但内容略有不同。西医所说的"痢疾"，其诊断是建立在病因学基础上的，是指由痢疾杆菌引起的细菌性痢疾和由阿米巴原虫引起的阿米巴痢疾。而中医学所称的痢疾，是一种症状诊断，它包括临床上出现的腹痛、脓血便、里急后重等证候。因此，中医学的"痢疾"不仅包括了西医的细菌性痢疾、阿米巴痢疾，还包括溃疡性结肠炎等疾病。

痢疾病名在《内经》中称为"肠澼"，如《素问·通评虚实论》中说"肠澼下脓"等。至隋代（公元 5～6 世纪间）始称"痢疾"，巢元方所撰《诸病源候论》中有专述痢疾的《痢疾诸候》章节，痢下"重者状如脓涕有血杂之"；"轻者白脓上有赤膜薄血，状如鱼脂脑……"。在治疗上，历代医家皆强调了"新感而实者，可通因通用；久病而虚者，当以塞因塞用"的准则。

朱氏之"仙桔汤"用治慢性痢疾、阿米巴痢疾和慢性结肠炎等病，一般 5～

7剂即可见效。值得一提的是，"仙桔汤"的拟订与药物组成，突破了千余年来"久病而虚，当以塞因塞用"的治则。因为患者痢下缠绵，时休时作，迭治不愈，既有久病而虚的一面，又有湿热之邪留恋的客观存在，非"塞因塞用"所能顾及，必须在清除湿热的基础上，运用健脾敛阴之法，方能相得益彰，这是朱氏自拟"仙桔汤"治慢性痢疾，古训新知，融一炉冶的成功之处。

清理肠道汤（印会河）

[组成]　小条芩12g，赤白芍各15g，粉丹皮12g，桃仁12g，生苡仁30g，冬瓜子（杵）30g，马齿苋30g，败酱草30g。

[功能]　清肠燥湿，除积导滞，解毒消炎。

[主治]　湿热停渍大肠而引起的大便次频，中带黏垢，便后有不尽感，或见肛门下坠、疼痛等症，在西医学多认为系结肠炎或结肠溃疡。

[用法]　先将诸药浸泡在清水中，水须没药渣一寸左右。约半小时后，以文火煎煮，沸后再煎10分钟，然后倒取药汁约100ml，温服。第2次煎药时，用水可较头煎略少，因药渣已经湿透，其余煎煮同前。服药时间宜与吃饭隔1小时以上，饭前饭后均可。

[方解]　本方系脱胎于"芍药汤""大黄牡丹皮汤"，去除其中的因于泻下而增添患者痛苦的大黄、芒硝等药，增加消炎、解毒的败酱草、马齿苋等药，着眼于大肠的炎症。通过"肺与大肠相表里"的基础理论，选择一些既治肺又治大肠的药物，如黄芩、桃仁、苡仁、冬瓜子等。这样既使大肠积垢之腑实证与脾虚水泻有所区分，同时又与便脓血的痢疾划清界限。特别是把民间治痢疾、消大肠炎症的马齿苋用进正方，为治疗本病增加了疗效。为此，本人认为：药无论其贵贱，能治病就是好药；方无论其大小，能对症就是好方。

[加减]　后重甚者，加广木香3g、槟榔6g以导滞行气；热象明显者，加川黄连6g，以清热燥湿消炎；病延日久，加肉桂3g以厚肠化湿；下腹胀满，加炒莱服子15g以下气宽膨。

按语：便垢不爽，病在大肠。大肠乃六腑之一，以通为顺，不利于藏；且肠垢乃湿浊所成，留于肠内有碍传导，清除出肠则利于降浊，故本方用开利肺肠之品，其意在消肿消炎解毒，而无致痛致泻之弊，故较之枳实导滞、木香导滞诸方，均为兴利除弊之作。有以为今人不如古人者，不足信也。

乌梅败酱方（路志正）

[**组成**]　乌梅 12～15g，败酱草 12g，黄连 4.5～6g，木香（后下）9g，当归 10g，炒白芍 12～15g，炒枳实 10g，太子参 12g，炒白术 10g，茯苓 15g，葛根 12g，炙甘草 6g。

[**功能**]　清热化湿，调气行血，健脾抑肝。

[**主治**]　慢性非特异性结肠炎。长期腹泻，大便黏滞或带脓血，腹痛坠胀，或里急后重，脘腹痞闷，纳少乏力，面色黄白，舌质暗滞，苔腻、脉弦缓滑。

[**用法**]　①水煎服，每日 1 剂，分 2 次服。②乌梅用 50% 醋浸一宿，去核打烂，和余药按原方比例配匀，烘干研末装入胶囊。每服生药 1.5g，每日 2～3 次，空腹温开水送下。

[**方解**]　白术、太子参、茯苓、炙甘草四君健脾益气，使脾健而行其运化水湿之职，不止泻而泻止；乌梅、白芍柔肝，缓急止痛，乌梅擅涩肠止泻；木香、黄连擅治泻痢；当归养血和血；败酱草辛、苦、微寒，功擅解毒排脓；葛根升阳止泻；枳实抑肝理气。诸药合用，共奏健脾、抑肝、清热、利湿之功。

[**加减**]　大便脓血，口苦急躁，舌红苔黄腻，脉弦滑，热盛邪实者，减太子参、白术等健脾益气药，加白头翁、秦皮、大黄炭、炒榔片等清肠导滞之品；胃脘痞闷，舌苔白腻，湿阻气滞者，酌加苡仁、白蔻。

按语：慢性非特异性结肠炎缠绵难愈，易于复发，临床治疗颇为棘手。其病理，既有湿毒滞肠的一面，又有久病入络脾虚的一面。故治疗既应扶正，又当祛邪。本方即为扶正祛邪并施的代表方剂，故用于临床多获效验。

久泻断下汤（郭谦亨）

[**组成**]　炙椿皮 9g，土茯苓 9g，川黄连 6g，炒干姜 6g，石榴皮 4～6g，防风 4g，广木香 4g，炙米壳 9g，延胡索 4g。

[**功能**]　燥湿开结，寒热并调，理气涩肠。

[**主治**]　久泻久痢之湿热郁结、虚实交错证（过敏性结肠炎、慢性非特异性结肠炎）。症见长期溏便，杂有脓液，或形似痢疾，先便黏液脓血，继下粪便，左下腹痛，或兼见里急后重，时轻时重。

[**用法**]　用清水浸过药面（约 350ml），煎至 150ml，滤出药液，渣再用水

250ml，煎至100ml。滤出药液合一处，搅匀，分2份，先服1份，另1份间隔6小时服。也可加大剂量改作散剂或丸剂。丸剂每服9g，散剂每服6g，日服2次，勿在铜铁器中煎、捣。

[方解]　"慢性非特异性溃疡性结肠炎"，其发病原因，西医学虽有多种学说，但都难以证实。此病在中医则属于久泻、久痢范围。痢之急性发作，多为饮食不节、不洁，积滞于中，或湿热、秽浊、热毒侵犯胃肠的邪实证；或痢之日久缠绵，既可因急性期误治、失治而迁延不愈，更多属肝郁脾虚，湿聚酿热，邪郁肠道，久则入络损肠所致。临床上多呈寒热，虚实交错之证。"久泻断下汤"是苦寒辛热同用，开泄敛涩并举之方。方中以椿皮、土茯苓、黄连燥湿清热治病因；以干姜之辛热配黄连之苦寒解肠之寒热郁结；乌梅、米壳敛肠止泻以固其本；复以木香、延胡索理气活血，防风胜湿升清，共复其用。诸药相合，则湿热清，郁结解，溃疡愈，肠气和而功能复，是治疗久泻、久痢的一个通用效方。

[加减]　便下黏液量少而后重甚者，去米壳加槟榔6g，以降泄肠中气滞；大便溏，量多有热感者，加薏苡仁15～20g，以利湿健脾止泻；日久气虚肢倦乏力者，加党参12g。

按语：本方重在涩肠与解毒祛湿，扶正之力不足，故应中病即止，不可久服，或与健脾方药交替使用，则收效更著。

姜莲养肠汤（胡翘武）

[组成]　干姜3g，毛姜10g，阿胶10g，旱莲草20g，当归10g，黄连6g，白术10g，木香6g，防风6g，炙甘草6g。

[功能]　燮理阴阳，祛邪厚肠止泻。

[主治]　慢性腹泻（慢性结肠炎等）。症见腹泻经久反复不已，大便溏薄，日二三次，夹赤白黏液，腹痛隐绵，按之不减，形体消瘦，四末不温，神疲倦怠，纳谷不馨，脘腹不适，口干黏或苦，不甚喜饮，舌质淡红或暗红，多细裂纹，苔薄白微腻，脉虚濡或细弦略数。

[用法]　每日1剂，头煎二煎药液合并约400ml，早晚2次空腹分服。其中阿胶应另炖烊化，分2次兑入药液中。症状缓解取得疗效后，可以上方剂量比例，研末（阿胶烊化）为丸，每服10g，日2次空腹吞服，以资巩固，以2~6个月为宜。

[方解]　慢性腹泻，机因复杂。因其经久不已，阴阳亏虚，精血不足自不

待言；气血郁滞，寒热湿浊壅遏不化更为习见。肠腑既失去阳阴精之温煦滋养，又遭内蕴结邪之侵扰，彼此互为因果，虚实两极分化，传导失职，变化不及，腹痛便泻有增无减。本方以干姜、白术、炙草温中健脾益气，合补肾温阳，暖土止泻之毛姜温补脾肾，煦养肠腑；阿胶、旱莲、当归滋阴清热养血，其中阿胶必不可少。杨士瀛尝谓："阿胶乃大肠之要药，有热毒留滞者，则能疏导，无热毒留滞者，则能平安。"阴精耗伤之慢性腹泻，非此无以滋填厚肠，如斯阴阳燮理，益气养血，虚损肠腑始有补益之望。毛姜、当归尚能活血行血，与行气止痛之木香为伍，可使郁滞日久之肠腔脉络流畅，气血通运；黄连清热泻火，燥湿厚肠，与辛热之干姜同用，久结之寒热可得清散，内困之湿浊亦能于苦辛通降中消化；更佐风中润药之防风，升散调运于胃肠间，使补而不滞，滋而不腻，结者能散，郁者能达，醒脾悦胃，活泼气血，若此气血两调，寒温并投，壅遏之客邪可消。

[加减] 湿热偏盛者，加马齿苋30g；便血或赤冻多者，加地榆10g、鸦胆子（每服15粒，去壳吞服，日2次）；阴虚偏甚，泻下量多者，加乌梅20g。

按语：本方为胡翘武主任医师多年治疗慢性结肠炎之效方，从大量病例反复验证筛选中得出。凡慢性腹泻属上述机制者，投之无不奏效。然效方之效全在紧扣病机，随证化裁，如只按图索骥，胶柱鼓瑟，效方未必即效也。临床运用应掌握其辨证要点：以病程久远，形体消瘦，面容憔悴，腹痛隐顿，按之不减，畏寒肢冷，唇红口干，不甚喜饮，便泻鹜溏为主症。

典型病例

万某，男，32岁，1991年3月12日诊。

腹痛便泻赤白黏液，时或便血半年余。多方医治乏效，乙状结肠镜检查发现18~20cm处充血、糜烂，有出血点。见其面容憔悴，形体清癯，畏寒肢冷，四末不温，口干唇红，腹痛隐隐，按之不减，大便溏薄夹赤白黏液，日三四次，近几日以赤冻为多，舌淡暗有浅细裂纹，苔白薄微黄，两脉虚濡且细。证为阴阳两虚，气血不足，寒热气血壅遏为害，治当标本兼顾，缓调为要，遂拟姜莲养肠汤加地榆10g、鸦胆子30粒（去壳2次吞服）。1个月后诸症大减，大便成形，只后段略稀。4月18日镜检，患处已无糜烂，仅见出血点。继服上方去地榆、鸦胆子，加乌梅20g、白芍10g以养阴和营。又20剂后临床症状痊愈，纳增便调，形体气色恢复正常。5月7日镜检，已无出血点，溃疡已愈合。

扶正祛邪汤（汤承祖）

[组成] 党参20g，黄芪20g，苍术12g，广木香10g，肉豆蔻10g，制附子10g，骨碎补12g，荜茇10g，败酱草20g，白花蛇舌草20g。

[功能] 益气健脾，温肾清肠。

[主治] 慢性结肠炎、久泻虚实夹杂者。

[用法] 日1剂，水煎分服。

[方解] 党参补中益气，善理脾胃诸疾；黄芪补气升阳，为扶正之佳品；苍术燥湿健脾，且有强壮之效；木香行气止痛，为疗肠胃气滞之要药，功专温里止泻；肉豆蔻性涩，以温中涩肠为主效，用于久泻；制附子功能温中止痛，性纯属阳，走而不守，内则温中焦暖下元；骨碎补温肾阳；荜茇温中止痛，且能温肾；败酱草活血散瘀、解毒，为消炎排脓之要药；白花蛇舌草为清肠之品。诸药合奏益气、健脾、温肾、清肠之功，以达正扶邪祛之效。

[加减] 湿重者去败酱草、白花蛇舌草，加川朴10g、槟榔10g；肾阳不振者加仙茅12g；纳谷不馨加炒谷芽30g；血便者加仙鹤草20g。

按语：慢性结肠炎系西医学之病名，概括于中医"泄泻"一证之中。《素问·气交变大论》载有"飧泄""濡泄"和"注下"病名。汉·张仲景《金匮要略》中"呕吐哕下利病脉证第十七"将痢疾与泄泻，统称为下利，分虚寒、实滞、气利3种类型。慢性泄泻，又称之为久泻，其因可由感受外邪泄泻失于调治转化而来，亦可由饮食所伤（不节），情志失调，起居不慎，发于痢下之后，又可因脾胃虚弱，运化失司所致，命门火衰，肾虚火不生土，土失温暖而成五更泄泻等等。

脾主一身之运化，肾寓一身之真阳，在治则上虽有多种，惟脾运化无力非温其肾阳不可。汤氏扶正祛邪汤，以益气健脾、温肾清肠之品，攻补兼施，实为其60年临证治慢性久泻又一经验结晶。

健脾固肠汤（彭澍）

[组成] 党参10g，炒白术10g，炙甘草6g，木香5g，黄连5g，炮干姜5g，秦皮10g，乌梅5g。

[功能] 补脾健胃，止泻固肠，促进脾胃运化功能。

[**主治**] 用于慢性腹泻（肠炎）、慢性痢疾。症见脾胃虚弱，时溏时泻，脘闷腹胀腹痛，肢倦神疲等。

[**用法**] 水煎服，1日1剂，分2~3次口服，也可按用量比例制成丸剂服用。

[**方解**] 腹泻（肠炎）痢疾，同为内科常见病证。近世医家据泄泻病情、新久，分暴泻、久泻两类。痢疾则以病性病势变化而有湿热、疫毒、噤口、虚寒、休息五痢之别。急性期自应根据两病（证）证型辨治，而进入慢性期则均有脾胃虚实兼见证候。究其所成，或起因外感时邪，或伤自食欲不节（洁），总以导致脾胃受伤而致泻痢。临床上多因忽于除邪务尽，未做彻底治疗，或迁延失于正确调治，泻痢日久，导致脾胃气虚抵抗力不足易感新邪，影响脾胃气机正常升降出入，是以大便不实而见脘闷腹胀作痛等虚实并现证候。本方取理中立意，用党参大补元气，助运化而正升降；合炒白术燥湿健脾、炙甘草益气和中、炮干姜温中焦脾胃，使中州之虚得甘温而复；用木香辛甘微温行肠胃滞气，燥湿止痛而实肠；伍黄连燥湿解毒，秦皮、乌梅燥湿清热兼制炮干姜、木香辛燥，并收固涩腹泻之效。全方标本兼顾虚实互调，融益气运脾、温中散寒、清热燥湿、固肠止泻于一体，扶正祛邪，以复脾胃正常运化功能。

党参具增强和调理胃肠功能作用；炒白术健脾助消化、止泻；炮干姜健胃止泻；炙甘草温中，有解痉止痛、抑制肠道平滑肌作用；黄连具广谱抗菌性，尤对痢疾杆菌作用为强；木香行胃肠滞气，抗菌止痛；乌梅、秦皮涩肠治泻痢，对多种肠道致病菌有抗菌作用。

[**加减**] 如因久作泻痢，气虚下陷，导致脱肛者，可加黄芪、升麻；若兼见晨起则泻，泻而后安，或脐下时痛作泻，下肢不温，舌淡苔白，脾肾阳气不足者，加补骨脂补命门火，辅吴萸、肉豆蔻暖肾温脾，五味子涩肠止泻；如年老体衰，气虚于下久泻不止，加诃子；因气郁诱作痛泻，症见胸胁痞闷者，加枳壳、白芍、防风以泄肝益脾。

按语： 本方系由理中汤合香连丸加乌梅、秦皮而成。理中丸温中健脾，旨在治本；香连丸、乌梅、秦皮清热利湿止泻，意在治标。合则攻补兼施，标本同治。故验之临床，收效颇著。

典型病例

李某，男，38岁，干部，1990年10月13日初诊。

自述3年前因外出不慎饮食，出现腹痛下泻，住医院检查确诊为细菌性痢疾，留住院治疗近旬，腹痛下痢明显好转，因在外不便调理，返回继续门诊治疗。病情时好时发，但发作症状比初患症状，为轻。迁延至今，近日应酬荤腥稍多，再见腹痛下泻，日1~2次，便呈黄色稀溏，少有黏液，无里急后重兼症，自觉食欲日趋减退，食后胀闷不适，精神有感时久不支，舌质淡、苔薄黄，脉弱。综析是证，显系泻痢日久，导致脾胃受损，气虚不运，兼见未尽湿热。本益气运脾、兼清湿热为治。方用健脾固肠汤，去乌梅，加陈皮、厚朴、竹茹、佩兰，嘱服2剂。药未竟，上症尽为大减，患者以工作开会就医煎服不便，请开常服药治疗，遂以健脾固肠汤按比例制散或丸与服。越年因感冒就医来告，服散剂2剂近1个月后，泻、痛已愈，食欲精神日渐正常。

老人便秘方（赵恩俭）

[组成] 黄芪30g，银花20g，威灵仙10~20g，白芍20g，麻仁20g，肉苁蓉20g，厚朴3~10g，当归20g，酒大黄3~10g（以上用量可根据病情稍事加减）。

[功能] 益气养液，润肠导滞。

[主治] 老年虚证便秘。

[用法] 水煎服，1日1剂，酒大黄不后下，此方可连服，俟大便调顺再停药。

[方解] 老人便秘与一般习惯性便秘不同，因为年事既高，多有阴虚血燥、气虚不运等基本问题，同时亦难免燥热气滞等等夹杂其中。所以单纯润肠药往往用久作用不大，而承气等泻法又易引起正气愈虚等问题。此方以黄芪之补气，归芍之养血，麻仁、肉苁蓉之润燥以治本，以其本虚也，且皆于通便有利；厚朴行气，酒大黄缓降，不后下免其致泻伤中等弊，方从"青麟丸"等方化裁而来；威灵仙通气利脏腑以治标，佐以银花清脏腑之热而不伤正。若大便数日不下，燥热明显，可加元明粉3~5g冲服，得便下即止，不可过量。威灵仙"宣通五脏，

去腹内冷滞，心腹痰水"，故胸腹不利，痰水气滞，脏腑不通之证皆有良效，并非只是散风去湿之品，此方用之亦具襄赞之功。

[加减] 大便连日得畅，可减免酒大黄；便燥严重加元明粉 3～5g 冲入；气虚重加党参 20g；腹胀重加木香 10g；腰腿酸软加杜仲 10g、牛膝 10～15g。

按语：此方之特点：一为重用黄芪以健运中气；一为大黄不后下免其致泻，并且可以连续服用以缓调其六腑功能；一为威灵仙可以自胸腹至下腹通闭解结，三焦俱畅达，虽有痰水气滞等等亦均得以疏导而解。

典型病例

此方多年来加减运用所治病例甚多，疗效亦甚佳，仅举近日治愈 1 例，以窥一斑。

张某，男，81 岁，原患糖尿病及冠心病、心房纤维颤动多年，现两病均较稳定，但苦于大便干燥不畅，数日一行，腹满而痛，先时用麻仁润肠丸等尚有效，近数月亦不起作用。如用泻药则引起便泻不止，虚惫气短，痛苦万状。诊脉弦大，涩而少力，代止不匀。舌嫩而赤，苔黄浊不匀，证属气血阴液俱不足，燥热蕴蓄六腑，宜标本兼治，于补气养血益阴药中，辅以清降之品，以"老人便秘方"加元明粉 3g，服药后大便得下，且下后腹中舒泰，气力精神转佳。减去元明粉连服此方月余，大便每 1～2 日一行，很正常，糖尿病及心脏病较前好转，诊脉仍代止，但已较前柔和有力，舌苔亦渐趋正常。以此方改配丸剂，用以巩固疗效，2 个月后停药病愈。

第七节 感冒、疫毒

特效感冒宁（宋健民）

[组成] 苏叶 10g，薄荷 10g，藿香 10g，防风 10g，荆芥 10g，金银花 12g，苍术 10g，黄芪 10g，甘草 3g。

[功能] 解邪固表。

[主治] 感冒时邪，鼻流清涕，咽痛，咳嗽或伴见恶心、大便稀，或有发热恶寒，舌苔白薄或微黄腻，脉多浮缓。

[**用法**] 上药为 1 剂，煎 2 次，第 1 次用清水约 200ml，浸药半小时，煎取 100ml 左右。第 2 次用水约 120ml，煎取 80ml 左右，去渣。2 次药汁混合后，分 3 次，早、晚温服。一般 3 剂即愈，重证可继服 3 剂，若遇集体感冒者，可按此比例同煎，分给每个患者服用即可。小儿用量酌减。

[**方解**] 本方是法取"九味羌活汤"的方义而组成。九味羌活汤是按六经而用药，本方是依六淫（风、寒、暑、湿、燥、火）外邪而立方。感冒虽系小病，治不如法，外邪郁而不散，常常反复发作，遗留后患，亦即古称："伤风不醒便作劳也。"风为外邪之首，故先用防风、荆芥以祛风；再用苏叶以散风寒；薄荷以解风热；藿香以化湿邪；金银花以清暑火；甘草润燥而和诸药；黄芪以固表，使邪去不复发也。

[**加减**] 咽喉痛者，加桔梗 10g、僵蚕 6g；咳嗽痰多稠者加浙贝 10g，清稀者加半夏 6g、陈皮 9g；头痛者加白芷 9g、川芎 9g；夏季感冒，恶寒无汗加香薷 6g；口渴汗出、小便短赤者加滑石 15g、石膏 20g、荷叶 10g。

按语：本方是取九味羌活汤之意，采用海藏神术散及玉屏风散等方加味而组成。本方适应于普通型、流行性感冒，习惯性感冒，通过临床验证，疗效满意。1989 年流行性感冒流行，某些学校、工厂集体服用，效果显著，并有预防作用。肠胃型感冒者疗效尤佳。

几例重证感冒，曾住院用中西药物、输液治疗，效果不显，服本方 3 ~ 6 剂即愈。

解毒清热饮（刘绍勋）

[**组成**] 银花 30g，连翘 30g，菊花 30g，桑叶 20g，薄荷 15g，柴胡 10g，芦根 20g，甘草 15g，黄芩 15g，蝉蜕 15g，生石膏 20 ~ 30g，滑石 20 ~ 30g。

[**功能**] 清热解毒，辛凉透表。

[**主治**] 流行性感冒、病毒性感冒，高热、低热均可服用。

[**用法**] 先煎生石膏 20 ~ 30 分钟，然后煎群药，水煎服，早晚各服 1 次。

[**方解**] 银花、连翘清热解毒；薄荷、柴胡发汗解表，清解外邪；蝉蜕疏风清热，定惊解痉；桑叶宣通肺络，清泄风热；菊花明目疏风，清降肺火；甘草、芦根清上焦风热，兼养胃阴；生石膏清阳明之热，而无伤津之弊；滑石利窍，清热解肌，有发汗作用；黄芩清气泄热。据抗菌试验，银花抗菌谱较广，连

翘对流感病毒有抑制作用，于是使患者的邪热，一从汗解，一从便解，从而使邪退病除。

[加减] 如兼见咳嗽加前胡15g、杏仁15g、橘红20g；痰多者加川贝10～15g、海浮石20～30g。

按语：本方是在银翘散、桑菊饮、六一散、白虎汤基础上，经临床摸索多年化裁而成。根据多年的临床实践和个人心得体会认为，对高热感冒和一般伤风、感冒低热，皆宜服用，均有良好效果，屡试屡效。

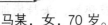
典型病例

马某，女，70岁。

突然高热、头痛、周身烦痛，体温41℃，服用西药多日热仍不退，症状不减。服此方3剂后，热退症减，3天后病愈身和。

刘某，男，45岁，干部。

突然发热、头痛身痛，后背麻冷，肢倦乏力，体温38.5℃，服此方2剂很快体温下降，第3天照常上班工作。

达原柴胡饮（郑惠伯）

[组成] 柴胡15g，槟榔15g，厚朴10g，草果10g，知母12g，赤芍15g，黄芩15g，甘草5g。

[功能] 和解表里，开达膜原，辟秽化浊，清热燥湿。

[主治] 因湿热秽浊内蕴膜原，表气不通，里气不和，气机不畅所致的湿遏热伏夹秽浊内阻之证。症见寒热似疟，甚或憎寒壮热，胸痞呕恶，苔白厚腻如积粉，舌红或舌质正常等。

[用法] 水煎服，每日1剂。儿童患者，当根据其年龄、病情而变化剂量。

[方解] 柴胡、黄芩和解表里，清解邪热；槟榔、草果辟秽化浊，达原截疟；知母养阴清热；赤芍凉血活血；厚朴宽中理气；甘草调和诸药。诸药合用，共奏双解表里、达原透邪之功。

[加减] 郑氏主张辨证辨病结合。凡湿遏热伏夹秽浊内阻之证，均选用达原柴胡饮加减。如诊断为流感加升降散、板蓝根；病毒性肺炎属湿热型的，合麻杏石甘汤加僵蚕、草河车；高热无汗加苇根；高热有汗重用石膏、知母；喘

重加苏子、射干；痰多加葶苈子、莱菔子、冬瓜子；咳重加百部、枇杷叶；结核性胸膜炎加白芥子、百部、夏枯草；胸胁痛甚加桃仁、延胡索；咳嗽胸满、气急加葶苈、桑白皮；潮热加青蒿、白薇、地骨皮；传染性单核细胞增多症加大青叶、草河车、苡仁；淋巴结肿大加僵蚕、夏枯草、连翘；咽喉炎加僵蚕、蝉蜕、桔梗、牛蒡；胆囊炎、胆囊结石加大黄、桃仁、郁金、金钱草、茵陈、虎杖；热毒重加板蓝根、草河车、银花；呕吐加半夏、竹茹；痛甚加延胡索、川楝子；便秘加大黄、玄明粉、虎杖；湿温伤寒加黄连、茵陈、藿香；胸痞呕吐加半夏，或藿香、佩兰；热重加鱼腥草、穿心莲、白花蛇舌草；便秘加大黄；急性肾盂肾炎加龙胆草、海金沙、黄柏；畏寒重发热轻，头身痛加防风、羌活；高热汗出重用知母，加石膏；呕吐加半夏；阿米巴痢疾加白头翁、常山、鸦胆子；初起伴表证加葛根、防风；热毒重加银花、黄连；湿浊重胸闷恶心加半夏、藿香。

按语： 本方系在《瘟疫论》达原饮的基础上，加柴胡而成。

本方治疗多种疾病，常有西医诊断不明的发热，以及诊断明确的发热，用抗生素无效者，郑氏根据中医温疫、湿温辨证，采用此方加减，屡获良效。

典型病例

葛某，男，40岁。

发热20余天，西医确诊为"传染性单核细胞增多症"，治疗无效，寒热如疟，倦怠乏力，头身重痛，上午体温38℃左右，午后39℃以上，咽部充血，颈淋巴结肿大，口淡，舌苔白厚腻、舌质红，脉濡缓。证属湿热秽浊，内蕴膜原。予达原柴胡饮加大青叶、草河车、苡仁、僵蚕，2剂热退，诸症减。仍步前法，再服3剂而愈。

健身固表散（赵清理）

[组成] 黄芪40g，白术20g，防风20g，百合40g，桔梗30g。

[功能] 补益脾肺，强卫固表。

[主治] 气虚自汗，体弱感冒，或慢性鼻炎、气管炎以及因表虚卫阳不固而常常感冒，或感冒缠绵不愈者。

[用法] 以上诸药共为细末，每次服9g，每日2~3次，开水冲服，7天为

1个疗程，一般1~2个疗程即愈。或改为汤（照上方诸药剂量均减半），水煎服，每日1剂，分2次服用，一般服3~5剂即可。

[方解] 气虚不能卫外，则津液不固而自汗；卫气不固则腠理空疏，容易感受风寒。惟黄芪甘温益气补三焦而固表，为玄府御风之关键，且有汗能止，无汗能发，乃补剂中之风药也；防风上行头面七窍，内除骨节疼痛，外解四肢挛急，称之为治风之仙药；白术健脾胃，温分肉，培土而实卫。夫防风之祛风，得黄芪以固表则外有所卫，得白术以温里则内有所据，风邪去而不复来，三药合用，为善散风邪之专剂——玉屏风散。盖因三药俱辛温之品，故加百合甘寒滋阴润肺，以救其燥烈过亢之弊；桔梗为舟楫之剂，可载诸药上行，且入手太阴肺经而开达肺气。肺主皮毛，肺之宣发肃降之令行，则皮毛得濡养而润泽，以此可助玉屏风固表之力。诸药合用，使补者得补，散者得散，以达燥湿相济，阴阳和顺病邪自祛，体自康健。

[加减] 若素有慢性鼻炎而见鼻塞不通者，可加辛夷15g；若兼有头痛、身痛者，可加苏叶10g、羌活10g；若见咳嗽吐白痰者，可加橘红10g、半夏10g、杏仁10g；若兼心慌气短者，可加太子参12g、麦冬10g、五味子10g。

按语： 本方是赵清理教授运用补益脾肺之法治疗体虚感冒之经验方。凡属习惯性感冒，或感冒多次发汗，汗出过多，损伤卫阳，致表虚不固，常自汗出，感冒时作，数月不愈者，皆可以本方治之。

典型病例

刘某，男，28岁，1990年4月27日就诊。

患者于去年3月患感冒，曾服用解热止痛药，始小效，但汗出不彻，仍头痛、身痛，继而加大剂量，一次服复方乙酰水杨酸片2片，饮姜汤一大碗，覆被取汗，少顷周身溱溱汗出，又饮红糖水一碗，须臾，全身汗出如水洗、湿衣沾被。第2天头痛、身痛已减，自觉病愈。以后，稍有劳作，即见汗出，因余无不适，未予理会。一日，下地回家，自觉劳累，卧床稍息，不意入睡，一觉醒来，即觉头痛不舒，周身酸懒，服安乃近等药。嗣后，身常自汗出，无汗时反觉全身不适，头痛、鼻塞，因此家中常备复方乙酰水杨酸片、安乃近等药，如此缠绵到今。诊其脉缓而无力，右脉尤弱，舌质淡苔薄白，此乃气虚自汗、体弱感冒也。随处以本方，研为细末，每次9g，开水冲服，每日3次。于服药后第6天，患者欣然来告，自汗已止，感冒已愈。为巩固疗效，又嘱其按照原剂量，每日服2次，再继服7天，迁延年余之痼疾遂获痊愈。

加味银翘散 （米伯让）

[组成]　银花17.5～35g，连翘17.5～35g，薄荷10.5g，竹叶10.5g，淡豆豉10.5g，牛蒡子10.5g，芥穗7g，桔梗10.5g，生甘草14g，鲜芦根35g，党参10.5g，杭芍10.5g，升麻10.5g，葛根14g。

[功能]　辛凉解表，透热解毒，益气护阴，散血净血。

[主治]　温毒发斑挟肾虚病，卫分证（流行性出血热发热期）。

[用法]　每剂加水600ml，大火煮沸，慢火煎煮30分钟，过滤出200ml，煎2次总量400ml，每服200ml，1日2次，早晚饭前温服，每日1剂，病重者日服2剂。

[方解]　本方由银翘散加党参、杭芍、升麻、葛根所组成，不仅是治疗流行性出血热卫分证之主方，而且有明显的预防厥逆证（休克期）和越期而愈的作用。因本病与其他热性病不同，往往在发热期热将退时出现厥逆证，故应在解表药中加入补药以辅助机体抗邪功能，达到预防厥证出现之目的。方中银花、连翘清热解毒；薄荷、芥穗、淡豆豉辛散表邪，透热外出；桔梗、牛蒡子开利肺气、祛风除痰；竹叶、甘草、芦根甘凉轻清，清热兼养胃阴；党参、杭芍益气护阴；升麻散热净血；葛根解肌生津，鼓舞胃气。诸药同用，具有祛邪扶正固本之功。1965年，本方曾用于流行性出血热卫分证高热患者50例，均未出现厥证现象。

[加减]　口渴甚者加天花粉17.5～35g生津止渴；腰痛阳虚者加杜仲14g、阴虚者加知母14g以顾肾气；咳者加杏仁10.5g开利肺气；眼结膜及颜面轻微红肿者加知母28g，白茅根35g凉血消肿利水；若胸腹斑疹隐隐，去淡豆豉、芥穗，加生地14g、丹皮10.5g、大青叶10.5g、元参35g凉血解毒化斑；若兼见气分证：口渴、汗出、气喘者加知母14g、生石膏14～28g；若邪入营分，舌绛暮热、烦躁不安者加生地28g、元参17.5g、麦冬21g以保津液；衄血者去芥穗、淡豆豉，加生地28g、元参14g、麦冬21g、玉竹10.5g、侧柏炭14g、焦栀14g、白茅根70g凉血止血；项肿咽痛者加马勃、元参各10.5g散热解毒消肿；胸闷者加藿香、郁金各10.5g以防邪犯心包；若干呕、舌苔白者加姜半夏10.5g、藿香14g化浊燥湿止呕；苔黄者加竹茹、黄芩各10.5g清热和胃止呕。

按语：本方是治疗流行性出血热的有效方剂。盖本病发病急、传变速，即病就有气血的证候，故不能按常法施治。本方用银翘、薄荷等治卫之邪热；竹叶、芦根清心利尿引热下行；升麻、芥穗升发阳盛气热；杭芍养血凉血解血分之毒邪。卫气营血俱备，更以参草扶正以达邪，故临床收效显著。

银翘白虎增液汤（米伯让）

[**组成**] 知母 14~28g，生甘草 10.5g，生地 35g，粳米 17.5g，银花 17.5g，连翘 19.5~35g，玄参 35g，麦冬 28g，鲜白茅根 140g，生石膏 28~70g。

[**功能**] 大清气热，养阴解毒，壮水制火，预防出血。

[**主治**] 秋温时疫，伏暑证（钩螺旋体病）。

[**用法**] 每剂加水 800ml，先煎白茅根去渣，再入诸药，大火煮沸，慢火煎煮 30 分钟，过滤出 300ml，煎 2 次共 600ml，每服 200ml，1 日分 3 次温服，每日 1 剂。若病不减，可继服 1~2 剂，或 1 日服 2 剂，病势即减。

[**方解**] 本方由白虎汤、增液汤加银花、连翘、白茅根所组成。应用本方之原因，主要是根据本病伏暑证高热期病在气分阳明经证，随着机体强烈反应，导致气血两燔的机制，故决定预先选用气血两治之法，以制机体强烈反应偏盛偏热。故将大清气热、养阴和胃止血之白虎汤与增液通便、清血凉血之增液汤合用，再加甘凉保津利尿之白茅根，透热解毒之银花、连翘以达壮水制火，预防出血之目的。方中石膏泻火透热；知母清热润燥；甘草、粳米益胃护津；玄参、麦冬、生地滋阴清热，生津润燥；银花味甘微苦，性寒，有清血消炎、清热解毒、微有透表利尿之作用；连翘味苦，性平微寒，能解热消炎、活血化瘀；白茅根味甘性凉，有清热生津、利尿止血之作用。诸药同用，具有祛邪不伤正，扶正不恋邪和预防病情转危之效用。本方曾用于钩端螺旋体病伏暑证高热患者 657 例，均治愈。

[**加减**] 若舌质深红，暮热更甚，烦躁不安者加焦栀 14g、黄芩 10.5g、丹皮 17.5g、杭白芍 17.5g 以凉血解毒，清营透气，一般连服 1~2 剂，病势即退；若热结胃肠，腹痛胀满大便二三日不下，或谵语者加芒硝、生大黄各 10.5g 以增液通下，热随便解，但以大便通利为度；若舌苔黄厚，腹痛胀满不减，大便燥结，谵语、烦躁更甚者配服清热镇痉之紫雪丹，可根据病情轻重，酌加芒硝、生大黄适量，再加枳实 17.5g、厚朴 14g。

按语： 本病临床少见，验方甚少。本方配伍精当，扶正祛邪兼施，不失为治疗钩端螺旋体病的良方。

沙参银菊汤（钟一棠）

[组成]　南北沙参各15g，银花20g，菊花10g，薄荷（后下）6g，杏仁10g，清甘草2g。

[功能]　疏散风热，养阴清肺。

[主治]　上呼吸道感染、气管－支气管炎、慢性支气管炎伴感染等。症见发热恶寒，头痛口干，喉痒咽痛，咳嗽或气急，舌质偏红，脉数。

[用法]　每剂煎2次，头汁用冷水约500ml先浸泡20分钟，然后煮沸5~6分钟即可；二汁加冷水约400ml煮沸5分钟，勿过煮。亦可将药物放入热水瓶中，用沸水冲泡1小时后代茶饮服。

[方解]　本方所治之证乃风热外邪入侵肺系所致。风热之邪最易犯肺伤津，致口干、咽痛、喉痒、舌红；肺失宣降则咳嗽气急；初起邪正相争，故有发热恶风寒、头痛等。治宜轻宣风热、清肺养阴之法，使风热之邪疏散，肺气得以宣畅，则诸症自愈。方中南北沙参清肺养阴、化痰止咳；银花、菊花甘凉轻宣，疏散风热，同为主药；薄荷、杏仁、甘草清热透散、宣肺止咳，共为辅佐药。诸药配伍，合成轻宣透表、疏散风热、养阴清肺、化痰止咳之功。

[加减]　咽喉肿痛者去杏仁，加元参20g、桔梗6g、蝉蜕10g；肺热偏盛、体温较高可加重沙参、银、菊用量，或改用野菊花15g，或加黄芩15g、蒲公英30g；咳嗽较剧去薄荷加前胡15g、象贝15g；气急较甚去薄荷，加枇杷叶（包）15g、地龙10g；宿有痰饮去薄荷，加半夏20g、茯苓18g、芦根20g。

按语：钟氏善治呼吸系统疾病，他对感冒、咳嗽、发热、慢性支气管炎伴感染的治疗效果很佳。解表剂多数清香易挥发，久煮会影响药效。采取沸水泡服的用法，一改中药煎煮常习，既方便病家，又可增疗效，值得研究推广。

典型病例

包某，男，3岁，1991年11月6日初诊。

患儿平素宿易感冒发热，常需注射青、链霉素或氨苄西林等1周以上方能控制。近2天又发热咽痛、咳嗽频作，稍气促，今呕吐1次，不思食，舌尖红、脉细数。因哭闹不能打针而求治中医。查：咽峡充血，左侧扁桃体Ⅰ度大，测体温39.6℃。诊断：急性气管炎。证属风热咳嗽。治宜疏风散热，清肺止咳。

处方：北沙参 10g，银花 8g，野菊花 8g，薄荷 3g，黄芩 8g，前胡 8g，生甘草 2g。4 剂。

嘱将药置热水瓶中沸水泡服。

复诊（1991 年 11 月 13 日）：患儿母诉，服药 2 剂热即退至 37.8℃，恶心除。4 剂药后即不发热，咳嗽大减，胃纳增。又自服原方 3 剂，诸症皆除，惟晚间偶有余嗽，舌洁、脉细，上方去野菊花、薄荷，加南沙参 10g、麦冬 8g，3 剂以巩固。

第八节 肺 炎

肺炎合剂（郑惠伯）

[组成] 麻黄 6g，杏仁 10g，石膏 40g，虎杖 15g，银花 20g，大青叶 15g，柴胡 15g，黄芩 15g，鱼腥草 20g，青蒿 15g，贯众 15g，草河车 12g，地龙 10g，僵蚕 10g，野菊花 15g，甘草 6g。

[功能] 热清解毒，宣肺平喘。

[主治] 肺炎、急性支气管炎辨证属肺热喘咳者。

[用法] 水煎服，或制成合剂备用。以上为成人一日量，小儿酌减。

按语：郑氏于 1977 年 3 月至 1978 年 5 月在万县地区医院儿科病房中西医结合治疗小儿肺炎 232 例，全部病例均系有呼吸道感染之症状及肺部体征，并 X 线胸透或摄片证实肺部有炎症者。其中 186 例辨证为卫气实热型（普通型），均采用肺炎合剂治疗，只有 69 例加用抗生素。平均退热时间 3.6 天，啰音消失时间 6.5 天，阴影消失时间 7.5 天，平均住院天数 7.45 天。此型无一例死亡，全部治愈。

典型病例

李某，男，9 岁。

10 天前因感冒发热至今未愈，咳嗽较剧，经用多种抗生素及中药治疗无效，于 1977 年 12 月 17 日入院。查体：唇干燥，咽干，脉数，苔黄厚，体温 39.2℃，白细胞 10.35×10^9/L，中性粒细胞 0.57，胸透右肺下叶后基底炎变。

辨证：风温袭肺，气分热盛。

治疗：入院后经用肺炎合剂，次日体温降至37.2℃。入院后第4天，右肺细湿啰音消失。入院后第7天胸透，肺部（－），咳嗽减轻，饮食基本正常，精神较佳，舌苔正常，痊愈出院。

第九节　支气管哮喘

截喘汤（姜春华）

[组成]　佛耳草15g，碧桃干15g，老鹳草15g，旋覆花10g，全瓜蒌10g，姜半夏10g，防风10g，五味子6g。

[功能]　降逆纳气，化痰截喘。

[主治]　咳嗽痰多，气逆喘促（慢性支气管、肺气肿、支气管哮喘）。

[用法]　日1剂，水煎服。

[方解]　本方系姜氏经对支气管哮喘的截治方法进行长期研究，结合临床实际疗效筛选民间单验方优化而成。方中佛耳草出自《本草拾遗》，功专化痰止咳平喘；老鹳草出《本草纲目拾遗》，功能祛风活血、清热解毒，民间有老鹳草平喘的单方，该药含有桷皮素，能祛痰扩张支气管，老鹳草煎剂在试管内对金黄色葡萄球菌、肺炎球菌、链球菌以及流感病毒均有抑制作用，能控制支气管哮喘发作的呼吸道感染；碧桃干酸苦收敛，《饮片新参》有"除劳嗽"的记载，民间有治顽喘的经验。上3味除痰镇咳而平喘逆，且能调节自主神经功能为主药。辅以旋覆花开结化痰，降逆止咳；瓜蒌清上焦之积热，化浊痰之胶结，开胸中痹阻；姜半夏清痰下气，去胸中痰满尤佳；佐以五味子补肾纳气，镇咳敛肺；《药法类象》谓防风"治风通用，泻肺实"。是一味抗过敏的有效药，能抑制支气管哮喘发作期的变态反应，清除过敏原的刺激。上方共具清肺化痰、降逆纳气截喘之效。

[加减]　气虚者加白参3g、黄芪80g；肾虚者加苁蓉15g、巴戟天15g、补骨脂15g，亦可加蛤蚧3～6g；阴虚有热者加黄柏、知母、元参、生地各9g；咳甚引起喘促无痰或痰不多者可加南天竹子6g、马勃6g、天浆壳3只；热喘加石

膏 15g，知母、黄芩各 10g；寒喘加炮附片 9g、肉桂 3g，并以鹅管石 9g 研粉服或加服紫金丹（须特制，砒石 5g、明矾 10g、豆豉 100g，糊丸绿豆大小，每服七八丸，日服 2 次，有肝肾病勿服，有效与否一星期为止，切勿多服常服）；痰多咯出不爽者加苏子、白芥子、莱菔子各 10g；胃家实便秘者加服调胃承气汤 1 剂；喘止后常服河车大造丸、左归丸或右归丸，每服 3g，每日 2 次。

按语：姜氏针对哮喘发作期自拟的"截喘汤"，根据中西医结合病证互参原则，选药不落窠臼，撷取草药之长，吸收民间单验方经验，抓住化痰和抗过敏的环节，使支气管痉挛得以松弛，黏膜分泌物得以清除。所谓截喘的"截"，反映了姜氏治病重视截断方药的学术思想，诚如赵学敏在《串雅》中所云："截，绝也，使其截而止。"截断就是快速有效，直中病源控制病情，尽早顿挫病患，扭转病机，慎防他变（本方原有开金锁、合欢皮两味，无姜半夏、五味子，经姜氏审阅增删，意在加强化痰扶正之功矣）。

典型病例

> 陈某，男，46 岁，干部。
>
> 患有支气管哮喘 30 多年，每届秋冬必大发，曾用氨茶碱、皮质激素类药物治疗，但仅能当时缓解，药停又喘。某日因天冷受寒，哮喘大发已有 4 天，每晚看急诊。于 1980 年 12 月 25 日请姜老会诊，症见哮喘咳嗽，喉间痰多气寒，痰色白，恶寒，周身酸楚，胸闷夜不能平卧，苔薄腻，脉浮紧。西医诊断：支气管哮喘，肺部感染；中医诊断：哮证（风寒挟痰）。
>
> 处方：炙麻黄 9g，防风 9g，佛耳草 15g，老鹳草 15g，碧桃干 15g，旋覆花 9g，半夏 9g，开金锁 15g，合欢皮 9g，细辛 1.5g，皂荚 3g。
>
> 此方服 3 剂后，支气管哮喘即有明显缓解，服至 7 剂，哮喘平止，胸部 X 片示"肺部感染消失"，其余症状也明显改善，又续服 7 剂巩固疗效，以后服用右归丸及人参蛤蚧散扶正固本。随访 3 年未曾复发。

解表化痰平喘汤（邵经明）

[**组成**]　炙麻黄 9g，杏仁 9g，桂枝 9g，陈皮 9g，半夏 9g，苏子 9g，炙甘草 6g。

[**功能**]　温散解表，理气降逆，化痰平喘。

[**主治**]　哮喘，凡外感风寒或痰饮所致者。包括支气管哮喘、喘息性支气管炎。

[**用法**]　每日1剂水煎，2次分服，以喘平为期。

[**方解**]　有关历代文献记载中，哮与喘多分别论述。《东医宝鉴》云："呼吸气促谓之喘，喉中有声者谓之哮。"又说："哮即痰喘甚而常发者。"从而说明，哮可兼喘，而喘不一定兼哮。据临床观察，哮与喘的临床表现都没有离开呼吸急促，故现多合称之为哮喘。本方所主治之哮喘，为临床最为常见者。其病因多为外感风寒，侵袭于肺，内伏痰饮上逆，壅塞气道，故出现喉中痰鸣、呼吸急促，难以平卧。治疗用麻黄、杏仁、桂枝为君，温散寒邪以解表，可使肺气得以宣通；内伏痰饮，故用陈皮、半夏为臣以消痰化饮；佐甘草增强祛痰和中健脾之力；加苏子为使，其有助陈皮、半夏理气降逆化痰之功。本方具有温散解表、理气降逆、化痰平喘之作用和配伍相得益彰之妙。

[**加减**]　内有痰火、微感外邪，症见微恶寒，身壮热，痰稠色黄，吐之不利，舌苔干燥或色黄，脉数或滑者，此乃寒束痰火之哮喘，本方减去桂枝、苏子，加知母、贝母、生石膏以清热利痰平喘；如病程较长，损及于脾，健运失司，化生痰饮，上注于肺，阻塞气道，喉中痰鸣，舌苔白或腻，脉象缓弱，此乃脾虚痰湿所致，治疗宜遵李士材所说："治痰不理脾胃非其治也。"本方应加党参、白术补中健脾；寒甚加干姜温化痰湿，喘可自平。年老病久，肾虚失纳，下元不固，动则即喘，登高加剧，此乃肾不纳气之虚喘，本方慎用，以免虚虚之虞，改服都气丸或麦味地黄丸。肾阳虚者可服金匮肾气丸（病情需要也可改为汤剂），坚持长期服用，缓缓图之。此类方药具有益肾气、固下元、壮水益火、治疗虚喘之作用。

按语：本方系由《伤寒论》方麻黄汤加味而成，功擅辛温解表、化痰平喘，对于外寒束肺之寒喘有良效，对于热喘、虚喘则不宜用之。另外，本方是祛邪之剂，故应中病即止，不可久用。

麻杏射胆汤（董漱六）

[**组成**]　净麻黄5g，大杏仁10g，嫩射干9g，玉桔梗6g，杜苏子9g，净蝉蜕4.5g，炒僵蚕9g，制半夏9g，广陈皮4.5g，生甘草4.5g，鹅管石12g（煅、杵），江枳实6g，制胆星6g。

[**功能**]　宣肺化痰，降气定喘。

[**主治**]　支气管哮喘、慢性气管炎急性发作期。症见咳嗽痰多，咯吐不爽，

胸闷气急，喉痒作呛有哮鸣音，夜间不得平卧，乳蛾肿胀，苔薄白腻，脉浮滑数。中医辨证为风寒客肺、痰浊内阻、肺气失于宣降者。

[用法] 根据药剂大小，先将冷水浸过药面，约半小时再加水少许，煎沸后再煎 10 分钟左右，头煎取汁一碗，接着加水煎熬二煎，取汁大半碗，把头煎、二煎药汁一同灌入热水瓶内，分 2 次顿服。如小儿可分 3～4 次服，当天服完。

[加减] 本方为急性支气管炎、慢性喘息性气管炎伴有肺气肿等疾病的有效方剂。如有口渴烦躁、痰黏、舌红苔黄者，上方可去半夏、陈皮，加石膏30g、知母 12g、贝母 12g；如形寒肢冷无汗，痰白呈泡沫状，舌苔白滑者，可去蝉蜕、僵蚕、桔梗，加桂枝 4.5g、细辛 3g、干姜 2.4g；如咽红乳蛾肿痛，痰稠，舌红脉数者，可去半夏、陈皮，加银花 9g、连翘 9g、炒牛蒡子 12g，生麻黄改用水炙麻黄 5g；如溲黄便秘舌红者，可去桔梗、甘草，加黄芩 9g、桑白皮 12g；生麻黄改用蜜炙麻黄 5g，制半夏改用竹沥半夏 9g，广陈皮改用广橘络 5g；如咳喘气逆、腹胀胁痛者，去桔梗、甘草，加莱菔子 9g、白芥子 9g；如脘腹痞胀，口黏纳差，苔白腻者，去蝉蜕、僵蚕，加厚朴 4.5g、焦六曲 12g；如有头胀头痛、鼻塞多涕者，可去半夏、陈皮，加辛夷 9g、苍耳子 9g。

按语：本方以射干麻黄汤(《金匮要略》)、导痰汤(《济生方》) 加减而成，为宣肺化痰、降气定喘有效方剂。

典型病例

吴某，男，13 岁，学生，1989 年 7 月 10 日初诊。

有奶癣史，咳嗽反复发作，日久发展为哮喘，每逢秋冬之交必发，已达四五年之久。今感时寒，咳嗽随起，痰吐不爽，胸闷气急，喉间有哮鸣音，夜卧不得安枕，舌苔薄白、脉浮滑数，拟麻杏射胆汤连服 3 剂，哮喘得止，咳减痰亦少，夜寐已安，仍口干咽燥，舌红、苔薄黄，脉象滑数。

处方：上方去半夏、陈皮，加桑白皮 9g。

再服 3 剂，咳平、痰鸣、哮喘未作。因大便干结，上方去半夏、陈皮，加全瓜蒌12g、浙贝母12g，净麻黄改用蜜炙麻黄。迄今年余，哮喘未见复发。

董氏多少年来在日常诊疗工作中，咳喘患者较多，单属寒型或热型不少，而寒包热型者属多数。临床上常用宣上导下法，以麻杏射胆汤加减，既可宣肺达邪，又能清热导痰，对症下药，咳喘病每多获得良好疗效。这是董氏临床辨证经验之处。

哮喘夏治方（赵清理）

[组成]　制附子 9g，党参 12g，白术 12g，茯苓 12g，陈皮 9g，半夏 7.5g，炙杷叶 15g，炙冬花 15g，甘草 3g。

[功能]　培补脾肾，化痰利肺。

[主治]　支气管哮喘及喘息性支气管炎缓解期，预防发作。

[用法]　日 1 剂或隔日 1 剂，文火久煎，分温 2 次服。

[方解]　制附子温肾强心，驱阴寒之邪；党参、半夏燥湿化痰、止咳；炙杷叶、炙冬花宣肺平喘咳；甘草调和诸药。诸药合用，共奏温补肺、脾、肾，以绝痰源；宣肺化痰饮，以定喘咳之功。

按语：本方由四君子汤加味而成，功擅温补脾肾。脾健则痰湿无以生；肾强则哮喘无以作，诚为治本之方。另外，本方还妙在冬病夏治，未雨绸缪，防患于未然。这要比发病后求治高明的多。冬病夏治，尤其补阳，亦符合《内经》"春夏养阳"之旨。

第十节　急性支气管炎、慢性支气管炎、肺气肿

止咳定喘汤（俞慎初）

[组成]　蜜麻黄 6g，光杏仁 5g，炙甘草 3g，紫苏子 10g，白芥子 6g，葶苈子（布包）6g，蜜款冬 6g，蜜橘红 5g，茯苓 10g，清半夏 6g。

[功能]　宣肺平喘，止咳祛痰。

[主治]　急、慢性支气管炎，支气管哮喘或轻度肺气肿。尤对风寒咳喘痰多者有较好的疗效。

[用法]　水煎服，每日 1 剂。

[方解]　咳喘的发病，每因感受外邪引起。肺主皮毛，为五脏六腑之华盖，外邪袭表首先犯肺，致清肃失司；若触动内蕴痰浊，痰阻气逆，肺失宣降，从而因痰而咳，因咳而喘，咳喘并见。临床上除了出现反复咳嗽外，且伴有呼吸急促，气喘痰鸣。治疗方面，以止咳定喘汤从宣肺祛痰入手，方中麻、杏、草（三拗汤）辛温散邪，宣肺平喘；葶苈子、紫苏子、白芥子三味是取三

子养亲汤降气消痰之意。然而俞氏临床上常用葶苈子易原方中的莱菔子，旨在增强该方降气消痰平喘之效，与三拗汤配合，一开一降，疗效益彰。古人认为葶苈子是泻肺的峻品，不能轻易使用，但俞氏常与白芥子、紫苏子配合治疗痰多咳喘证，每获良效，亦未发现有任何副作用。方中又增入化痰止咳的款冬花和燥湿化痰的二陈汤诸药，目的是祛除气道痰浊，以达止咳平喘之目的。本方宣肺、平喘、降气、祛痰、止咳诸法同用，故治风寒咳喘有较好的止咳平喘功效。

[加减]　若恶寒发热、鼻塞流涕、表证明显者，可酌加荆芥、防风、紫苏叶等；痰黏稠、咯吐不爽者，加桑白皮、浙贝母；胸闷不舒者，加瓜蒌、郁金；如痰黄之咳喘者，可加条黄芩、桑白皮、浙贝母等。

按语：外邪束表，痰浊壅肺致肺气不利之咳喘，俞氏运用宣肺祛痰法并以自拟的止咳定喘汤治疗每获良效。止咳定喘汤虽是在古方三拗汤及三子养亲汤的基础上化裁加减而成，然而其配伍巧妙，运用灵活，组方严谨，是俞氏临床常用治疗风寒哮喘的有效良方。

典型病例

　　项某，女，34 岁，1992 年 1 月 23 日诊。

　　患者素有哮喘证，多年来经常发作。近日不慎受凉，咳嗽不已，且见喘促气急，胸闷，痰多色白，脉细缓，舌质淡红、苔白。证属外邪引动内饮致肺气不宣之喘咳，治宜宣肺平喘、止咳祛痰，予止咳定喘汤加味。

　　处方：蜜麻黄 6g，光杏仁 5g，炙甘草 3g，蜜款冬 6g，浙贝母 10g，盐陈皮 5g，结茯苓 10g，清半夏 6g，紫苏子 10g，白芥子 6g，葶苈子（另包）6g。水煎服。

　　服 5 剂后，咳喘明显减轻，仍胸闷，上方加干瓜蒌 15g，再进 5 剂后，诸症悉平。

黛麦养肺止咳汤（黎炳南）

[组成]　青黛 5g，海蛤粉 30g，人参 10g（或党参 20g），麦冬 15g，五味子 10g，细辛 3g，炙甘草 10g（小儿用量酌减）。

[功能]　益气生津，清咽止咳。

[**主治**]　气阴虚咳嗽（外感后咳嗽、慢性咽喉炎、气管炎等）。

[**用法**]　水3碗煎取1碗，药渣重煎1次，共分2～3次服，每日1剂。

[**方解**]　本方为黛蛤散合生脉散加味而成。生脉散方载《内外伤辨惑论》，有生津养阴之效，对热病后期气津两伤者每可广泛应用。黛蛤散方载《卫生宝鉴》，有清咽除热、化痰除烦之功。方中人参味甘、微苦、性温，能补益元气、固脱生津，李杲称其能补肺中之气，肺气旺则四脏之气皆旺，肺主诸气故也。麦冬气味甘凉，能养阴润肺、清心除烦，是治阴虚咳嗽的要药。五味子味酸性温，可敛肺生津，治咳逆上气，《本草求原》指其为治诸种咳嗽之要药。以上3味，一补、一清、一敛，相辅相成，功效益彰。青黛性味咸寒，有清热、凉血、解毒之能。海蛤粉为咸寒之品，得之则火自降，痰结自消，善治热痰、老痰、顽痰。细辛气味辛温，功在搜剔阴络之邪，祛风止喉痒，增强镇咳之效。咳久者邪踞阴络，深潜难除，投之每获捷效。炙甘草益气化痰，调和诸药，尚可合五味子以酸甘化阴。各药合奏益气养阴、清咽除痰、祛风止咳之功。

[**加减**]　痰多而稀白、纳呆苔白者，加白术、陈皮、法夏；咽红、扁桃体增大者，加射干、板蓝根、金银花；其中兼便结者，再加胖大海；素有喘咳（哮喘、支气管痉挛）气逆痰多者，加麻黄、桂枝、苏子、葶苈子；若见阵发痉咳，状若百日咳者，加百部；时有低热者，加青蒿、鳖甲；自汗明显者，可加黄芪、防风；咽痒甚者，加僵蚕、胆南星，细辛用量酌加；血虚心悸、舌淡脉细者，酌加当归、熟地、丹参。

按语： 久咳不愈常见于素体虚弱，或外感病后，此多因气阴不足、正虚邪恋故也。小儿阴阳稚弱之体，尤易罹患。其症见气短神疲，面色苍白久咳不止，甚或呛咳频频，痰难排出，纳呆多汗，舌淡或嫩红，脉细无力。施治之要，在于扶正祛邪。长期咳嗽者，咽部常见充血，但多呈暗红，与外感风热有所不同。若误投苦寒，愈服清凉，则其咳愈甚，不可不知也！本方以清养肺胃为本，令气津得复，正旺而邪祛；配合清解余热，搜风剔邪，以理其标，寓有攻补兼施、标本同治之意，正复邪去，咳喘自愈，服后每见显效。

典型病例

霍某，男，25岁，1991年6月5日初诊。

反复咳嗽半年。年初因感冒发热后，一直咳嗽不愈，喉咙发痒，有痰难咯，夜晚较甚，常因频频咳嗽而致整夜辗转难眠。曾拍胸片，显示双肺清晰。

在这期间，进服清热解毒、止咳化痰、活血化瘀等中药及多种抗生素，均未能收到满意效果。就诊时大便干结，2 日一行，咽稍红，咽后壁滤泡增生，双肺听诊未闻干湿性啰音，舌红、苔薄白，脉细数。诊为咳嗽，属气阴虚型，拟用养肺止咳法。

处方：海蛤粉 30g，青黛 5g，党参 20g，麦冬 15g，五味子 6g，细辛 3g，炙甘草 6g，胖大海 10g，毛冬青 15g。

上方连服 4 剂，咳嗽顿减，喉咙异物感消失，大便通畅，继服上方 6 剂痊愈。

阳和平喘汤（胡翘武）

[**组成**] 熟地 30g，淫羊藿 20g，当归 10g，麻黄 6g，紫石英 30g，肉桂 3g，白芥子 6g，鹿角片 20g，五味子 4g，桃仁 10g，皂角 3g。

[**功能**] 温肾纳气，化痰调营。

[**主治**] 慢性气管炎、喘息性支气管炎、肺气肿之属肾督虚冷，痰瘀凝滞而致咳喘经久不已者。

[**用法**] 日 1 剂，水煎分温 2 次服。

[**方解**] 咳喘之证不离乎肺，缠绵经久，无不由气及血而瘀阻脉络。肺络瘀阻，宣肃通调乏权，津难化气悉变痰浊，与瘀血为祟，互结一体，阻塞气道，影响气体出入，咳喘益甚而重笃难以向愈也。气主于肺而根于肾，且肺肾又为金水相生之脏，经久咳喘又无不虚体害正，穷必归肾，伤及下元，损及气根，气体吐纳失节，此咳喘又不止于肺也。故"老慢支"患者无不为痰壅络阻于上，元精内夺于下。肺肾同病，虚实相因诚为其必然也。考王洪绪《外科全生集》之阳和汤具温阳补虚、散寒通滞之用，虽为阴疽效方，但从其组方配伍观之，于肾督阳虚、寒痰凝滞之咳喘，有补虚泻实上下同疗之意。然化痰调营尚嫌不足，温纳肾气也需增添。本方以熟地、鹿角片、淫羊藿、肉桂温养肾督、峻补下元，易鹿角胶为鹿角片者，以胶者凝滞有助痰浊之弊。鹿角除秉温补肾督功用外，更具活血通络散滞之用，与熟地相伍温补精血，可减少胶、地同用黏滞碍膈之嫌；淫羊藿补肾壮阳，肉桂温养命火；紫石英质重色赤，性味甘温，功擅温养下元，主咳逆痰喘，与五味子配用镇摄之力更显，合此六味温而不燥，补而不腻，既摄纳又重镇，为补虚填精、求本培元之道。当归养血活血，更具"主咳逆上气"（《本经》）之用；桃仁破血行

瘀，是"止咳逆上气"（《别录》）佳品，以此合鹿角片、紫石英，既调营通络，又止咳平喘，皆一药而二得其用之品，为咳喘由气及血，络脉瘀阻不可缺如之味也。白芥子利气豁痰，皂角滑痰通窍，皆辛温入肺之品，为寒痰壅肺痹阻气道首选之药。麻黄宣闭通滞、止咳平喘，与五味子配对，又可一开一合，启闭肺气。且肺金得肾督之温养，治节宣肃之职有复，协同麻黄、五味子，更利气体出纳，痰浊排送。全方虚实补泻得宜，肺肾上下同疗，为下元虚寒、肺金痰瘀咳喘之良方。

[加减] 阳虚及阴者，去肉桂，加山药20g、山茱萸10g；寒痰化热者，去白芥子，加葶苈子10g、泽漆15g；气急喘甚者，加苏子10g、沉香（后下）3g；大便秘结者，加肉苁蓉20g、紫菀20g；胃脘饱满，纳食不馨者，加砂仁6g、二芽各30g；痰浊消减者，去白芥子、皂角，加橘红10g、茯苓20g。

按语：阳和平喘汤为胡翘武主任医师在长期咳喘病证诊治中，精炼而成之效方。紧扣久病入络，穷必归肾机制，在阳和汤基础上去炮姜、甘草中守之味，增补肾镇纳、化痰和营之品，寓泻实于补虚之中，辅通络于化痰之内；补虚泻实各得其宜，上下同疗互不扞格，在扶正祛邪之中，旨在恢复肺之气道能畅，络脉流运，俾治节宣肃复司，咳喘顽证虽不能彻底治愈，也可轻减过半矣。

典型病例

王某，男，54岁，1991年3月26日初诊。

咳嗽反复发作30余年，加重伴气喘4年。近3年5次住院，诊断为：喘息性支气管炎。屡治乏效，只赖解痉、激素之剂控制症状，但停药即犯。因症状日益加重，喘咳气急，步履艰难，西药无法改善症状而试服中药。患者面色青晦虚浮，畏寒肢冷，胸膈憋闷，抬肩，言语断续，咳声不扬，痰多泡沫清稀，便秘，舌淡暗润、苔白薄，脉沉细弱。此为肾督亏虚，痰瘀恋肺，亟当补虚泻实上下调治。

处方：熟地30g，鹿角片20g，白芥子6g，麻黄6g，肉桂3g，紫石英30g，紫菀30g，五味子6g，苏子10g，桃仁10g，当归10g，肉苁蓉20g。

上方服5剂，胸膈憋闷大减，步履登楼不甚喘促。继予上方10剂，诸症再减。后因口干痰液较稠，舌尖淡红，肺阴不足，寒痰化热之象有露，于原方去麻黄、苏子、肉桂、白芥子，加南沙参30g、葶苈子10g、冬瓜仁30g，10剂诸症渐平。继予阳和平喘汤去皂角，减麻黄为3g，加怀牛膝10g。30剂后诸症悉已，宛如常人。激素解痉之剂早已撤除，随访至今未见再发。

加味麦味地黄汤（董建华）

[**组成**] 麦冬10g，五味子10g，山萸肉10g，紫石英（先煎）15g，熟地10g，山药10g，丹皮10g，茯苓10g，泽泻10g，肉桂3~6g。

[**功能**] 补肾纳气平喘。

[**主治**] 老年性喘咳。

[**用法**] 日1剂，文火久煎，分温两服。

[**方解**] 喘咳为临床常见病，而老年性肺肾两虚的喘咳多难速效。肺主肃降司呼吸，肾主封藏而纳气，有升有降，则病无所生。年高之人，阴阳并衰，咳喘病久，肺肾两虚。故本方药用麦冬滋阴润肺，清热止咳；五味子补肾固精，收敛肺气；紫石英温补肾阳；肉桂引火归元、纳气归肾，与六味地黄丸相配，既能收敛肺气，又能双补肾之阴阳。以此纳气平喘之法，每获良效。

余在临床，治疗多例老年喘咳患者，病史多在二三十年之上，用清肺化痰、平喘止咳之常法屡不见效者，以本方从肺肾入手，纳气平喘，疗效甚佳。

按语：肾主纳气，故久病喘咳，根源在于肾虚。本方以麦味地黄汤补肾阴；以肉桂微微生火，冀水中求火；紫石英纳气定喘。补而不腻，温而不燥，故于肾气亏虚之喘咳有良效。

四子平喘汤（陆芷青）

[**组成**] 葶苈子12g，炙苏子9g，莱菔子9g，白芥子2g，苦杏仁9g，浙贝母12g，制半夏9g，陈皮5g，沉香（后下）5g，大生地12g，当归5g，紫丹参15g。

[**功能**] 化痰止咳，纳气平喘。

[**主治**] 肾虚失纳、痰饮停肺之咳喘。症见胸膈满闷，咳喘短气，痰多色白，苔白腻，脉沉细滑等。

[**用法**] 文火水煎，日1剂，分2次温服。

[**方解**] 本方取《局方》苏子降气汤方意，合三子养亲汤(《韩氏医通》)、金水六君煎(《景岳全书》)化裁而来。肺为气之主，肾为气之根，肺主呼气，肾主纳气。咳喘之因，在肺为实，实则气逆，多因痰浊壅阻；在肾为虚，虚不纳气，多因精气亏虚，而致肺肾出纳失常。故咳喘之病主要在肺，又关乎肾，其治不离肺肾。又脾为生痰之源，治痰应不忘理脾。因津血同源，治疗又当痰瘀同

治，临床方能显效。本方以四子为君，苏子降气化痰平喘，白芥子温肺利膈豁痰，莱菔子利气行滞消痰，葶苈子泻肺化痰利水，四者合用奏化痰之功；沉香、生地为臣，取沉香温肾纳气平喘，生地滋肾培本，且制诸药之燥；佐以杏仁、浙贝化痰止咳，半夏、陈皮燥湿健脾；更用当归，一则《本经》谓治咳逆上气，再则合丹参以增养血活血化瘀作用，共为使药。全方配伍，有行有补，有燥有润，降纳并施，标本兼顾，是一首治疗肺实肾虚咳喘的效方。

[加减]　畏寒肢冷加肉桂；咳嗽甚者加百部、前胡；咳痰黄稠去沉香、生地，加黄芩、焦山栀；咯痰不畅加竹沥、瓜蒌皮。

按语：四子平喘汤为陆芷青教授治疗肺实肾虚咳喘的常用方，经临床数十年使用，效验确实。对慢性支气管炎、支气管哮喘、肺气肿及慢性肺源性心脏病症见咳嗽气急、痰多稀白及胸闷心悸者，用本方化裁即可控制病情而获康复，有效率可达90%以上。

典型病例

蔡某，男，57岁。1992年5月2日初诊。

主诉：咳嗽反复发作已有30年，经西医诊断为慢性支气管炎、肺气肿。久治少效，近旬咳嗽气急，心悸胸闷加剧，经同事介绍前来求治。查：面色暗滞，语声不扬，咳嗽气急，痰多色白，口干不饮，苔黄腻，脉沉细。

处方：四子平喘加瓜蒌皮10g、薤白10g，7剂。

二诊：药进7剂，胸闷心悸气急减轻，效不更方，原方再服7剂。

三诊：诸病悉除，原方再进7剂。

冬令咳喘膏（董漱六）

[组成]　潞党参120g，炙黄芪120g，焦白术120g，青防风45g，大熟地120g，山萸肉90g，怀山药120g，天麦冬（各）90g，五味子30g，黑附块90g，川桂枝30g，云茯苓120g，炙甘草45g，净麻黄45g，紫苏子90g，苦杏仁90g，淡干姜24g，北细辛24g，益智仁90g，西砂仁45g，广陈皮45g，上沉香15g，银杏肉60g，胡桃肉60g，生晒参（另煎汁）50g，蛤蚧1对（去头足研末），驴皮胶（陈酒烊化冲入收膏）300g。

[功能]　温肾纳气，健脾化湿，益肺固卫，散寒涤饮。

[**主治**]　老人虚喘，慢性气管炎伴有肺气肿及哮喘病恢复期属于气虚阳虚型。

[**用法**]　精选道地药材，严格校对，放入大紫铜锅内，水浸一宿，浓煎二三次，滤取清汁去渣，煎膏浓缩到一定程度药汁，将烊化驴皮胶倒入锅内，最后冲入参汤、蛤蚧末和冰糖500g收膏，以滴水为度。煎膏在冬至前，服膏在冬至后、立春前为宜，每日早晚各服一大食匙，开水冲服，如遇伤风停食勿服。

[**禁忌**]　服膏期内忌食虾、蟹、海味、萝卜、红茶、牛羊肉及一切酸辣食物。

[**方解**]　咳喘和哮病多发于秋冬之交，气候转变季节。发作时每因外感寒邪触动内饮而成。初病属实，用药重点温肺散寒、化痰定喘以攻实为主；久病属虚，在未发作时，乃属脾肾阳虚，肺气不足，痰湿内生所致，用药重点温补脾肾、益气固卫、宣化痰湿以补虚为尚。

本方为老人咳喘和哮病恢复期证属气虚阳虚患者而设。方用生晒参、潞党参、黑附块温肾调脾以培元气；炙黄芪、焦白术、青防风益气固卫以御外寒；熟地、萸肉、山药、天麦冬滋肾润肺以养阴津；桂枝、干姜、茯苓、甘草温中散寒以化痰饮；紫苏子、苦杏仁降气消痰，止咳平喘；益智仁、五味子温肾益肺，纳气定喘；麻黄辛温，宣肺散寒，治痰哮气喘；细辛辛温，温肺散寒化饮；沉香温中行气平喘；砂仁调胃消滞；陈皮健脾理气化痰；银杏肉温肺化痰，定哮平喘；胡桃肉补肾温肺，疗虚寒喘嗽；蛤蚧咸温，补肺肾，益精气，定喘止嗽；冰糖甘温，润肺气，补脾胃，消痰止咳；再加驴皮胶，润肺滋肾，补阴养血。方取参附、六味、生脉、玉屏风、苓桂术甘、杏苏、小青龙、人参、蛤蚧等方加减，合诸方于一炉，肺脾肾三经兼顾，温补脾肾为主，宣肺散寒为辅，标本同治，符合病机，冬令进膏调治，每多获得预期疗效。

按语：本方堪称大方，但大而不杂，有法有度，又以膏剂缓图，故收效颇著。

第十一节　冠心病、心绞痛、心肌梗死

养心定志汤（高辉远）

[**组成**]　太子参15g，茯神（茯苓）10g，菖蒲10g，远志10g，丹参10g，

桂枝8g，炙甘草5g，麦门冬10g，川芎10g。

[**功能**]　益心气，补心阳，养心阴，定心志。

[**主治**]　冠心病。

[**用法**]　水煎服，每日1剂。

[**方解**]　冠心病属胸痹、心悸、真心痛范畴。多见于老年患者，临床常呈现心动悸、脉结代、心绞痛、疲倦乏力、胸闷气短或烦躁汗出等证候，乃本虚标实之为病。本虚则心气不足，心阳虚损，心脉失养，心志不宁；标实则气滞血瘀，痰饮阻滞，故治疗宜标本兼顾，以治本为要。养心定志汤系以定志丸、桂枝甘草汤、生脉饮加丹参、川芎、延胡而成，是治疗冠心病的通用方剂。

根据《千金方》之定志丸，用太子参益心气，苓佐参调心脾；菖蒲、远志通心窍以定志；龙骨镇静以安心神，立意有"补心强志"的作用。桂枝、甘草辛甘化阳以"补心之阳"。生脉饮酸甘化阴以养心之阴。总合有治虚为本的功效。再加丹参、川芎以活血化瘀，延胡以理气止痛，收治标之用。经多年的实践验证，效果较为满意。

[**加减**]　胸闷憋气，胸阳痹阻较甚者，加瓜蒌、薤白；心痛剧烈，痛引肩、背、气血瘀滞重者，加三七、金铃子；心烦易怒，心慌汗出，心肝失调者，加小麦、大枣；若高血压性心脏病，亦可用此方去龙骨，加决明子、川牛膝、杜仲；肺源性心脏病，可加银杏、天冬、生地、杏仁，去川芎等。

按语：本方为高老创造新方，验之临床收效颇著。观方妙在安神宁心。盖心病者多心急而神不守舍，梦多烦躁；而心急烦躁又加重心病，易形成恶性循环。养心安神，可使心情舒畅，眠实梦香，截断上述恶性循环，故不仅可以治本，又可以治标。对此，学者当留心揣摩，方能有所悟解。

加味四妙勇安汤（郑惠伯）

[**组成**]　当归30g，玄参30g，银花30g，丹参30g，甘草30g。

[**功能**]　活血化瘀，解痉止痛。

[**主治**]　冠心病，症见胸痹气短，心痛，脉结代。能治疗肝区刺痛及肾绞痛。

[**用法**]　水煎服，1日1剂。

[**方解**]　当归养血和血；丹参养血散瘀；玄参养阴凉血化瘀；银花、甘草解毒止痛。诸药合用，共奏养血和血、化瘀止痛之功。

[**加减**] 冠心病：上方加毛冬青、太阳草，以扩张血管；若兼气虚者，加黄芪、生脉散以补益心气；若心血瘀阻甚者，加冠心二号以活血化瘀。

病毒性心肌炎：上方加郁金、板蓝根、草河车以清热解毒活血。

自主神经功能紊乱心律失常：上方配合甘麦大枣汤或百合知母汤，以养心安神、和中缓急。

按语： 本方系《验方新编》"四妙勇安汤"加丹参而成。四妙勇安汤为治脱疽验方，郑氏亲身尝试该方加丹参对冠心病有显著疗效。那是 1965 年时，郑氏到高山区万县白土区巡回医疗，正值风雪交加的严冬，途中突然冠心病旧疾复发，心绞痛，冷汗淋漓，将要虚脱，急以硝酸甘油片含化，半小时后逐渐好转。但到白土区后，胸闷、气短，心前区时而绞痛，终日惶惶然，不知所措。经用西药硝酸甘油片、双嘧达莫片等及中药瓜蒌薤白枳实汤加活血化瘀药，初期有效，久服仍无起色，时将一月，心情更如紧张。偶阅《中医杂志》报道四妙勇安汤治疗脱疽，因思脱疽系气滞血瘀，经络阻塞，不通则痛。而冠心病因寒冷诱发，使血管痉挛，致供血不足，发生疼痛，其病理亦属痛则不通，既然四妙勇安汤用于脱疽有效，若用于冠心病亦或有效。由于这种思路，当即大胆试用四妙勇安汤，药用当归、银花、玄参、甘草各30g，服后约半小时，顿觉胸中豁然开朗，胸闷、气短、疼痛消失。高兴之余，立即背上出诊箱，缓行 5 千米余，不觉疲倦，从此症状缓解。每日服四妙勇安汤，在高山区工作约 4 个月，每日行路约 10 千米，再未复发。

自此以后，20 余年来郑氏应用本方治疗冠心病心痛以及肝肾区绞痛，疗效满意。从临床实践中体会到，该方具有活血化瘀、缓痉止痛之功效，可以扩张血管，缓解血管痉挛。

典型病例

李某，女，65 岁。

患冠心病 10 余年，近年又患高血压、糖尿病、肺结核。近日卒感胸闷、气短、心悸，脉结代，口腔溃疡，舌质光泽无苔。

处方：当归、玄参、银花、太子参、玉竹、太阳草各20g，麦冬、五味子15g，甘草10g。

服上方 6 剂，脉结代好转，由三至一止，变为二十四至五止，继用上方。三诊脉已不结代，但口渴眩晕，上方加花粉、石斛、天冬。经过三诊，心律基本正常，观察一年半，病情无反复。

宁元散（盛国荣）

[组成]　西洋参10g，川三七10g，鸡内金10g，琥珀10g，珍珠粉10g，麝香0.3g。

[功能]　解毒强心，利尿安神，活血祛瘀。

[主治]　元气虚衰，倦怠纳呆，头痛恶心，小便短少，心悸气短，出现尿毒症状或心绞痛、心肌梗死均可服用。

[用法]　上药共研细末，调匀，每次服2g，日服2~3次。

[方解]　《景岳全书》认为本病为肺脾肾相干之病，张氏谓："水为至阴，故其本在肾；水化为气，其标在肺；水惟畏土，其制在脾。"《医学入门·水肿》认为："脾病水流为湿，久则湿热壅滞，经络尽皆浊腐之气，津液与血并化为水。"西洋参，《医学衷中参西录》云："补阴退热，益气扶正气"，配以川三七散瘀消肿。《本草新编》云："本品加入补血补气药则更神，盖此药得补而无沸腾之患，补药得此而有安静之休也。"西洋参、川三七二味配合，补气活血，因气为血帅，血为气母，气行则血亦行。佐以鸡内金消积滞，健脾胃，《医学衷中参西录》云："鸡内金，脾胃药也。居中焦以知降气化，若有瘀积，气化不能升降……无论脏腑何处有积，鸡内金皆能消之。又凡虚劳之症，其经络多瘀滞，加鸡内金于滋补药中，以化其经瘀滞，而病始可愈。"加鸡内金为增强气化，而小便自利。麝香开窍散瘀，能引药透达。《医学入门》云："麝香，通关透窍，上达肌肤，内入骨髓。"《本草纲目》云："盖麝香走窜，能通诸窍之不利，开经络之壅遏……孔窍不利者，安得不用为引导以开之通之耶。"琥珀，陶弘景《神农本草经集注》谓："安五脏，定魂魄，消瘀血，通五淋。"《本草衍义补遗》云："琥珀属阴，今古方用为利小便，以燥脾土有功，脾能运化，肺气下降，故小便可通。"加入麝香，琥珀以益气、活血、利尿，对慢性肾炎，小便不利，全身浮肿，气虚倦怠，有尿毒症状出现者，用之有效。

[加减]　若肾阳虚，四肢不温，加肉桂2g（研末调匀）；若神清惊悸，加珍珠粉2g；若神志错迷，热痰壅盛，加牛黄1g；若惊悸抽搐，加羚羊角粉2g；若惊悸发热，加熊胆1g；若神错谵语，配服安宫牛黄丸1粒；若烦躁不眠，风痰壅盛，配服至宝丹5丸（如梧桐子大）；若痰壅气闭，不省人事，配服苏合香丸1粒。

按语： 本方是盛国荣教授多年来治疗慢性肾炎出现病情恶化或伴发其他症状之应急方。在慢性肾炎多治无效时，可试用本方。

第十二节　心　肌　炎

清心生脉饮（陆芷青）

[**组成**]　川黄连 3g，潞党参 15～30g，麦冬 12～15g，丹参 30g，北沙参 15～30g，元参 9～12g，五味子 3～5g，郁金 12g，降香 5～9g，瓜蒌皮 9g，薤白 5～9g，苦参 10g。

[**功能**]　益气养阴，豁痰化瘀，清心定悸。

[**主治**]　病毒性心肌炎、胸痹之气阴两虚兼痰浊瘀滞者。症见胸闷心悸心烦，舌尖红、舌下瘀紫、苔黄，脉细数。

[**用法**]　日 1 剂，水煎服。

[**方解**]　本方取川黄连、苦参苦寒泻心火、清热毒而定悸；党参、麦冬、五味子益气养阴生津；北沙参、元参养阴清肺、解毒利咽，与生脉饮同用，养阴之力增强，又制黄连之燥；丹参与降香、郁金同用，行气活血散瘀，又清心经血分之热；瓜蒌皮、薤白通阳散结，豁痰下气。全方合用有益气养阴、清心定悸、通阳豁痰、化瘀行滞之功效。本方滋而不腻，寒而不峻，清热不伤阳，益阴不恋邪，通心阳振心气而无刚燥之弊，且化瘀不伤血，涤痰不损阴，融益气养阴、清心解毒、化瘀涤痰为一炉。以上药物经现代药理证实有强心与改善心肌营养的作用，川连还有抑制流感病毒的作用。实为治疗病毒性心肌炎的妙方。

[**加减**]　咽痛红选加金果榄、射干、板蓝根、金银花、木蝴蝶；低热不退加白薇、地骨皮；苔黄腻去北沙参、元参，加竹茹、陈皮；舌红绛少津加生地、玉竹；舌淡胖加生黄芪；脉结代加茵陈、山楂。

按语： 清心生脉饮为陆芷青教授治疗病毒性心肌炎的有效验方，经 10 余年的临床使用，对气阴两虚夹痰瘀者效果显著，有效率达 93% 以上。此外还可用于冠心病气阴虚夹痰瘀者。

典型病例

郑某，女，38 岁。1991 年 8 月 31 日初诊。

主诉：胸闷心悸、失眠，五心烦热 3 个月余，被诊断为"病毒性心肌炎"，住杭州某医院治疗，好转后出院。半月来，诸症又发，心电图揭示Ⅱ、Ⅲ、aVF、V5T 波低平，遂寻中医求治。

诊查：舌尖红，边有齿痕，苔黄腻，舌下瘀紫；脉细。

辨证：心气阴两虚，痰火内壅，瘀血阻滞。

处方：川连 3g，麦冬 15g，紫丹参 30g，潞党参 30g 五味子 5g，瓜蒌皮 10g，薤白 5g，郁金 12g，陈皮 5g，竹茹 10g，降香 5g，炒枣仁 15g，生牡蛎（先煎）30g，生龙骨（先煎）15g，白薇 10g。7 剂。

二诊：1991 年 9 月 7 日。胸闷心悸、五心烦热减轻，仍失眠，苔黄腻，效不更方，原方再进 7 剂。

三诊、四诊：1991 年 9 月 14 日，1991 年 9 月 21 日。心悸已平，五心烦热，脘痛而痞，胃不和则卧不安，苔薄黄、舌尖红，治拟养阴清热、舒胸和胃（9 月 17 日心电图复查Ⅱ、Ⅲ、aVF、V_5T 波改善）。上方去生龙骨、生牡蛎加夜交藤 30g。

五诊：1991 年 9 月 28 日。心悸已平，近日咽红而痛，午后脘痞而痛，苔薄黄、舌尖红，脉细数。治拟益气养阴，舒胸活血利咽。上方加木蝴蝶 5g、金果榄 10g、桃仁 10g，去夜交藤。

六诊、七诊：1991 年 10 月 19 日。六诊脘痞消失，七诊咽红消失，夜寐已安，拟原法出入。10 月 29 日心电图复查正常，诸症均瘥，至今未发。

按：本案初诊胸闷心悸心烦，舌红，脉细数。心阴虚征象明显；乏力，舌边齿痕，心气虚已露端倪；苔黄腻，痰火内壅之症；舌下瘀紫，心血瘀阻无疑，故初拟川连、白薇清心火，退虚热；生脉饮益气养阴生津；瓜蒌皮、薤白、竹茹、陈皮宽胸涤痰舒痹；丹参、降香、郁金活血化瘀；龙牡、枣仁安神定志。药后胸闷心悸、五心烦热逐渐好转，期间因咽红而痛，加金果榄、木蝴蝶等清咽利喉之品，以杜绝热毒蔓延。六诊后痰火渐消，转以益气养阴为主，佐以豁痰化瘀，加北沙参、元参以增养阴生津之力。整个治疗过程扶正着眼益气养阴，祛邪不离清火豁痰化瘀，病位主在心肺，化裁全在于病机的变化，步步为营，丝丝入扣。

第十三节 风心病、肺心病

温肾救心汤（查玉明）

[**组成**] 炙附子7.5g，白术25g，茯苓25g，白芍15g，生芪25g，五加皮25g，细辛5g，桂枝7.5g，五味子10g，甘草10g，生姜15g。

[**功能**] 温阳益气，化湿利水。

[**主治**] 阴盛于内，水湿内停，上凌心肺引起的心悸怔忡，尿少浮肿，喘不得卧，口唇发青之水气病（肺心病、风心病）。

[**用法**] 先将药加水浸泡半小时后，水煎煮。首煎沸后慢火煎30分钟，二煎沸后慢火煎20分钟，两煎混合一起，分2次服，每次100ml，早晚餐后1小时左右服用。

[**方解**] 本汤系真武汤衍化。寒淫所胜，治以辛热，附子壮阳益肾、温散水气；选黄芪益气利水，桂枝温阳化水，细辛平喘行水，五加消肿去水，使气化水去而肿消。配五味子收敛肺气，以益心气，使心肺得补，相得益彰。阳复而水化，改善循环，心阳得振，心衰可解。

[**加减**] 下肢肿甚加防己15g；上呼吸道感染咽痛加鱼腥草25g；咳喘加车前子25g、杏仁15g；呕逆不食加砂仁10g、藿香4.5g。

按语： 慢性心力衰竭是临床常见重症之一，多年医疗实践，运用此法治疗本病，屡见成效。慢性心力衰竭的发展，心肺两损，气血两耗，正虚邪实，最终精气被夺，出现心阳衰竭之重病。病理变化其标在心肺，其本在肾。阳气虚衰，水湿不化，内停为肿，上逆凌肺则喘，内遏心阳则悸，故肿、喘、悸是心衰主要表现。肾阳既衰，不能振奋心阳，进而导致血行涩滞，呈现唇青、肝大、颈脉怒张等血瘀证候。在治疗上，"病痰饮者，当以温药和之""形不足者，温之以气"的理论，对控制心衰，改善循环具有指导意义。因其衰而彰之，是本病立法之旨。本方在于温补，温补可以化气，从而达到阳复阴化、水行悸安的目的。

盖"风心"及"肺心"两病，一是外邪内侵，留恋血脉，内舍于心，心肌受累；一是内伤痰饮，肺气先伤，痰浊壅塞，水邪内伏，累及心阳。两病始发病因虽然不同，但殊途同归，最终转化为心阳衰竭。

本病具有瘀血内停的证候，论治采取何法为宜，是温阳益气固其本，还是活血化瘀治其标，是施治心力衰竭主要环节。查氏认为，首先应扶正为主，正复则邪去，气充则血行。若心力衰竭尚未改善，切不可化瘀攻邪，徒伤其正也。正气愈虚，气血愈难复，邪气侵凌，导致病势恶化。待心力衰竭控制后，在益气的同时，兼以化瘀，攻补兼施，诚为必要。

四合一方（秦家泰）

[组成] 党参 15g，麦冬 10g，五味子 6g，桂枝 10g，炙甘草 5g，附子 10g，北芪 15g，当归 10g。

[功能] 温通血脉，强心助阳。

[主治] 心阳虚损，心血不足所致的胸闷不舒，心悸怔忡，气短汗出，喘息乏力，动则加甚，面白肢冷，脉象细涩或结代。西医学包括风湿性心脏病、室性、房性期前收缩，心动过速，心房纤颤等各种心律失常病症。

[用法] 清水煎，每日1剂，每剂分2次温服。

[方解] 本方以生脉散、桂枝甘草汤、当归补血汤、参附汤四方合方而成，故名四合一方。方中之生脉散，以其人参甘温补气，麦冬养阴补水之源，五味子敛肺生津，全方可益气生津、敛阴止汗，此即张景岳谓"善补阳者，必于阴中求阳，则阳得阴助而生化无穷"之意；桂枝甘草汤温通心阳，专治心阳虚之心悸证，《伤寒论》以本方治"其人叉手自冒心，心下悸，欲得按者"；当归补血汤以黄芪大补脾肺之气，以资生化，当归养血通脉，奏补气生血之功。参附汤之附子可强心壮阳，温通血脉。诸方药合用，温通血脉、强心补阳。盖心主血脉，心血不足则心失所养而见心悸气短、怔忡不安等症。肾为元阴元阳所寄之处，肾阳虚，阳失敷布，则气血运行受阻，故见面色白而肢冷、脉结代等。凡心律失常、传导阻滞、心房纤颤等病，中医辨证皆责之于心阳虚而心血不足，故治用本方可应手取效。

[加减] 若阳虚肢冷较甚者可加淫羊藿 15g；若心阳虚，血脉瘀阻，舌质有瘀点，唇紫者加丹参 12g；若痰热痹阻，心痛彻背，背痛彻心者，合瓜蒌薤白半夏汤；善后调理宜加生姜 10g、大枣 12g，以调和营卫。

按语：本方对心阳虚之心病有良效。然尽管方中有麦冬、五味子、当归养血益阴，但总不失为一首温阳之剂，故对阴虚内热者当禁用之。

补肾健脾膏（董漱六）

[**组成**] 潞党参20g，清炙黄芪150g，焦白术300g，生熟地各120g，西砂仁50g，净萸肉90g，甘枸杞90g，池菊花90g，明天麻90g，制半夏90g，紫丹参150g，破麦冬90g，怀山药120g，淡苁蓉90g，菟丝子120g，金樱子120g，上川连24g，淡竹叶90g，生炙甘草各50g，炙龟甲240g，远志肉50g，鹿角片50g，云苓、神各120g，上沉香15g，莲子肉125g，胡桃肉125g，驴皮胶（陈酒烊化，冲入收膏）300g。

[**功能**] 补肾育阴，健脾助阳，理气化瘀，养血安神。

[**主治**] 脾肾两亏，阴阳并损，气血互瘀，湿瘀内阻，心脉通畅不利，虚中夹实之候。

[**用法**] 精选道地药材，严格校对，放入大紫铜锅内，水浸一宿，浓煎2～3次，滤取清汁去渣，再煎浓缩到一定程度药汁，将烊化驴皮胶倒入锅内，最后冲入参汤、沉香末收膏，以滴水为度。煎膏在冬至前，服膏在冬至后、立春前为宜。每日早晚各服一大食匙，开水冲服。如遇伤风停食勿服，待病愈后继服。

[**方解**] 本方由诸方加减而成，其中香砂六君丸健脾益气和中，杞菊地黄丸、三才封髓丹、水陆二仙丹等补肾育阴；丹参饮等理气活血；清心莲子饮养心安神。诸药合用，共奏补心肾、健脾胃、化水湿、理气血、宁心神之功。

按语： 本膏方取香砂六君丸（《和剂局方》）、杞菊地黄丸（《小儿药证直诀》）、半夏白术天麻汤（《医学心语》）、丹参饮（《医宗金鉴》）、龟鹿二仙胶（《医方集解》）、三才封髓丹（《拔萃》）、水陆二仙丹（《医方集解》）、茯菟丸（《局方》）、莲子清心饮（《局方》）诸方加减而成。

服膏期内忌食虾、蟹、海味、萝卜、红茶、牛肉、羊肉及一切酸辣食物。

典型病例

吴某，男，59岁，干部。

1989年12月就诊。（附病案，略）肾为先天，主贮藏精髓；脾为后天，主生化气血。肾虚则阴精亏损，肝阳偏胜；脾虚则阳气不充，健运失职。近年来迭进膏方，疗效较为满意。今诊形体日丰，精神振作，阳举有力，性生活正常，唯面颧绯红，形寒烘热，口干咽燥，咳喘少见，发音不扬，口腔溃疡时起，时胸闷心悸，心前区隐痛，头晕肢麻，夜寐欠酣，脱发健忘，纳可便溏，日有多次，舌红苔薄黄，脉形细弦，左手濡滑，一派脾肾两亏、阴阳并虚之象。阴虚则肝阳易升，气火内盛；阳虚则健运不力，痰湿内生。复加心血不足，气滞血瘀，虚中夹实之候，拟补肾阴以清心肝，健脾阳以运化痰湿，佐以养血宁心安神、理气化瘀通络，冬令调理，缓图疗效，处方如上，后获显效。

第十四节　病窦综合征

温阳益气复脉汤（李介鸣）

[**组成**]　人参 15g，黄芪 20g，北细辛 6～15g，制附片 10g，炙麻黄 6g，麦冬 12g，丹参 18g，五味子 12g，桂枝 10g，甘草 10g。

[**功能**]　温阳益气，和络复脉。

[**主治**]　心肾阳虚，心阳不运所致脉象迟滞结代、心悸怔忡、胸憋气短等症。包括西医学的病窦综合征以缓慢为主者，及窦性心动过缓（单纯性）。

[**用法**]　每日 1 剂，水煎 2 次，早晚各服一煎。

[**方解**]　本病多生于年老体弱、久病过劳者，其心肾阳气亏损，心阳不运，胸中阴霾不散，则脉络受阻，心血失养，即可出现心悸怔忡、脉迟结代之诸症。故制方时，人参、黄芪、附子益气壮阳以为君；细辛、麻黄、桂枝通阳以为臣；甘草益气兼和诸药；丹参活血通脉兼以养心；麦冬、五味子滋阴敛气，是遵景岳"善补阳者，必于阴中求阳，则阳得阴助而生化无穷"之训，辅阳气之生，制阳药之燥。各药配伍，共奏温阳益气、活血复脉之效。

[**加减**]　有房颤者加珍珠母、百合、琥珀末安神敛气，去附子、麻黄、桂枝，减细辛用量；心痛者加延胡索、生蒲黄、檀香活血行气；胸憋者加瓜蒌、薤白宣痹通阳，或用菖蒲、郁金解郁理气；头晕者加菖蒲、磁石开窍通阳；气喘者加重人参用量，补元固脱。

按语：本方系仲景方"麻黄附子细辛汤"变改君臣佐使加味而成，临床应用多获良效。

典型病例

粟某，男，57 岁，住院患者。

病史：患者 9 年前出现胸憋、心悸，届时心率变慢，且眩晕欲仆，日益加重，于 1982 年 9 月 14 日入院。入院检查，心电图——窦性心动过缓及不齐，Ⅰ°房室传导阻滞，心室率 40 次/分。阿托品试验：阳性。西医诊断：病窦综合征。1982 年 9 月 20 日初诊，胸憋时痛，气短怔忡，头晕阵作，面色㿠白，精神倦怠，舌质胖淡暗、苔薄白，脉沉迟间结。经用温阳益气复脉汤治疗 1 个月后，平时心率均在 55 次/分。阿托品试验阳性，自觉无明显不适，故带方出院。

注：本方细辛用量较大，最大量可达 30g，据观察，一般服药一个半小时即可见心率增加，4 小时后逐渐下降，服用大剂量细辛只要用法得当，除少数人有一过性面红潮热外，未见有不良反应。

第十五节 高 血 压 病

八味降压汤（周次清）

[**组成**]　何首乌 15g，白芍 12g，当归 9g，川芎 5g，炒杜仲 18g，黄芪 30g，黄柏 6g，钩藤 30g。

[**功能**]　益气养血，滋阴泻火。

[**主治**]　凡表现为阴血亏虚，头痛、眩晕、神疲乏力、耳鸣心悸等症的原发性高血压病，肾性高血压以及围绝经期综合征、心脏神经官能症等，均可用本方治疗。

[**用法**]　先将药物用适量水浸泡 1 小时左右，煎 2 次，首煎 10～15 分钟，以只留药物的易挥发成分；二煎 30～50 分钟文火。煎好后将两煎混合，总量约 250～300ml，每日 1 剂，每剂分 2～3 次服用，饭后 2 小时左右温服。

[**方解**]　高血压病的病因不一，发展到一定程度，其基本病机是阴阳失调，营血亏虚，血行不畅。因而方用首乌、白芍、杜仲养其阴血；芎、归行其血滞；

阴血的滋润有赖于阳气的温煦，故用黄芪益气配阳以助阴；"阴虚而阳盛，先补其阴，而后泻其阳以和之"，黄柏、钩藤之用意就在于此。全方合伍，使肾有所滋，脑有所养，肝有所平，从而达到肝养风息、血压得降的目的。

[加减]　伴失眠、烦躁者，加炒枣仁30g、夜交藤30g、栀子9g；便稀苔腻、手足肿胀者，加半夏9g、白术12g、泽泻30g；大便干燥加生地30g、仙灵脾18g；上热下寒、舌红口干、面热、足冷，加黄连5g、肉桂5g。

按语：本方系根据日本人大敬节之经验方"八物降下汤"化裁而来。高血压病的发生发展变化，从中医的角度来看，不外肝的气血失和、脾的升降失司、肾的阴阳失调。就一般情况而言，高血压病初期大多始于肝，进而影响脾，最后归结于肾，形成肾阴不足、肝阳上亢的高血压病。本病之头痛、眩晕、心悸、脉弦等阳亢的实证为标象，而阴血亏虚为本质。血压增高的实质，是由器官供血不足而造成的，动脉血压的维持，原是为了"血主濡之，以奉生身"，保证体内各个器官正常血液的供求平衡，尤其心、脑、肾最为重要。治疗高血压病不能单纯求之降压药物，用时则降，停药则升，首先要供给重要器官所需的气血，才能达到降压的目的，即所谓"欲夺之，先予之"。使周身气血"升已而降，降已而升"，有规律地运行不息，达到"阴平阳秘"的动态平衡，血压才能稳定于正常范围。多年的临床实践证明，八味降压汤就能起到这种作用，从而取得显著的疗效。

黄精四草汤（董建华）

[组成]　黄精20g，夏枯草15g，益母草15g，车前草15g，豨莶草15g。

[功能]　平肝补脾，通络降压。

[主治]　眩晕，手麻，肿胀兼有高血压者。

[用法]　日1剂，水煎服。

[方解]　高血压属中医眩晕病证，多由脾肾不足，肝阳偏亢所致，为虚实夹杂之证。本方以黄精益脾肾，润心肺；夏枯草清肝火、平肝阳；益母草活血，车前草利水，豨莶草通络。诸药相配，能补脾、平肝，通络以降血压，宜于脑血管硬化、肾病水肿兼有高血压者。

按语：本方药少功著，验之临床多获良效。现代药理研究表明，方中黄精、夏枯草、益母草均有良好的降压作用；益母草、车前草又有良好的利尿作用，故又可通过利尿而降压。

益心健脑汤（周次清）

[**组成**] 黄芪 30～60g，葛根 15～30g，丹参 20～40g，生山楂 9～15g，桑寄生 15～30g，川芎 6～9g。

[**功能**] 补气活血，益心健脑。

[**主治**] 高血压病、脑栓塞、脑血栓形成、脑动脉硬化以及心律失常、高血脂等心脑血管疾病。

[**用法**] 将药用适量水浸泡 30 分钟左右，煎 2 次，取汁约 300～400ml，每日 1 剂，分 2～3 次温服。

[**方解**] 心脑血管疾病的致病原理较为复杂，但患者多为老年人，其病机主要为"气虚血瘀"。本方以"益气活血"为宗旨，方中黄芪、葛根、桑寄生益气为主，丹参、生山楂、川芎活血为辅，取其"气不虚不阻，血得气而不滞"之意。

人体是一个气血相依、脏腑相关的有机整体，心脑血管气虚血瘀之病变会影响到整体功能，同时也是整体病变在局部的反映。

如"心舍脉，其主在肾""肝藏血，心行之""食气入胃，浊气归心，淫精于脉，脉气流精"。因此，本方在"益气活血"的宗旨下，既着眼于整体功能，又考虑到局部病变，力求达到整体与局部统筹兼顾的治疗目的。在补气药中，黄芪补心肺之气，葛根升脾胃之气，桑寄生益肾气；在活血药中，丹参活心血，生山楂消中积，川芎行肝血。诸药合伍，益诸脏之气，活一身之血，使气旺血活，心脉得通，脑以得养，从而达到益心健脑之功能。据现代药理研究，以上诸药有不同程度的扩张心脑血管、增加血流量、降血脂、降血压以及抗心律失常的功能。

[**加减**] 主要根据病证的变化和兼证的多少而进行相应的加减。如出现畏寒肢冷，加桂枝 6g、炮附子 9g；出现口干、舌红少苔、大便干结等阴虚证，加麦冬 12g、生首乌 15g；体倦、神疲、气短等气虚证明显者，加党参 30g、五味子 6g；血瘀气滞疼痛明显者，加香附 12g、延胡索 9g；失眠多梦者，加炒枣仁 5g、夜交藤 30g。

本方在用量上可根据病情适当调整，如气虚证明显者，补气药可用大量，活血药用小量；如久病体弱或初病患者，可先从小量开始，逐渐加大剂量。总之要使药物主次分明，剂量适中，才能取得满意的临床疗效。

按语： 本方系周教授根据多年临床经验而独创的经验方。经用本方治疗冠心病336例，临床取得显著疗效，其中心绞痛显效率53%，总有效率87%；心电图显效率30%，总有效率63%；同时，对高血压显效率53%，总有效率94%；高血脂显效率42%，总有效率77%。经一系列基础实验研究证明，本方具有明显的抗心肌缺血作用，并对心脑血管和血液等多方面具有良好的调节作用。（详见《益气活血治疗冠心病的研究论文汇编》）

调络饮（王乐善）

[组成] 桑寄生15g，生地15g，丹皮15g，白芍15g，黄芩15g，菊花15g，夏枯草30g，杜仲15g，牛膝15g，桑枝15g，桂枝15g，生石决明30g，甘草15g。

[功能] 调和脉络，降压清眩。

[主治] 缓进型高血压病。症见：头晕目眩，甚则头痛且胀，每因烦劳恼怒而加剧，脉象弦数有力，严重时手足麻木。

[用法] 水煎服，早晚各1次。

[方解] 寄生助筋骨，益血脉；生地平血逆；丹皮和血凉血而生血；白芍泻肝火，和血脉；黄芩养阴清热；菊花治头目眩晕；夏枯草补肝血除虚烦；杜仲益精气，坚筋骨，久服轻身耐老；牛膝益肝肾，强筋骨，引诸药下行；桑枝久服终身不患偏风；桂枝调和营卫；生石决明久服益精轻身；甘草通经脉，利血气，调和诸药。诸药合用，有益血脉、平血逆、凉血生血、补肝血、益精气、调和营卫、养阴清热之效，使阴平阳秘，血脉调和，适合于缓进型高血压病。

[加减] 手足麻木加黄芪30g、桂枝15g。

按语： 缓进型高血压亦称良性高血压，起病隐匿，病程进展缓慢，近半数患者可无症状，血压增高常在体格检查或因其他疾病就医时才得以发现，少数患者则在突然发生脑血管意外时发现，由此可见本病与血脉直接相关。王氏用"调络饮"调和脉络，使血脉协调平衡，对缓进型高血压病确有一定疗效。

第十六节 肾炎、肾病、尿毒症

益气化瘀补肾汤（朱良春）

[组成] 生黄芪30g，仙灵脾20g，石韦15g，熟附子10g，川芎10g，红花10g，全当归10g，川续断10g，怀牛膝10g。

[功能] 益气化瘀，温阳利水，补肾培本。

[主治] 慢性肾炎日久，肾气亏虚，络脉瘀滞，气化不行，水湿潴留，肾功损害，缠绵不愈者。

[用法] 须用益母草90～120g煎汤代水煎药，日1剂，早晚分服。

[方解] 慢性肾炎的病因较为复杂，脾肾两虚为发病的内在因素，风、寒、湿、热为发病之诱因，而脏腑、气血、三焦气化功能失调是构成本病发生的病理基础。治疗上当标本两顾，补泻并举，益气化瘀，通腑泄浊，庶可奏功。故以益气化瘀、温阳利水、补肾培本为法治之，拟制"益气化瘀补肾汤"。方中黄芪甘温，专司益气培本，促进血液循环，且能利水；仙灵脾辛甘性温，功补肾阳，祛风湿；附子辛热，补阳益火，温中焦，暖下元，在慢性肾炎全过程中，脾肾阳虚是主要证型，而黄芪、仙灵脾、附子是关键药物，除舌质红绛、湿热炽盛者外，均应选作主药，附子、仙灵脾除温肾外，还具有肾上腺皮质激素样作用；石韦甘苦性平，功专利水通淋，且能消除肾小球之病变，有抑制过亢卫气之功；川芎辛温，为活血理气之要药；红花辛温，活血破瘀生新，且有降压之功；当归甘辛温，补血活血，且有利尿之效；川续断苦温、利水、消肿。益母草用大剂量时，有明显的活血利水作用，且能消除尿中之蛋白，屡试不爽。

[加减] 慢性肾炎急性发作或各型慢性肾炎合并上呼吸道感染，出现严重蛋白尿者，去黄芪、红花，加连翘18g、漏芦18g、菝葜18g、土鳖虫9g、鱼腥草30g、白花蛇舌草30g、蝉蜕4.5g；各型慢性肾炎以肾功能低下为主者，加炮山甲片7.5g；临床辨证为阳虚，加肉桂4g、鹿角霜10g、巴戟天10g；肾阴虚者加生地黄15g、龟甲15g、枸杞子12g、女贞子12g、旱莲草12g；脾虚者，加党参15g、白术15g、怀山药20g、苡仁30g；尿蛋白增高者，加金樱子12g、芡实15g、益智仁12g；浮肿明显并伴高血压者，加水蛭1.5g（研末装入胶囊早晚分吞）以

化瘀利水；血压高者，去川芎，加桑寄生30g、广地龙15g；血尿者，加琥珀（研末分早晚吞服）3g、茅根30g；尿少且短涩者，加蟋蟀18g、沉香4.5g（共研末入胶囊，每服6粒，1日3次）有较好的利尿之功；血胆固醇高者，加泽泻15g、生山楂20g；尿中颗粒、透明管型多者，加熟地黄20g、山萸肉12g、枸杞子15g；非蛋白氮及肌酐明显升高者，加生大黄10~20g、丹皮12g、六月雪30g、扦扦活30g，并配合中药煎液灌肠；浊阴上泛而出现呕吐、眩晕，病情危笃，服药困难者，改用生大黄10~30g、白花蛇舌草30g、六月雪30g、丹参18g、生牡蛎30g等，煎成200ml作保留灌肠，每日2次，并配以"醒脑静"治之。

按语： 人的体液排泄，主要依赖脾肾两脏。脾虚则水液难以蒸化，停滞而为肿；肾虚则开阖不利，膀胱气化失司，水湿停滞，形成水肿。水为阴邪，得阳始化。因此，古往今来医家治疗慢性肾炎均注重温振脾之阳，即所谓"益火之源，以消阴翳"之法。然而，在用此常法治疗慢性肾炎（水肿）日久者，多奏效不著。朱氏总结50余年治疗经验，提出"慢性肾炎，脾肾两虚为发病的内因，风、寒、湿、热诸邪为发病诱因，脏腑、气血、三焦气化功能失调是发病的病理基础"的学术见解，从而在治则上提出了"标本两顾，补泄并举，益气化瘀，通腑泄浊"的十六字方针，拟制了"益气化瘀补肾汤"为慢性肾炎的临床治疗和研究，独辟蹊径，开拓了临床医家的思路。

"益气化瘀补肾汤"组方配伍十分严谨，既承袭了古代名家温补脾肾的传统用药，又独具匠心地运用益气、化瘀之品为伍。温阳、补肾、利水、益气、化瘀，相得益彰，古训新知，融一炉冶。值得指出的是方中诸多温热之品，加入了苦寒之益母草为使，既可防热药太过，又增强了活血利水之功，可谓药物配伍组方中的"巧夺天工"也。朱氏在50余年的临证中，总结出用益母草利水消肿必须大剂，非60~120g不可（儿童酌减），尤其对血瘀水阻或水、气同病之肿胀，堪称的对之品，这不能不说是一大创见。

在慢性肾炎尿毒症阶段，对本方的加减运用，朱氏指出：当肾虚为本，湿热水毒，浊瘀为标，绝不能只治其本，不治其标；在治肾的同时，必须配合化湿热、利水毒、泄浊瘀之品，方能逆转。

患者呕吐、眩晕、服药困难，使临床医家颇感棘手。怎样才能保证汤药进入人体发挥药效？朱氏提出了用汤药保留灌汤，以力图转机，这在各科疾病中医诊治领域中，皆可借鉴。

清化益肾汤（李寿山）

[**组成**] 生黄芪30~50g，白术10~15g，当归10~15g，丹参15~30g，冬葵子30~50g，土茯苓30~50g，益母草30~50g，益智仁15~20g，浙贝母10~15g，白茅根30~50g。

[**功能**] 益气化瘀，清利湿热。

[**主治**] 慢性肾小球肾炎。症见水肿时重时轻，时起时伏，或始终水肿不明显，腰痛倦怠，或无明显症状，舌质偏淡，或有紫气瘀点，面色不华，脉沉细或弦。尿常规检查有蛋白、管型、红白细胞等，或有血压高、贫血、胆固醇与类脂质高等。中医辨证属于脾肾亏虚、气阴两虚或阴阳俱虚而兼夹湿邪血瘀之水肿、肾劳证者。

[**用法**] 文火久煎，分温两服。有水肿者，少盐饮食。

[**方解**] 黄芪、白术补气健脾助运以扶正，气虚甚者宜量大；黄芪配当归、丹参增强益气养血化瘀之功，使瘀消而不伤正；冬葵子、土茯苓、浙贝母、白茅根清热解毒利湿，为祛邪之主药，量宜大，有黄芪、当归之助，使湿去而不伤阴，可放心大胆用之；益母草活血化瘀而利尿，且有降血压之效，对血瘀湿盛水肿甚者可用至60~100g无妨；益智仁温肾摄精以固肾气治本。诸药共奏益气化瘀、清利湿热之效。

[**加减**] 尿少、浮肿明显者加石韦、车前草；有胸水、腹水者另用蝼蛄7只、蟋蟀7只，研细末，分2次服，酌加黑白丑；有血尿者加琥珀、小蓟；瘀血明显，舌有紫气瘀点，或舌下络脉淡紫粗长，水肿难消者加红花、水蛭粉（每次1g吞服）；面色㿠白，短气者加人参（或党参、太子参）；头眩烦热，口干不多饮，舌质偏红加生地、女贞子；舌质偏淡加熟地、枸杞子；背寒怕冷、便溏、面㿠、血压偏高者加怀牛膝、苦丁茶；食少难消者加谷麦芽、鸡内金；尿蛋白久不消失者加芡实、金樱子、鱼鳔粉（每次2g吞服）；遇新感而有表证者选加麻黄、生石膏，或金银花、连翘、板蓝根；曾用激素者加菟丝子、鹿角霜，待病情缓解后渐停激素。

按语：本方系由《金匮要略》防己黄芪汤、葵花茯苓散、当归贝母苦参丸等化裁组成。

典型病例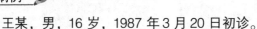

王某，男，16岁，1987年3月20日初诊。

幼年有肾炎病史，发育营养良好，近因发热、水肿、尿少而到大连某医院急诊，3天后热退，而水肿增剧。诊为肾病型慢性肾炎而住院3个月余，先后曾用激素、雷公藤片等中西药及补充血浆蛋白治疗，病情未见缓解而日趋严重，遂邀会诊。视患者面色苍白，眼周晦暗，呈满月面，精神萎靡不振，全身高度水肿，阴囊肿大光亮，脐凸，背平，足心平，腹部及下肢肌肤有多处水疱隆起；小便色黄短少，24小时尿量不足500ml，尿比重：1.009，大便2～3日一行，纳呆食少，有时恶心，倦怠短气，卧床不起，有胸水腹水征；实验室检查：尿常规蛋白（＋＋＋＋），红细胞3～5个/L，白细胞1～2个/L，颗粒管型1～2个/L，血浆蛋白40g/L，白蛋白17g/L，球蛋白23g/L，血肌酐6329μmol/L，尿素氮32.13mmol/L，二氧化碳结合14.2mmol/L；血压90/65mmHg，肾功轻度损害，脉象沉涩，舌质淡红胖嫩、边有瘀点、舌下络脉淡紫细长。脉症合参，证系脾肾阳虚，湿瘀互结，蕴滞三焦，水气泛溢。治以益气化瘀，淡渗泄水，佐以扶阳。予清化益肾汤加减。

处方：黄芪50g，党参30g，丹参20g，桂枝7.5g，炮附子6g，牵牛子30g，益母草60g，土茯苓30g，冬葵子30g，大腹皮15g，白茅根30g，当归10g，鹿角霜15g，菟丝子15g。

水煎服，日1剂。服药10剂后，小便增多，大便已调，水肿渐消，饮食少增，除间断补充血浆蛋白外，激素渐撤。原方加减治疗2个月余，水肿全消，面转红润，食量增加，二便通调。实验室检查、尿常规各项均转正常，血浆蛋白36g，球蛋白24g，血肌酐及尿素氮、二氧化碳结合力均正常，血压100/70mmHg，肾功正常，脉象弱滑，舌质淡红、瘀点消失、舌下络脉淡红细短，湿祛瘀消，正气渐复，遂出院回家调养。嘱食黄芪大枣粥，配服鱼鳔粉、枸杞子等。3个月体重增加，一切正常，多次检查尿常规各项均为阴性。随访3年未见复发，并已复学。

益气解毒饮（张琪）

[组成] 黄芪30g，党参20g，柴胡15g，白花蛇舌草30g，麦冬15g，地骨

皮 15g，黄芩 10g，蒲公英 10g，车前子 15g，生地 15g，甘草 15g。

[**功能**]　补气滋阴，清热解毒。

[**主治**]　小便涩痛，淋沥不已，遇劳即发，时作时止，腰酸气短、乏力，五心烦热，舌红苔白，脉弱或细数无力。

[**用法**]　水煎服，日 1 剂。

[**方解**]　淋证日久，必伤气阴，出现气阴两亏之证候。表现为腰酸膝软，气短乏力，五心烦热，小便洒沥，遇劳即发，经年累月不愈。其气阴两虚为病之本，湿热毒邪为病之标。治疗必须以治本为主、治标为辅、标本兼顾，方能提高临床疗效。本方以黄芪、党参益气，以生地、地骨皮、麦冬滋阴，共奏补气养阴固本之效；柴胡、黄芩、公英、白花蛇舌草、甘草清热解毒，以除湿热之毒邪；车前子利水通淋。诸药合用，清热利湿解毒而无伤正之弊，益气滋阴固本而不恋邪，恰中劳淋正虚邪恋之病机。

[**加减**]　小便不利加瞿麦 20g、竹叶 15g；腰痛甚加山萸肉、枸杞子各 15g；血尿加茅根 30g、小蓟 20g；小腹凉加茴香 10g、肉桂 7g。

按语：慢性肾盂肾炎相当于中医之劳淋范畴。古方书中证治不同，劳于脾者用补中益气汤，劳于肾者用六味地黄丸。据余之经验，此病多为气阴两虚，湿热羁留，前者为本，后者为标，单一治本或治标效皆不佳。此方能标本兼顾，屡用屡效。据临床观察，有较好的远期疗效，确为治疗慢性肾盂肾炎之佳方。

离明肾气汤（马骥）

[**组成**]　干地黄 25g，制附子 10～25g，炒白术 15g，嫩桂枝 10～20g，山萸肉 15g，炒山药 15～25g，盐泽泻 20g，白茯苓 25～50g，巴戟天 20g，车前子 25～50g，生黄芪 25～50g。

[**功能**]　温补脾肾，利水消肿。

[**主治**]　慢性肾炎有脾肾阳虚、水湿泛滥见证者。症见面白肢冷，腰酸乏力，全身浮肿，下肢尤甚，或伴胸水、腹水，食少乏味，腹胀便溏，舌质淡体胖，或有齿痕，苔白滑，脉沉迟或微弱。

[**用法**]　同六五地黄汤。

[**方解**]　附子、桂枝、巴戟、白术温补脾肾；地黄、山萸肉、山药、黄芪补脾之精气；茯苓、泽泻、车前子补肾利水。若腹水阴肿，肿势较重者，减地黄、山

黄，合牡蛎泽泻散加减，或并服利水胶囊（醋制商陆、牵牛子、车前子）亦可加地肤子、郁李仁、大腹皮以逐水湿；若气短、胸闷不得卧，乃属水邪犯肺，合葶苈大枣泻肺汤以泻肺行水；若呕恶不食，湿浊内盛，可加半夏、藿香、佩兰化浊降逆；若浮肿反复发作，舌质淡紫，可加丹参、桃仁、益母草、泽兰叶化瘀利水。

按语： 本方所主治病证的病机特点为本虚标实，对此虚实夹杂之证，历代医家颇感棘手。如李中梓在《医宗必读》中谓："又有标实而本虚者，泻之不可，补之无功，极为危险。"此早已指出了此类证候难治。本方以温补脾肾与利水消肿两法并用，便可达到"泻之可也，补之有功"之效。本虚标实之水肿，临证当详辨症情，推究病机，察其阴阳。对标实证更应考其水、热、毒、瘀之因，采取补肾利水兼以化瘀解毒等法。若仅用开鬼门、洁净府二法，虽可一时取效，却不易巩固，每易复发水肿。若攻水太过，戕伐正气，肾气愈虚，水肿不久复来。故对于肾病型肾炎，除对急骤发作、水势泛滥、体魄尚佳者，采取权宜攻水之法外，平时则应守常法为治。据病者体质之强弱，正邪之微甚，分清主次，虚实兼顾用药之增减，随证而施。马氏谓："治阴水而不复肾气，但攻其邪者，非其治也。"强调了补肾则开阖有度，水邪有制而肿可自消。

典型病例

　　王某，男，28岁，工人。

　　患肾炎4年余。曾多次在省级医院住院，以中西药治疗，水肿消退，但尿蛋白始终是（+~+++），出院后在家服六味地黄丸，偶见轻微浮肿。近10天浮肿加重，1985年8月9日经门诊介绍入我院住院治疗。当时症见：双下肢浮肿，按之没指，眼睑肿，脘闷腹胀，纳减便溏，肢冷神疲，小便短少（500ml/d），腰酸痛重，舌质淡、苔白滑，脉沉弱而滑。尿常规：蛋白（+++），白细胞5~7个，红细胞0~1个，尿纤维蛋白降解产物5mg/L，血浆白蛋白17.5g/L，球蛋白22.5g/L，血胆固醇16.25mmol/L，血尿素氮9.8mmol/L。综合以上脉症，实为脾肾阳虚、水湿不化所致，立温补脾肾、利水消肿之法。

　　处方：方用离明肾气汤加泽兰叶30g、大腹皮30g、淫羊藿30g、丹参20g，水煎服。

　　上方服用1个月余，手足转温，浮肿渐消，仍以上方出入，继服近2个月，精神转旺，浮肿且消，腰部酸痛痊愈，体力逐渐复常。尿常规连续2次化验均阴性，尿FCP（-），血浆白蛋白40g/L，球蛋白10g/L，血胆固醇3.666mmol/L，血尿素氮5.8mmol/L，遂以临床治愈而出院。

复元固本汤（马骥）

[**组成**]　干地黄15～20g，山萸肉15g，炒山药15～25g，白茯苓20～50g，人参10～15g，黄芪15～50g，牡丹皮15g，菟丝子15g，枸杞子15g，五味子10g，制附子5g，嫩桂枝10g。

[**功能**]　补肾固本，健脾益气。

[**主治**]　肾病型肾炎证属肾气虚者，浮肿减轻或消退后，多见脾肾气虚证候者。症见面色萎黄或暗滞，少气乏力，腰膝酸软，眩晕耳鸣，食少腹胀或便溏，或下肢浮肿，小便不利，舌质淡或紫，苔白或腻，脉弱或沉滑无力，尺部尤甚。

[**用法**]　同六五地黄汤。

[**方解**]　地黄、山萸肉、丹皮、菟丝子、枸杞子、五味子补肾填精；人参、黄芪益气固元；山药、茯苓健脾淡渗；附子、桂枝温阳补肾，蒸精化气。若小便短少，可加泽泻、地肤子、车前子，以通利小便；若泄泻，脾虚甚者，可加白术、薏苡仁健脾止泻；若腰部酸痛，可加寄生、川断壮腰健肾；腰部胀痛或刺痛者，或加川牛膝、桃仁、丹参、延胡索，以化瘀止痛。

按语：水肿一病的治法，唐以前多以汗、利为主，明以后医家则多倾向于温补。如张景岳认为："水肿证以精血皆化为水，多属虚证，治宜温补脾肾，此正法也。"马老则认为："精微下注（如蛋白尿），主要因肾虚不能固摄，气血亏虚（如血浆蛋白低、贫血等）乃肾惫脾弱所致。故对水肿减轻或消退而肾虚脾弱者，则治以健脾益肾之法，常能改变患者的虚惫状态，健脾益肾既固先天之本，且助后天生化之源，则水邪不治而可自消。

典型病例

刘某，女，30岁，工人。

患慢性肾炎7年余，曾先后3次住院，累用抗生素及激素病情缓解，但每因外感、过劳则浮肿加重，近日因过劳而复发，经介绍求治于马老。诊视中见：颜面萎黄，面及四肢浮肿，舌质淡、苔薄白，脉沉弱。病者述：腰膝酸软，少气乏力，眩晕耳鸣，食少纳呆，小便不利，大便经常溏泻。查尿常规：蛋白（+++），白细胞2～5个，红细胞10～15个，颗粒管型1～3个。

马老认为，该患者患病日久而致脾肾气虚，当以补肾固本、健脾益气之法治之。方用复元固本汤加车前子20g、寄生15g、川断15g、白术15g，水煎服。上方服用20剂，浮肿减轻，腰膝酸软好转，体力渐增，舌质淡红，脉象和缓。尿常规检查多次均呈阴性。1980年秋季的一天，马老到松花江沿江公园散步，曾遇此人。刘某对马老告曰：其病治好后至今已5年，从未复发。

六五地黄汤（马骥）

[**组成**]　干地黄25g，牡丹皮10～20g，炒山药20g，山萸肉15g，白茯苓15～25g，桑椹子25g，枸杞子15～25g，盐泽泻10～20g，车前子15～25g，女贞子20g，地肤子15～25g。

[**功能**]　滋补肝肾，淡渗利水。

[**主治**]　肾病型肾炎，发病日久，肝肾阴伤者。症见颧面潮红或暗红，五心烦热，腰膝酸软，眩晕耳鸣，两目干涩，口燥咽干，夜热盗汗，或轻度肿胀，便秘溲赤，舌质稍红或暗红、苔薄黄或薄白，脉细数或沉滑数。

[**用法**]　上药用冷水浸泡后煎。文火煎煮2次，每次约30分钟，总量为300ml，分2次服用。

[**方解**]　本方以六味地黄汤加枸杞、女贞、桑椹、车前子、地肤子，故名六五地黄汤。方用六味地黄汤滋补肝肾；枸杞、女贞、桑椹子养阴平肝；车前子、地肤子清热利尿。诸药合用，共奏滋补肝肾、淡渗利水之功。

按语：本方由六味地黄汤加味而成，对阴虚型肾炎收效颇著。气虚、阳虚者不宜用之。

滋阴益肾汤（杜雨茂）

[**组成**]　生地15g，山萸肉10g，旱莲草12g，粉丹皮9g，泽泻10g，茯苓12g，猪苓15g，怀牛膝12g，桑寄生15g，白茅根30g，生益母草30g，黄芪30g，小叶石韦12g。

[**功能**]　滋阴益肾，利湿清热，益气化瘀。

[**主治**]　肾阴亏虚，水热互结，瘀血内阻之水肿，虚劳（慢性肾小球肾炎、

肾盂肾炎等，以及由这些疾病引起的慢性肾功能衰退——尿毒症之较轻者）等。临床表现具有：①眩晕耳鸣；②腰膝酸软；③五心烦热；④颜面或四肢浮肿；⑤舌淡红少苔或无苔；⑥脉细数。6 项中具有 3 项以上者，即可确诊应用。

[用法]　先将诸药加入清水，以能浸没上药为度，浸泡半小时左右，用文火煎煮半小时至 40 分钟，滤汁。共煎 2 次，药液混匀，均分 2 次，早晚各服 1 次。病重者日服一剂半，分 3 次服。

[方解]　该方在经方猪苓汤合六味地黄汤的基础上，结合现代药理研究化裁而来。猪苓汤以生地易阿胶，则滋阴作用强，活血散瘀而无阿胶滋腻之弊。《本草疏注》谓生地"乃补肾之要药，养阴血之上品"。合旱莲草、山萸肉、桑寄生、怀牛膝以滋补肝肾之阴，滋阴而不助湿，且旱莲草又可凉血止血，山萸肉涩精利尿，桑寄生、怀牛膝具利小便、利腰膝等作用，养血滋阴、平补肾精，以治其本。又可助茯苓、泽泻、猪苓渗利水湿，开通水道，使水邪外排。丹皮、益母草，活血凉血，既可散瘀，又可清热，益母草还具有利尿除湿之功，配合生地、旱莲草，散瘀而无伤血之虞。伍猪苓、茯苓、泽泻等利湿而具散结之功，合小叶石韦、白茅根，清热解毒，利湿通淋，凉而不寒，自无凝滞结聚之忧。妙在黄芪一味，既可补脾益气，健中促运，又可伍生地等生血补虚，暗合补血汤之意；配泽泻、茯苓等开通水路，利尿排浊；合益母草、丹皮等补气活血，推血循行，周流不息；佐寄生、怀牛膝，外调肝气，以降眩晕，诚可谓一举而多得。全方合用，共奏滋补肾阴、利湿清热、益气化瘀之功。

[加减]　兼见小便涩痛、灼热、腰痛、少腹胀满者，可加滑石 15g、金钱草 30g 以上，量小则作用不大；兼见头胀痛、面烘热、心烦少寐、血压偏高者，可酌加钩藤、天麻、石决明等，并重用桑寄生 20g 以上；血尿顽固者，仍用阿胶，并加用炒蒲黄、仙鹤草、大小蓟等。实验证明，茅根等具有明显的利尿、抗感染的作用；黄芪煎剂给大鼠皮下注射或麻醉犬静脉注射均有利尿作用，对肾炎蛋白尿定量有显著降低作用，对心血管系统有扩张作用，可降低血压，对小鼠有强壮作用等，证明了本方组成药物的科学性。

按语：慢性肾小球肾炎、肾盂肾炎、肾衰等病，病程较长，久病伤正，故以正虚为主要矛盾。据临床观察，慢性肾炎随着病程迁延和病情加重，多有一个由阳虚向阴虚的转变过程。此概因久用温燥、渗利之品，或西药之激素、免疫抑制剂的长期、大量应用；或湿遏日久，化热伤阴；或肾水不化阴津而溢于肌表等等，皆可导致阴精亏虚。此类患者相当常见，由此可知，肾阴虚是慢性肾炎病变中一个重要的病机。而慢性肾盂肾炎，由于热邪久羁耗阴，故临床肾阴虚而水停者居多。因而在治疗之时，滋补肾阴、清利湿热之大法就显得特别重要。

水肿迁延日久，壅塞气机，气行不畅；或久而气伤，无力推血，血行缓慢；久而瘀滞，而致络阻血瘀。血瘀既成，"血不利则为水"，水瘀交阻，复伤肾阴，形成恶性因果循环，导致病情日益危重。因此，血瘀亦为本病发病过程的一个不容忽视的重要因素，确立大法，益气和血，必不可少。

对本方运用雄性新西兰纯种大耳白兔进行药理对照实验，结果表现，该方24小时尿蛋白定量及血肌酐显著低于对照组（$P<0.01$），病理检查可见治疗组部分标本为局部病变，与病理对照组的弥漫性病变有一定差别。且治疗组毛细血管丛分叶尚分明，大部分管腔仍在，电镜下可见上皮下致密物沉积已部分吸收，免疫荧光较病理对照组为弱。结合临床生化检查，说明该方对减轻肾小球毛细血管病变，加速免疫复合物的消除，促进肾小球炎症消退，防止继发感染，保护肾功能有一定作用。再次证实了本方配伍的合理性和疗效的客观性。

应用本方治疗慢性肾炎阴虚型患者91例，结果表明，总有效率为91.85%，各项指标如内生肌酐清除率、血清总蛋白、血清白蛋白均有提高，与对照组比较均有显著差异（$P<0.01$）。

温阳降浊汤（杜雨茂）

[组成]　茯苓15g，白术12g，附片9g，白芍12g，西洋参6g，黄连4.5g，苏叶9g，猪苓15g，泽泻15g，生姜12g。

[功能]　温肾健脾，降浊和中，宣通水道。

[主治]　肾脾阳虚，水气泛滥，浊邪内盛上逆所致之关格证（包括肾小球肾炎、肾盂肾炎等疾病所引起的慢性肾功能衰竭——尿毒症）。

[用法]　附片加清水煎半小时，再入余药同煎2次，每次文火煮半小时，滤汁混匀分2次服。病重者可日服一剂半，分3次服之。

[方解]　本方系在经方真武汤的基础上结合时方连苏饮巧加化裁而成。中医学之"关格证"，大抵相当于西医学之慢性肾功能衰竭。《证治汇补》云："关格者，既关且格，必小便不通，旦夕之间陡增呕吐。因浊邪壅塞，三焦正气不得升降，所以关应下而小便闭，格应上而生呕吐。阴阳闭绝，一日即死，最为危候。"

该证多为它病久羁不愈发展而来。肾为先天之本，诸脏久恙，久必及肾。况肾为水脏，主二便而开窍二阴，为胃之关。关门不利，则聚水而生病，水盛侮土，脾必受累。肾气从阳则开，从阴则阖。肾阳衰微，气化无权，肾关开阖不利，不能藏精泄浊；或火不暖土，脾阳亏虚，不能运化精微，反聚而变生浊邪。浊邪内蕴，壅滞三焦之道，气机升降失调，则尿少、尿闭、恶心呕吐焉。津精不运，营气不养，则面萎体倦，头晕耳鸣。浊邪日久不降，郁久生热，浊盛化毒，上干清腑，则神昏、抽搐、吐衄等症遂作。仲景《伤寒论》真武汤所治，专擅温阳利水；连苏饮则长于降浊和中。与关格证之主要病机甚为合拍，故合二方加减而成此汤。方中附片温肾扶阳，振元气；白术、茯苓、西洋参健脾制水，巩固土堤；猪苓、泽泻淡渗利水，去邪之著；苏叶、生姜、黄连辛苦合用，开降共施，一以开阴之闭而宣肺通水道，一以降邪之浊而和中止呕吐，因阳虚日久，必损及阴；浊邪郁热，阴屡受戕；且诸利水淡渗及温燥之剂，也每损阴液，故用白芍配西洋参酸甘化阴，生津补正。诸药合用，俾正复邪祛，浊降关开，关格之证自解。经杜氏反复应用，不仅可使临床症状得到缓解和消除，而且在一定程度上可改善肾功能。

按语：尿毒症者肾气已衰，胃气亦败，故临床多见不思饮食、恶心呕吐、呕逆等症。故若只重视温补肾阳，往往更伤胃气，加重病情。对此，应以顾护胃气为主，"有胃气则生，无胃气则亡"，"留病救人"，此之谓也。本方即着眼于此，用参、术、姜、苏、苓益气养胃、和胃降逆；用附片、泽泻温阳利水救肾，故用于临床常获良效。

为了阐明温阳降浊汤的作用机制，为临床提供实验依据，曾以温脾汤为实验对照组，对 WiCta 系大白鼠腺嘌呤性慢性肾功能不全有肯定疗效，作用优于温脾汤。且可降低血 BUN 和 Scr（给药组第 24 日比第 10 日显著降低，以温阳降浊汤组最明显，比温脾组低 17% 和 27%，均有显著差异），纠正电解质代谢紊乱及氨基酸代谢异常，保护和修复肾小管，改善肾功能、加速腺嘌呤代谢产物的排泄，减轻各种毒物对肾脏的损害，从而呈现明显的治疗作用。

安肾汤（林沛湘）

[**组成**] 莲子肉 20g，芡实 20g，怀山药 20g，茯苓 20g，冬虫夏草 10g，党参 20g，黄芪 20g，杜仲 10g，猪脬 1～2 个共炖服（视患者胃口，可适当加猪瘦肉或猪排骨共炖服）。

[**功能**]　滋养脾肾，补益气血，消蛋白尿。

[**主治**]　慢性肾炎，食欲不振，疲乏无力，腰酸腿软，头晕眼花，尿中蛋白、管型、红细胞未能改善，作为治疗及善后的预防复发。

[**用法**]　日1剂，水煎分服。

[**方解**]　慢性肾炎病位以脾肾为主，肾为先天之本，脾为后天之本，不论急慢性病到了末期，非从脾肾论治不为功。莲子养心、益肾、补脾，《本草纲目》谓："莲之味甘，气温而性涩，禀清香之气，得稼穑之味，乃脾胃之果也，土为元气之母，母气既和，津液相成，神乃自生。"芡实固肾补脾，《本草经百种录》云："芡实淡渗甘香，则不伤湿，质黏味涩，而不滑泽肥润，则不伤于燥，凡脾胃之药，往往相反，而此相成，故尤足贵也。"怀山药健脾、补肺、固肾，《本草正》云："山药，温补而不骤，微香而不燥。"《本草求真》云："然山药之阴，本有于芡实，而芡实之涩，更有甚于山药；且山药兼补肺阴，而芡实则止于脾肾而不及于肺。"茯苓渗湿利水、益脾和胃，《本草正》谓："茯苓，能利窍去湿，利窍则开心益智，守浊生津；去湿则逐水燥脾，补中健胃。"四味配合，能补肺肾健脾胃，在闽南民众常用于病后滋补之药，味淡而甘，配合猪脬以化膀胱之气，气化而小便自利。如气虚则加参、芪，如虚损气虚可加冬虫夏草，《重庆堂随笔》谓："冬虫夏草，具温和平补之性。"《本草从新》云其："甘平，保肺、益肾补精髓。"

[**加减**]　阳微阴脱，呼吸急促，脉细，加高丽参（另炖）10g、蛤蚧尾1对、肉桂2g（合研末安肾汤冲服）；如肾阳不足、腰痛脚弱，金匮肾气丸10g，安肾汤送服，1日2次；如肾虚腰痛脚肿、小便不利，金匮肾气丸10g，安肾汤送服，日2次；如阳虚气虚、呕恶腹胀、心悸不宁，右归丸10g，安肾汤送服，日2次；食少便溏，脘腹胀满，香砂六君丸10g，安肾汤送服，日2次。

按语：本方以养为主：养心、养脾、养肾，冀心气旺，脾气健，肾气充，正复邪气自除，乃治本之法，可以久用，值得师法。

芪萸仲柏汤（蒋文照）

[**组成**]　黄芪15g，山萸萸9g，杜仲12g，黄柏6g，白茅根12g，茯苓15g，牡蛎20g，金樱子12g。

[**功能**]　益气养阴，补肾化浊。

[**主治**]　慢性肾炎、肾病综合征而表现腰酸体瘦，舌质淡红胖嫩，苔腻，脉沉细弦，蛋白尿者。

[**用法**]　1 日 1 剂，清水煎，上下午各服 1 次。

[**方解**]　慢性肾炎在西医学中属于"阴水""虚劳""腰痛"等范畴，其病因病机错综复杂，然不外乎虚实夹杂。蒋氏积数十年之临证经验，以"肾虚浊滞"概其机。其中，肾虚为本，气虚阴虚最为常见；浊滞为标，湿停热郁兼而有之。慢性肾炎虚证居多，尤其是水肿基本消退后，更为显著。即使为实，也属虚中夹实。肾藏精，为封藏之本。肾虚则封藏失职，固摄无权，是以蛋白、红细胞等精微物质随尿流失；浊滞则污秽不去，困遏伤正，而见肌酐、尿素氮等代谢废物难以祛除。气阴不足，则神疲乏力；上不荣色，则面白少华；肾元亏虚，故见腰俞酸楚或疼痛，诚如《素问·脉要精微论》所说："腰者，肾之府，转摇不能，肾将惫矣。"而脉之有力无力、尺部沉取如何及舌之有苔无苔，更为证之虚实之重要依据。肾虚则脉多沉细无力，舌胖嫩边有齿痕；浊滞则脉多见弦，舌呈腻苔。

蒋氏据"肾虚浊滞"之病机而立补肾化浊之治法。自拟芪萸仲柏汤，由黄芪、萸肉、杜仲、黄柏、白茅根、茯苓、牡蛎、金樱子等为主组成。以黄芪充其气，萸肉养其阴，合以杜仲而补肾益元。萸肉酸温不热，平补阴阳；杜仲甘温不燥，侧重温补。更佐黄柏之苦寒清热燥湿于温补之中，既达清热燥湿而去浊，又图阳中求阴而益肾。茯苓、白茅根渗水湿，清郁热，助黄柏之祛其污浊。祛其污浊者，祛其尿中白细胞，清其血中之肌酐、尿素氮也。牡蛎、金樱子敛阴液，缩水泉，助芪、萸之补肾摄精。补肾摄精者，增其血中之白蛋白、清其尿中之蛋白、红细胞也。其方重于补虚，然补而不嫌滋腻；兼以泻浊，然泻而不虞伤正。故临证选用，效如应桴。

[**加减**]　体虚易于感冒者加党参 12g、炒白术 9g；水肿未消、小溲短少者茯苓改为用皮，加大腹皮 9g、车前草 10g、薏苡仁 20g；口干烘热者加生地 15g、麦冬 9g、炒知母 9g、菟丝子 12g；尿赤而见红细胞者加大小蓟各 12g、阿胶珠 9g。

按语：芪萸仲柏汤是蒋文照教授治疗慢性肾炎的代表方，凡蛋白尿顽固不消者，可以试用本方。

典型病例

钱某，男，51岁，1991年10月7日初诊。

肾炎反复6年。1989年10月复发加重，诊为"慢性肾炎肾病型"，住院治疗16个月。出院检查：浮肿基本消退，血压趋于正常，血清蛋白48g/L，甘油三酯3.9mmol/L，总胆固醇7.8mmol/L，尿蛋白（＋～＋＋）。近半年来，夜尿频多，每晚4～5次，量多清长，腰脊酸楚，两耳鸣响，神倦乏力，舌质淡红胖嫩、边有齿印、苔薄白腻，脉沉细。治拟益气养阴，补肾化浊。

处方：生黄芪24g，制萸肉6g，生地15g，杜仲12g，黄柏9g，银花15g，生牡蛎20g，白茯苓15g，白茅根15g，金樱子12g，芡实15g，菟丝子12g，潞党参15g。

宗上方意，稍作增损，连服50余剂。11月25日复诊，尿检连续3次蛋白呈阴性。夜尿1～2次，腰酸耳鸣减轻，体力渐增。血清蛋白58g/L，甘油三酯3.12mmol/L，总胆固醇6.76mmol/L。

资肾益气汤（盛国荣）

[组成]　生晒参10g（药汤炖），黄芪30g，车前子20g，茯苓皮30g，杜仲20g，地骨皮15g，泽泻15g。

[功能]　扶正祛邪，益气养阴，健脾利尿。

[主治]　慢性肾炎，症见神疲倦怠、腰酸腿软、四肢轻度浮肿，小便短赤，大便时溏时秘，口干而喜饮，舌质淡有齿痕，脉沉细等。

[用法]　日1剂，文火久煎，分温服。

[方解]　慢性肾炎，可由急性肾炎演变而来，尿常规检查以蛋白尿、管型、红细胞为主要表现。《素问·水热穴论》谓："其本在肾，其末在肺……皆积水也。"《素问·至真要大论》有："诸湿肿满，皆属于脾。"本病以脾肾为主，以其久病多虚，故以生晒参调中益气，《月池人参传》说："人参味甘补阳，微苦补阴，如土虚火旺之病，则宜生参凉薄之气，以泻火而补土。"清·邹澍《本经疏证》认为："人参首先入脾而仓廪崇矣，次入肺而治节行矣，次入肾而作强遂矣。"黄芪，《本草正义》云："补益中土，温养脾胃。"《本草求真》曰："黄芪入肺补气。"李东垣谓黄芪"以益元气，而补三焦"。参芪配合，益气培土、补

肺利尿，疗效更佳。茯苓皮利尿渗湿，《本草纲目》谓："主水肿腹胀，开水道。"《中国医学大词典》谓："茯苓皮行水不耗气，胜似大腹皮。"车前子利水清热，《医学启源》谓："主小便不通，导小肠中热。"茯苓皮配伍车前子增强渗湿利尿作用。泽泻利水渗湿而补阴，《名医别录》谓："补虚损五劳，起阳气，逐膀胱，三焦停水。"地骨皮清热凉血，《本草新编》谓："入肾不凉肾，反而益肾能生髓。"《本草述钩元》："能裕真阴之化源，而不伤元阳，故与苦寒者特殊，须知此味不兼养血，却未以益阴为其功。"杜仲补肝肾，《本草汇言》："方氏直指云：凡下焦之虚，非杜仲不补；下焦之湿，非杜仲不利，足胫之酸，非杜仲不去；腰脊之痛，非杜中不除。气温而补，补肝益肾，诚为要剂。"佐以地骨皮，益阴而祛肾中虚热。本方补而不腻，利而不伐，虚中带实，实中带虚，皆能适应，在临床可根据病情，予以加减。

[加减] 脾虚气滞，全身浮肿明显，加川花椒10g、生姜皮3片，另以玉米须60g、水三大碗先煎，去渣将汤分2次煎上药。肾虚水泛，面浮身肿，按之没指，乃肾阳不化，加肉桂3g、漂川附子10g、补骨脂8g、桑螵蛸8g；瘀血阻络，水肿久留，面色暗滞，舌质紫暗，加生蒲黄10g、五灵脂10g、红花5g、益母草10g；脾虚失运，食欲不振，脘腹胀满，舌淡苔白腻，加白术15g、砂仁10g、陈皮10g；肾衰水泛，头目眩晕，恶心呕吐，加吴茱萸8g、半夏8g、陈皮8g、代赭石20g；若出现尿毒症，可配合宁元散（方详下）；如血压升高，头晕脑胀，手指蠕动，面色潮红，舌干咽燥，烦躁不眠，属于阴虚阳亢者，加夏枯草15g、炒枣仁30g、龟甲20g、地龙干20g、天麻10g；如邪毒内闭，用安宫牛黄丸，每次服1粒，日服2次，羚羊角尖磨温开水，每次服2g，日服2~3次。中医治疗慢性肾炎，因症状不同治法亦异，主要以辨证论治，随症加减，因势利导，急则治标，缓则治本，或标本兼治。善后可用安肾汤（方详下）以资巩固。

按语：本方为盛国荣从事多年治慢性肾炎之验方，治疗慢性肾炎，随症加减，疗效较佳。曾两次总结治疗经验，发表于《福建中医药》《辽宁中医药杂志》。

加味神芎导水汤（何炎燊）

[组成] 川芎12g，牵牛子20g，大黄、黄芩各15g，黄连10g，薄荷9g，滑石、苏叶各30g，鲜崩大碗500g。

[**功能**] 荡涤浊邪，泻热行水，降低血中非蛋白氮。

[**主治**] 急、慢性肾功能衰竭。

[**用法**] 加水 1200ml，煎诸药得 300ml，入大黄，微火煮沸 3 分钟，去渣。另将鲜崩大碗温开水洗数遍，捣烂后绞取汁约 200ml 左右，和药液混匀，1 日分 3 次服。神昏痉厥者鼻饲给药。

[**方解**] 刘河间制神芎丸，本治男妇老幼一切热证及痰饮酒食停积。王肯堂更名为神芎导水丸，用治水邪久渍，内外具实，二便闭涩之症。余则加入苏叶、鲜崩大碗，改为汤剂。此方大旨乃攻实邪，为急则治标之法。因为急、慢性肾衰发病过程中的病理产物——血中过高的氮质，就是中医所说的"邪"。邪一日不去则正一日不安。故用大黄、牵牛子荡涤实邪，推陈致新；黄芩、黄连清热解毒；滑石通调水道；又用川芎、薄荷宣行气血，以通其壅塞。诸药合而为剂，攻邪之力甚猛。然毕竟不若舟车、浚川诸方之险峻，故刘河间说，服用此方，"得二便通调，结滞自去，不动脏腑，有益无损"。现又在原方基础上，加苏叶、鲜崩大碗，降血氮之力更大。《金匮》用苏叶解鱼蟹毒，历代医家多有验证。崩大碗即《本经》所载之"积雪草"，主治"大热、恶疮、痈疽"，广东农村用之解救钩吻中毒。新中国成立前，氯霉素尚未问世之时，有民间铃医用鲜崩大碗捣汁内服，救治肠伤寒毒血症严重者多效。故纳此两药于神芎导水汤中，相得益彰。

[**加减**] 神昏加安宫牛黄丸 1 枚；咯血、衄血，加茅根 60g、黑栀子 15g；呕逆不止，加竹茹 18g、半夏 9g；水邪射肺，喘急不得息，加葶苈子 30g、桑白皮 15g；闭尿不通，加川牛膝 15g、地龙 12g；热盛动风，头痛眩晕抽搐，加羚羊角 9g、钩藤 15g。

按语：原方出《宣明论》，乃刘河间所制，《证治准绳》用治阳水实证，现从原方加味，治急、慢性肾衰。治疗由泌尿系本身疾病（如急进性肾炎、泌尿系感染、尿路梗阻等）所导致之急性肾衰，有较好效果。因为这些疾病，病多急骤，而病程较短，属中医所谓邪盛而正犹未伤者。此方能荡涤实邪，顿挫病势，预后较好。而慢性肾功能衰竭（尿毒症）则是各种肾病导致肾实质进行性毁损的最后结果，中医谓之"损不可复"，此方只能取效于一时。按中医观点，慢性肾功能衰竭之症，多是脾肾久虚，虚甚则损，因而脾之升清降浊、肾之化气布津功能皆告失职，以致水液无主，泛滥莫制，蕴藏脏腑肌肤内外，成为浊邪；浊邪阻塞，气壅不通，久郁则从火化。火与浊邪上乘颠顶，为痛为晕，引动肝风则痉厥。此乃"重阴必阳"、久虚变实之理。此时标证急，急当治标。遵《内经》"二虚一实、偏治其实"的原则，投以本方，可暂时降低血氮（近年经治尿毒症78例，血氮下降率96.1%），改善症状。然后，"谨察其阴阳所在而调之"，用中西医综合治疗方法亦可延长患者生命，所治存活5年以上者已有6例。

第十七节 糖 尿 病

降糖方（祝谌予）

[**组成**]　生黄芪30g，生地30g，苍术15g，元参30g，葛根15g，丹参30g。

[**功能**]　益气养阴活血。

[**主治**]　气阴两虚型糖尿病。

[**用法**]　日1剂，水煎分温服用。

[**方解**]　西医学将糖尿病分为两大类：依赖胰岛素糖尿病和非依赖胰岛素糖尿病。在我国以非依赖胰岛素糖尿病为最多。在10余年观察中发现，糖尿病可分为5个类型：①气阴两虚型；②阴虚火旺型；③阴阳两虚型；④气虚血瘀型；⑤燥热入血型。其中以气阴两虚型为最多。

降糖方为治气阴两虚型糖尿病的有效基本方剂。患者表现为多饮、多食、多尿、乏力、消瘦、抵抗力弱，易患外感，舌淡暗，脉沉细等症状。

降糖方的6味药通过药理研究证明均为降糖药物。生黄芪配生地降尿糖，是取生黄芪的补中、益气、升阳、固腠理与生地滋阴、固肾精的作用，防止饮食精微的漏泄，使尿糖转为阴性。据药理研究，黄芪、生地有降血糖作用。苍术配元参降血糖。许多人认为治糖尿病不宜用干燥的苍术，而施今墨先生云：用苍术治糖尿病以其有"敛脾精"的作用，苍术虽燥，但伍元参之润，可制其短而用其长。药理研究证明，苍术和元参都有延长降低血糖时间的作用。上述2个对药的黄芪益气，生地滋阴；黄芪、苍术补脾健脾，生地、元参滋阴养肾；从先后两天扶正培本，降血糖、尿糖确有卓效。自古以来，有关消渴病或糖尿病诸文献中，未见有活血化瘀法治疗糖尿病的报道。但在临床中遇到糖尿病合并血管病变者不少。通过血流变学研究，糖尿病患者血液黏稠度多有增高。气阴两虚型糖尿病者常见舌质暗、舌上有瘀点或瘀斑、舌下静脉怒张等血瘀征象。故而加用葛根、丹参两味药通活血脉。实践表明，加用活血药后，疗效增强了。药理研究也证明，葛根、丹参都有降血糖的作用。

[加减]　尿糖不降，重用花粉30g，或加乌梅10g；血糖不降加人参白虎汤，方中人参可用党参代替，用10g，知母用10g，生石膏重用30～60g；血糖较高而又饥饿感明显者，加玉竹10～15g、熟地30g；尿中出现酮体，加黄芩10g、黄连5g、茯苓15g、白术10g；皮肤瘙痒，加白蒺藜10g、地肤子15g、白鲜皮15g；下身瘙痒，加黄柏10g、知母10g、苦参15～20g；失眠，加首乌10g、女贞子10g、白蒺藜10g；心悸，加菖蒲10g、远志10g、生龙骨30g、生牡蛎30g；大便溏薄，加薏苡仁20g、芡实米10g；自觉燥热殊甚，且有腰痛者，加肉桂3g引火归元；腰痛、下肢痿软无力者，加桑寄生20～30g、狗脊15～30g。

按语：本方为祝老创造的新方，应用临床多年，疗效肯定。基层医生采用本方治疗糖尿病也多获良效。说明本方乃治消渴之专方，经得起重复验证。

生津止渴汤（任继学）

[组成]　山药50g，生地50g，玉竹15g，石斛25g，沙苑蒺藜25g，知母20g，附子5g，肉桂5g，红花10g。

[功能]　滋阴清热，生津解渴。

[主治]　适用于多饮、多尿、多食、形体消瘦、咽干舌燥、手足心热，舌质红绛、苔微黄，脉沉细而消渴症者。

[用法]　水煎服，日服2次，早饭前、晚饭后30分钟温服，猪胰子切成小块生吞。服药期间，停服一切与本病有关的中西药物。

[方解]　生地、玉竹、石斛、山药、知母滋阴清热；红花养血活血；沙苑蒺藜滋阴平肝；猪胰子以脏补脏；附子、肉桂微微生火，使"阴得阳助，而生化无穷"。诸药合用，共奏滋肾生津之功。

按语：消渴病多责之肾阴虚，内热灼津，治宗滋阴降火之法，有效者，有不效者。任氏之方，一反常规，在大队滋阴药中伍以小量桂附，生发肾气，使阴精生化无穷，故收效显著。

典型病例

韩某，女，48岁，1988年9月初诊。

近6个月来，多饮、多尿、多食、形体消瘦，腰酸膝软，咽干舌燥，手足心热，时有乏力气短，畏寒肢冷，舌质红绛、苔黄干，脉沉弦而数。诊断：消渴病，气阴两虚证候。查：尿糖（＋＋＋＋），空腹血糖10.545mmol/L。治宜滋阴清热，生津止渴，益气养阴。投生津止渴汤6剂，水煎服，并用猪胰一具分3次生吞。共服20剂，症状、体征消失，查尿阴性，空腹血糖5.55mmol/L，舌脉均正常。嘱其服用六味地黄丸1个月，以巩固疗效。追访至今未见复发。

消渴方（谢昌仁）

[**组成**]　石膏20g，知母10g，甘草3g，沙参12g，麦冬10g，石斛12g，地黄12g，山药12g，茯苓12g，泽泻12g，丹皮6g，天花粉15g，内金6g。

[**功能**]　清热养阴，滋肾生津。

[**主治**]　糖尿病，干燥综合征，尿崩症。

[**用法**]　日1剂，水煎服。

[**方解**]　本方用于"消渴"症之治疗，尤适于阴虚燥热型者。经云："二阳结为之消"，"胃热则消谷，谷消则善饥"。《临证指南》则曰："三消一证，虽有上、中、下之分，其实不越阴虚阳亢，津涸热淫而已"，由此阐明了该病之主要病机为"阴虚阳亢"，从而形成"阴虚燥热"的病理基础。本方即是针对于此，以寒制热，育阴润燥，滋肾生津，达清热滋阴之目的。其中石膏、知母、甘草乃白虎汤之意，清阳明胃热，若景岳所云"果为实火者，但去其火，则津液自生，而消渴自止"；地黄、山药、茯苓、丹皮、泽泻，为六味地黄汤去萸肉，舍其偏温之性，可滋肾育阴，即所谓"治消之法，以治肾为主"；沙参、麦冬、花粉，养肺胃之阴而生津，滋上源以生水是也；鸡内金为治糖尿病之单验方，临床证明有降糖作用，系辨病用。全方共13味，清热与滋阴并用，补中有泻，清而兼润，各司其职又配合默契。

按语：本方由六味地黄汤、白虎汤化裁而成，功擅清热养阴、生津止渴，对阴虚内热者颇有卓效；脾肾气虚者则不宜之。

典型病例

张某，男，45 岁，农民。

初诊：患者能食善饥已 2 年余。半月来头昏乏力，嗜睡懒动，在当地县医院检查发现尿糖（++++），血糖 8.325mmol/L（空腹），肝功能：谷丙转氨酶 182U/L，就诊时症见形体消瘦，能食善饥，每餐可进食稀饭 2o 碗，口渴多饮，尿多，苔中根黄。证属胃热炽盛，伤灼阴津，夹肝经湿热蕴结。治宜清热滋阴为主，佐以清利湿热。

处方：石膏 20g，知母 10g，甘草 4g，生地 12g，丹皮 6g，茯苓 12g，泽泻 12g，内金 6g，天花粉 15g，茵陈 12g，苡仁 12g，石打穿 15g。12 剂。

复诊：药后"三消"症状基本消失，复查餐后尿糖阴性，空腹血糖 4.52mmol/L。前方既效，可不更章。原方 15 剂。

三诊："三多"症状已基本消失，肝功复查谷丙转氨酶降至 40 单位以下，舌红少津、苔中根仍黄厚。

处方：原方去茵陈、苡仁、石打穿，加麦冬 10g、石斛 12g。8 剂。

经治后，消渴症状一直未发，多次检查血糖、尿糖均正常。嘱续服六味地黄丸及消渴方以巩固疗效。

二地降糖饮（汪履秋）

[**组成**]　地锦草 15g，地骨皮 15g，南沙参 12g，麦冬 10g，石膏（先煎）30g，知母 10g，生地 15g，僵蚕 10g，青黛（包煎）5g，泽泻 30g，苦参 15g。

[**功能**]　养阴清热，降糖除消。

[**主治**]　非胰岛素依赖型糖尿病。症见口渴欲饮，消谷善饥，小便频多，疲乏无力，形体消瘦，舌质偏红、苔薄黄，脉细数。

[**用法**]　先将上药浸泡 30 分钟，再煎煮 30 分钟，每剂药煎 2 次，将 2 次煎出的药液混合分 2 次服用。

[**方解**]　糖尿病以多饮、多食、多尿及身体逐渐消瘦为主症，当属中医学消渴范畴。其病理变化以阴虚为本、燥热为标，治疗以养阴增液、润燥清热为大法。汪氏认为养阴增液以滋养肺肾为主，润燥清热主要是润肺清胃。故方中以南沙参、麦冬、生地滋养肺肾；地骨皮、石膏、知母清肺热泻胃火；而地锦草、僵

蚕、泽泻、苦参、青黛等药乃结合辨病用药，据药理研究及临床观察，这类药物均有不同程度的降低血糖作用。全方辨证结合辨病，集润肺、清胃滋肾于一炉，实为上、中、下三消的通治方。

[加减] 上消口渴欲饮明显者，加芦根、天花粉、石斛等清肺润燥；中消消谷善饥显著者，加黄连、玉竹等清胃泻火；下消尿频量多者，加熟地、山萸肉、怀山药等滋补肾阴。气阴两虚、神疲气短纳差便溏者，加白术、苡仁、山药、扁豆；阴虚及阳者，每见小便浑浊、腰膝酸软、形寒怕冷、舌淡白、脉沉细等症，加熟附子、肉桂、补骨脂、仙灵脾等。若见舌下静脉怒张，舌有瘀斑、瘀点，肢体麻木疼痛，妇女月经不调等血瘀征象者，则宜伍以桃仁、红花、鬼箭羽、赤芍、丹参等。

按语：本方经临床反复使用，既能改善临床症状，又能降低血糖、尿糖。曾对 20 例病例作过统计，有效率为 90%，降低血糖的幅度平均达 36%。

典型病例

吴某，女，44 岁。1989 年 5 月 10 日初诊。

患者起病年余，口渴欲饮，饮不解渴，日饮水量达 3000ml 以上，消谷善饥，日主食量近 1kg，小便频多，体日渐消瘦，舌苔黄燥，脉象弦数。查空腹血糖为 12.65mmol/L，尿糖（+++）。证属肺肾阴伤，胃火内炽。治拟清胃润肺为先，佐以养阴增液，再参验方降糖之品。

处方：石膏（先煎）30g，知母 10g，黄连 3g，天花粉 20g，生地黄 15g，地锦草 15g，地骨皮 15g，南沙参 12g，麦冬 10g，僵蚕 10g，青黛（包煎）5g，泽泻 30g，苦参 15g。

药进 30 剂，诸症有减，日饮水量降为 1000ml、进主食量控制在 300～350g，小便量亦明显减少，疲乏无力，舌苔花剥，血糖降为 10.82mmol/L，尿糖（+～++）。转从养肺益肾为主。原方去黄连、石膏、花粉，加玉竹 10g、枸杞子 10g、怀山药 10g。再进 50 剂，三消症状基本消失，尿糖转阴，空腹血糖控制在 7.21mmol/L 左右。原方再进，以资巩固。1 年后随访，患者已停药半年余，病情稳定，未见反复。

第十八节　甲亢、甲减

甲亢平复汤（吕承全）

[组成]　玄参 30g，生地 30g，天花粉 20g，夏枯草 30g，知母 10g，黄柏 10g，昆布 10g，海藻 10g，丹皮 10g。

甲亢平复丸

[组成]　羊靥 40 个，玄参 100g，天花粉 100g，麦冬 60g，夏枯草 60g，知母 60g，黄柏 60g，煅牡蛎 60g，浙贝 150g，海浮石 60g，石决明 100g，昆布 120g，海藻 120g，丹皮 50g，三棱 60g，莪术 60g。

共研细面，炼蜜为丸，每次 10g，每日服 2 次。

（注：羊靥即羊的甲状腺，在羊颈部，如蚕大，切下焙干入药）。

[功能]　养阴清火，化痰散结。

[主治]　气瘿（类似西医学的甲状腺功能亢进）。

[用法]　发作期首用甲亢平复汤控制病情发展，每周服 6 剂。

轻者一般治疗 2～3 周症状即可缓解，重者则需服用 2～3 个月左右。善后需用甲亢平复丸巩固疗效。同时要防止情志内伤，保持精神愉快，并宜多食富于营养的食品和新鲜蔬菜。

[禁忌]　忌食辛辣、油腻食品。

[方解]　气瘿证临床表现为颈前肿大，燥热汗出，心悸失眠，急躁易怒，多食善饥，身体消瘦，手指颤抖。严重者睛珠突起发胀，发热；女子月经前错，月经量少，甚至经闭；男子气短乏力，甚至阳痿。其脉弦数或细数，舌质红、苔薄白。其特点：颈部结块肿大，质无结节，柔软光滑，可随吞咽动作上下移动。其发病以忧思郁虑、恼怒太过等情志内伤为主要诱因，其病机与气、痰、瘀、火及脏腑气虚、阴虚密切相关。初病气、痰、瘀壅结于颈前，多为实证；久病则致脏腑气虚或阴虚，而成虚实夹杂之证。临诊宜根据具体病情虚实兼顾，攻补兼施。

方中首用玄参、生地、天花粉、麦冬之类养阴生津；伍以夏枯草、知母、黄柏在于清热泻火；佐以煅牡蛎、石决明、海浮石、浙贝等平肝潜阳、化痰散结；佐以羊靥、昆布、海藻以软坚消瘿；配用丹皮、三棱、莪术以活血化瘀。诸药合用，既可养阴清热，又能化痰散结。针对气瘿为主表现之病症可起到攻补兼施、调和阴阳之功效。

[加减] 心悸失眠者，加炒枣仁、炙甘草之类养心安神；急躁易怒、肝火偏旺者，加郁金、白芍、龙胆草、黄芩以清肝泻火、开郁除烦；手指颤抖、肝风内动者，加石决明、龙骨、白芍、钩藤、川芎之类平肝息风；声音嘶哑者，加南沙参、北沙参、麦冬之类利咽消肿；大便溏泻者，加茯苓、泽泻、山药健脾止泻；大便秘结者，加草决明、肉苁蓉、川朴润通大便；消瘦乏力、女子经少经闭者，加何首乌、熟地、川牛膝、当归、川芎之类滋养精血；瘿肿不消、结块坚硬者，加羊靥、三棱、莪术化瘀散结。

按语： 以上二方是吕承全教授治疗气瘿的基本方。临床应用多年，疗效可靠，病情复发者很少。

典型病例

陈某，女，25 岁，1981 年 6 月 23 日初诊。

患者 3 个多月来心悸多汗，两手颤抖，颈前结块渐大，两眼微突发胀，体质渐瘦，伴有大便溏泻。某医院检查：甲状腺肿大Ⅱ度，局部听诊可闻血管杂音，基础代谢率 0.401，T_4 283.8nmol/L。诊断为甲状腺功能亢进症。予甲硫咪唑、维生素 C、维生素 B_6，服 40 余天。出现发热咽痛，心悸气短，查：体温 38℃，心率 106 次/分，血常规：白细胞 $3×10^9$/L，淋巴细胞 0.92，多核细胞 0.08，心电图示：Ⅰ型传导阻滞（阵发性）。诊断为甲状腺功能亢进症，急性粒细胞缺乏症、病毒性心肌炎？停用上药，给青霉素、ΛTP、利血生、鲨肝醇等治疗半月余，血白细胞上至 $9.6×10^9$/L，再试用甲基硫氧嘧啶 4 天，白细胞又减少至 $2.3×10^9$/L，被迫停药，转我院治疗。来诊时，舌红、苔薄白，脉沉数，中医辨证为气血双亏，阴虚火旺，痰凝血瘀。诊断为气瘿。予以甲亢平复汤去知母、黄柏，加黄芩等治疗 2 个月余，心悸汗出等诸症基本缓解，月经按期来潮，颈前结块有所减小，睛珠亦不觉发胀，舌仍红、苔薄白，脉沉细微数。改用甲亢平复丸治疗 4 个月余，局部结块消失，复查基础代谢率转为正常。追访患者，甲状腺功能亢进症已愈 8 年，再未复发。

抑亢丸（任继学）

[组成]　羚羊角（先煎）2g，生地15g，白芍15g，黄药子15g，天竺黄20g，白蒺藜25g，沉香15g，香附10g，紫贝齿25g，莲子心15g，珍珠母50g。

[功能]　平肝清热，消瘿散结。

[主治]　适用于甲状腺功能亢进者。症见心悸，汗出，心烦，消瘦，易怒，瘿瘤肿大，两眼突出，舌质红、苔黄干，脉弦数。

[用法]　水煎服，日2次，早饭前、晚饭后30分钟温服。或制成蜜丸每重9g，日服3次，每次1丸。服药期间停服一切中西药物。

[方解]　羚羊角、生地、白芍平肝清热为君；黄药子、天竺黄、白蒺藜降火息风、消瘿疾为臣；沉香、香附理气散结为佐；莲子心、珍珠母潜阳镇肝、安魂定魄为使。诸药合用，共奏平肝理气、清热息风、消瘿散结之功效。

典型病例

> 贺某，女，48岁，1988年4月20日初诊。
>
> 患者半年多来颈前喉结两旁有结块，常伴有心悸、汗出，曾到某医院就诊，诊断为甲状腺功能亢进症，宜手术治疗。患者怕手术，故来就诊。就诊时，该患者结瘿两侧颈部有结块，微肿大，伴有心悸，烦躁易怒，多汗，善饮能食，形体消瘦，两目有轻微突出，舌红苔白，脉弦数，检查：T_3 2.32nmol/L，T_4 258nmol/L，^{131}I 24小时60%。诊断为瘿病，肝郁痰阻证候。投抑亢丸，日3次，1次1丸，早午晚服。共服2周，心悸、汗出等症减轻。进药1个月诸症皆减轻。服药2个月诸症消除。查：T_3、T_4、^{131}I结果均正常。又服1个月药，巩固疗效。追访至今，疗效巩固，正常参加工作。

按语：甲亢患者多为肝旺之证，并易挟脾虚之证，故治疗当以平肝为主，佐以健脾。另外，《金匮要略》有云："见肝之病，知肝传脾，当先实脾"，说明即使无脾虚兼证亦当注意培土。故本方对肝旺脾虚者不宜之。

开瘀消胀汤（吕承全）

[组成]　郁金10g，三棱10g，莪术10g，丹参30g，川大黄10g，肉苁蓉10g，仙灵脾10g，巴戟天10g。

[**功能**]　开郁行气，活血化瘀，消肿除胀。

[**主治**]　瘀胀症（类似西医学的特发性水肿、围绝经期综合征、高脂血症、甲状腺功能减退症、冠心病、消化不良等）。

[**用法**]　上方每周服 6 剂，水煎服。一般服用 1 个月可明显见效，治疗 3 个月左右瘀胀即可消退。同时，要调情志，使之心情舒畅。

[**方解**]　瘀胀症临床表现为外形丰腴，肢体瘀胖，早晨面部肿胀，手瘀肿而无力，中午胸胁满闷，心慌气短，下午腰腿酸困，瘀肿加重。其特点：虽似水肿，但肿胀较坚实，指压略带弹性，与水肿不同，其症尚可有胸闷气短，心中懊恼，善怒善悲，善太息，五心烦热，面部烘热，烦躁出汗，头晕耳鸣，月经失调，性欲减退等。其脉多沉细涩，亦可有弦、滑之脉象。其舌质多淡胖，苔白薄，或腻或微黄。其发病与气、血、痰、火、湿、食等六郁之邪及脾肾两虚密切相关。正气不足，六郁不解，导致气滞血瘀，形成瘀胀。同时，气血脏腑受诸邪所伤，功能失调，临床多属虚实夹杂之证，根据病邪所犯脏腑不同，各有所侧重。

瘀胀症临床表现虽较复杂，但总以全身瘀肿、胀满为主要见症。治疗时，不宜因六郁而攻利过猛，劫伐正气；也不宜因脾肾虚损而纯用补剂，否则瘀肿胀满日甚。治宜攻补兼施，使之补而不致壅滞，破而不致伤及正气，补破结合，开通内外，调补阴阳，以达到开郁散结、消肿除胀之目的。

方中首用郁金，既破有形之血瘀，又散无形之气郁；伍以三棱、莪术之意，在于理气和血、化瘀消积；佐以丹参，功同四物，既可助三棱、莪术活血祛瘀，又可养血安神；佐以川大黄既可配合消积导滞，又可化瘀散结；为防攻伐太过、损伤正气，方中配伍肉苁蓉、仙灵脾、巴戟天，意在补益命门之火，以壮元阳温煦五脏。诸药合用，寓破于补，使之破而不伤正气、补而不滞经脉，补破结合，针对瘀胀为主要表现之病症可收到调补阴阳、开郁散结、消肿除胀之功效。

[**加减**]　胁肋胀痛、烦躁易怒、腹胀嗳气者，加柴胡、白芍、青皮、枳壳、半夏之类；脾胃虚寒、大便溏泄者，去川大黄，或改用川大黄炭；瘀肿较重者加山药、薏苡仁、茯苓；心悸怔忡者，加炒枣仁、炒麦芽、鸡内金；头晕目眩者，加夏枯草、珍珠母、黄柏；舌有瘀斑、行经腹痛、经下瘀血者，加泽兰叶、川牛膝、桃仁、红花、香附；甲状腺功能减退者，加海浮石、桃仁、红花之类。

按语：本方是吕承全教授治疗瘀胀病的基本方。自 20 世纪 50 年代始，临床经常遇到一些既不同于肝、肾病，也不同于心脏病的无法确诊的肿胀患者。该病补而不受，肿胀更甚；渗湿利水，则消而复胀；采用破法，则易伤元气，动则气短。吕教授经 10 余年临床研究探索，发现该病与内分泌功能紊乱有关，查尿 17-羟、17-酮、血 T_3、T_4 等内分泌功能，多在正常值内的低水平范围。根据中医学有关理论，定名为瘀胀症，并创研出以开瘀消胀汤为主方的治疗方法，经临床应用 20 余年，收效颇佳。

典型病例

　　鲁某，女，40 岁，1988 年 6 月 29 日初诊。

　　患者全身肿胀 7 年，加重 2 年。来诊时全身瘀肿蹒跚，体重 80kg。肢体指压呈水肿样凹陷，但略有弹性，伴有腰腿酸软，动则汗出气短，失眠多梦，晨起腹泻，小腹发凉，经前面部发红，口唇紫绀，经期面部㿠白，瘀肿加重，月经量少色黑，脉沉细涩，舌暗有瘀斑、苔白腻。经做肝功、尿常规及妇科检查，均未发现器质性病变。询及患者早婚，且孕 6 次。辨证为生育不节，冲任损伤，肾阴阳俱亏，不能温煦五脏，正气不足，血瘀水停而为病。中医诊断为瘀胀症，给予开郁消胀汤去大黄，加杞果、桑寄生、肉桂、白术、茯苓、泽泻、乌药等治疗 20 余天，月经来潮，虽仍量少色黑，但全身瘀肿、口唇紫绀诸症显著减轻。在经期再予开瘀消胀汤加桃仁、红花、当归、川芎、香附、白芍之类通经活血，腹冷便溏加吴茱萸、肉桂等调治 3 个月余，瘀胀诸症消失，月经正常，体重减至 67.5kg。恢复工作。

第十九节　血管、神经性头痛

加味散偏汤（杜雨茂）

[**组成**]　川芎 30g，白芍 15g，白芥子 6g，香附 9g，白芷 9g，郁李仁 6g，柴胡 9g，细辛 3g，蔓荆子 9g。

[**功能**]　祛风散寒，通络祛瘀，蠲痰利窍。

[**主治**]　风寒、瘀或痰瘀交加为患所致之偏、正头风痛。症见头痛时作时止，或左或右，或前或后，或全头痛，或痛在一点。多因感寒冒风，或气郁不畅

而诱发。发则疼痛剧烈，或掣及眉梢，如有牵引；甚或目不能开，头不能举，且头皮麻木，甚或肿胀，畏风寒，有的虽在盛夏，亦以棉帛裹头；痛剧则如刀割锥刺而难忍，甚至以头冲墙，几不欲生。

[用法] 上药加入清水500ml，浸泡30分钟后，文火煎煮2次，每次半小时，滤汁混匀，每日早晚饭后服。痛剧者可日服一剂半，分3次服下。

[方解] 本方系根据清·陈士铎《辨证录》中散偏汤，经加味更量而成。方中川芎味辛性温祛风散寒止痛，且又辛香走窜，可上通于颠顶，下达于气海，祛瘀通络，用为主药；白芷、细辛、蔓荆子辛散上行，祛风散寒，加强川芎疏散之力，兼有调气之妙，用为辅药；柴胡引药入于少阳，且可载药升浮，直达头面；白芥子引药深入，直达病所，兼有通窍蠲痰之功；白芍敛阴而防辛散太过，又有缓急止痛之长，皆用为佐药；使以甘草，缓解急迫，调和诸药。各药相合，疏散风寒之中兼有通络祛瘀之长，疏达气血之内又寓祛痰通窍之力。且发中有收，通中有敛，相互为用，各展其长。又方中柴胡、白芍、香附兼可疏肝解郁，白芍、甘草又善缓急止痛，不但对感寒冒风而发者能疗，气郁不畅而致者亦效。即使是久治不愈、邪入窍络之顽疾，同样有痛止病愈之奇功。

[加减] 若因感受风寒而发，可加荆芥、防风；疼痛剧烈，可加羌活、延胡索；阴血亏虚，可加生地、当归；拘挛掣痛，酌加胆南星、僵蚕、全蝎；若为血管扩张性头痛，宜加贯众；若兼有高血压，可加怀牛膝、桑寄生；若兼有内热，可加知母、丹皮等。

按语：方中川芎祛风散寒化瘀，集三任于一身，恰中病机，量（至30g）大力猛，止痛迅速为方中之君药。若取常量（9～15g）则效差矣。另外，尽管方中有白芍等养阴之品，然总嫌辛燥，故于阴虚者不宜。

养血平肝汤（关幼波）

[组成] 旋覆花10g，生赭石10g，生石膏10g，首乌藤30g，当归10g，杭白芍10g，川芎10g，生地10g，杭菊花10g，木瓜10g，香附10g，甘草10g。

[功能] 养血平肝，散风止痛。

[主治] 久治不愈的顽固性头痛，包括神经性头痛、脑震荡后遗症等疾患。

[用法] 日1剂，水煎分2次服。

[方解] "顽固性头痛"多以头痛时作时止，缠绵日久，经过各种治疗收

效不大而名之。其病机是虚、滞、痰、瘀。故以补血而又活血的四物汤为主，取旋覆代赭汤的主药旋覆花、代赭石以平肝、降逆、疏气、化痰；佐以酸涩而温的木瓜以调和肝脾，且与白芍、甘草同伍，酸甘化阴，育阴缓急止痛；方中加入生石膏旨在有热可清，无热可平可降，与四物汤配伍相反相成；另遣香附行气解郁；配川芎气血双调；用首乌藤以养阴安神；菊花清肝平肝；共奏养血平肝、活血化痰之效。该方经临证使用效果甚佳。

[加减] 血脉壅滞明显而见刺痛者，加红花10g，通血脉消瘀滞；属肝气上冲之头痛头晕者，加珍珠母30g、生石决明30g以镇潜之；面红目赤昏花等肝火较旺者，加钩藤30g，配合杭菊、旋覆花，以清利头目；若腰膝酸软加川断10g、枸杞子10g、牛膝10g补肾气；阴虚明显见五心烦热、口干者，加北沙参30g、石斛10g，以滋养阴液。

按语： 关老擅治肝病，对内科疑难病证也有独到认识，为当代临床大家。本方养血平肝、散风止痛，标本兼施，颇为平和，为治顽固性头痛之良方。

通络头风汤（李寿山）

[组成] 川芎10～30g，当归10～20g，细辛5g，蜈蚣2条。

[功能] 活血化瘀，通络祛风止痛。

[主治] 血管神经性头痛、三叉神经痛、良性颅内压增高症等病。症见剧烈的偏正头痛，甚则泛恶呕吐，用止痛药或麻醉剂难以止痛，舌偏淡紫、舌下络脉多呈淡紫而长，脉弦或涩，妇女常在经期前发作。中医辨证属于风痰血瘀阻滞清窍络脉所致之偏正头痛顽症。

[用法] ①先将药物用冷水浸泡15分钟，浸透后煎煮。首煎沸后文火煎30分钟，二煎沸后文火煎20分钟。煮好后两煎混匀，量以200ml为宜，每日服1～2剂，早晚分服或6小时1次。②宜在头痛发作时服药，效果更好。③患感冒时不宜服此药。④服此汤剂，一般不需用其他止痛剂。

[方解] 本方系《卫生宝鉴》芎归汤加细辛、蜈蚣组成。收效之因有二：一则药少而精，针对性强。方中主药川芎，辛温味薄气雄，功擅疏通，上行头目，下行血海，擅理气活血、搜风止痛；当归养血活血，功专通经止痛，辅川芎增强止痛之效，抑川芎辛窜太过之弊；细辛祛寒止痛，蜈蚣通络搜风，二味虽为佐使之药，然不可缺，乃本方行军破敌之先行，止痛获效之上品。二则量大而

专，有的放矢。前人以为川芎辛温香窜不可过用，其实不然。顽症痼疾，不用足量，难以获效。余用川芎，最小量起于15g，以后递增其量，对头痛剧烈者，常用之30g以上，实践证明并无伤阴香窜之弊。当然与当归性柔而润防止副作用有关，此君臣佐使配伍之妙也。另外细辛不过钱之说，亦不足信。余用细辛止痛，最少起步于3g，递增至9g，并无不良反应；蜈蚣有毒，人皆畏之，但治瘀血头痛，确有祛风镇痛、搜风通窍、逐瘀止痛之效，一剂药用2条或3条，并无毒性反应，研末冲服其效更著。再者随证加减，伍以适当引经药，更能提高疗效。

[加减] 头部冷痛加白芷；头部热痛加甘菊、苍耳子；头痛如锥如刺如灼加僵蚕、生石膏，蜈蚣研末冲服；三叉神经痛加生白芍、白芥子、白芷；妇女经期头痛当归量大于川芎；后头痛加羌活；前头痛加白芷；偏头痛加柴胡；颠顶痛加藁本。

按语：本方药少量大力专，对寒瘀头痛有确效。因方中药物多辛香燥烈，故阴虚血亏者不宜用之。

典型病例

张某，男，48岁，1987年12月10日初诊。

患者头痛10余年，经常发作，发则头痛难忍，伴有恶心呕吐，用止痛药不能止痛，持续多日不能止。常由过劳、受寒或情绪郁怒诱发。西医诊为血管神经性头痛，历经中西医诊治未愈。近因用脑太过、气候严寒而发，始则视力模糊，羞明怕光，前额及眼眶胀痛，继则头顶及前额两颞侧剧痛难忍，如锥如刺如裂，曾用盐酸布桂嗪、麦角、盐酸哌替啶不能止痛，畏寒怕风，频频恶心呕吐，甚苦。诊脉弦紧，舌质暗赤边有紫气，舌下络脉淡紫粗长而怒张，舌苔白滑，头维、印堂及百会穴有压痛，血压及体温正常。脉证合参，证属血瘀夹寒之头风证。治以通络化瘀、兼祛风寒，通络头风汤加味。

处方：川芎30g，当归15g，细辛15g，白芷15g，藁本10g，蜈蚣（研末冲服）3条。

水煎昼夜服2剂，6小时1次，服药2剂，头痛基本停止，泛恶呕吐亦平。原方减量，每日1剂，5日后，诸症消失，偶有失眠，余无所苦，舌脉均转正常。随访半年未再发。

第二十节　癫　痫

止痉除痫散（彭静山）

[组成]　生龙骨60g，生牡蛎60g，紫石英45g，寒水石45g，白石脂45g，赤石脂45g，生石膏45g，滑石粉45g，生赭石60g，桂枝15g，降香60g，钩藤60g，干姜15g，大黄15g，甘草15g。

[功能]　镇痉止搐。

[主治]　癫痫，对各种痫证有效。

[用法]　共为极细末，成人每次服5g，一日2~3次。小儿3岁以内可服0.5~1g，5~10岁可酌加至2g。须连服1~3个月，不可间断。

[方解]　痫证俗名羊痫风，发作时大多尖叫一声，突然不省人事，或吐白沫，四肢及躯干强直或扭曲。病因多系五脏为病，肝风内动，痰浊中阻，而旁及阴阳维跷督诸经。《内经》云："二阴急为痫厥。"其症常猝然昏仆，仅一二分钟或稍长即苏醒，医生多不及见，而无法区分属何种痫证，内属何脏。成人每因惊恐或气恼而得，儿童患此证则得自先天。虽无生命危险，但终身不能摆脱。发作间隔长短不定，尚少根治方法。

根据肝、肺、心、脾、肾五脏为病，旁及阴阳维跷督诸经，牵涉甚广，治须兼顾。此方以镇痉为主，多用金石药：龙骨入心、肾、大肠、肝经，能涩肠益肾，安魂定惊；牡蛎涩肠补肾；紫石英重镇润心补肝；寒水石由结晶性碳酸钙而成，泻热降火；赤白石脂重镇收涩；石膏泻胃热；滑石利窍解肌；赭石生用养血气，入肝与心包二经，治血分之病；降香为香木类，有芳香健胃之功，可防止矿物药伤及胃气；以上多金石重镇之药，故加桂枝解肌调营卫；钩藤息风定痉，干姜通脉回阳；金石之品，不可久留体内，故用大黄之走而不守，荡涤肠腑，使药排出体外；又加甘草和诸药而解百毒。纵观全方，质重镇逆，入脏腑及经络故可止痉除痫。久服方能生效，切不可间断，若因获效而停药，则易复发。

按语：本方多金石之品，故镇痉止搐力胜，对癫痫发作有抑制作用。然"石药发癫"，易损心智，故小儿患者应中病即止，不可久用。

治癫宝丹（任继学）

[组成] 白花蛇头3具，玳瑁20g，郁金25g，天麻15g，天竺黄30g，真沉香10g，胆南星15g，白芍5g，清半夏10g，全蝎10g，蜈蚣5条，天虫15g，牛黄1.5g，麝香0.3g，琥珀5g，西红花5g，动物脑（猪或羊）1具。

[功能] 调整阴阳，镇静安神，协调脏腑，开窍定痫。

[主治] 适用于癫痫经常发作，头晕，发则四肢抽搐，口吐涎沫，甚则神呆，舌红苔薄白，脉沉弦。

[用法] 共研细末，每服5g，日2次温水送服。

按语：疑难病证，常药难以取效，非虫药毒剂难以胜任。本方重用虫类药，故验之临床颇收良效。然虫药走窜，易伤正气，故不宜久用。

典型病例

林某，男，10岁，1986年7月初诊。

患者自1980年以来，多次出现突然昏倒，口吐白沫，两目上视，四肢抽搐，口中作声，经多方求医治疗无效，故来就诊，自带诊断书及脑电图，均符合癫痫病诊断。就诊时症见精神萎靡不振，头晕，胸闷乏力，心烦失眠，健忘，舌红苔黄，脉弦滑。诊断：癫痫证，投治癫宝丹1剂，制成散剂，每服5g，日服2次，早饭前、晚饭后30分钟用温开水送服。服1剂（30天量）后病证大减，1个月内未犯病。继续投1剂，巩固其疗效，共服3剂痊愈。追访至今未犯，现正常上学读书。

第二十一节 中风、半身不遂

通脉汤（杨百弗）

[组成] 黄芪30g，当归15g，白芍15g，桃仁10g，生地15g，川芎10g，丹皮10g，桂枝10g，茯苓10g。

[功效] 益气活血，逐瘀通络。

[主治] 半身不遂，口眼歪斜，语言謇涩，口角流涎，脉迟缓或浮弱，舌

苔薄白。

[**用法**]　水煎，1日1剂，分3次温服。

[**方解**]　上述症状，均属"中风"的范畴，古今皆称重证，对其发病原因及其机制的认识，历代争论颇大。唐宋以前侧重于外风，多从外风立论；从金、元起侧重于内风，多从内风立论。如刘河间主"心火暴甚"；李东垣主"正气自虚"；朱丹溪主"湿痰生热"；张景岳主"内伤积损"；尤在泾则进一步主张："无论贼风邪气，从外来者，必先有肝风为之内应"，从内外二因立论，这与《内经》所说的"邪之所凑，其气必虚"的理论是一致的；王清任则认为中风"实因气亏"。当然，中风并非只因气亏，治疗时还必须活血化瘀。

本方是从仲景之桂枝茯苓丸和清任之补阳还五汤二方化裁而成。根据气为血帅、血随气行的理论，以黄芪为君，重在补气；配桂枝、桃仁、川芎、丹皮为臣，以活血通脉；用当归、生地、白芍、茯苓为佐使，以养血安正，使瘀去而不伤正，活血而无耗血之虑，共奏益气活血之效。

[**加减**]　气血亏虚者加党参、丹参；神志不清者加石菖蒲、远志；口眼歪斜较甚者加全蝎、蜈蚣；头昏者加菊花、蔓荆子；失眠者加酸枣仁、女贞子、旱莲草；语言不利较甚者加胆南星、石菖蒲；血压偏高者可倍用黄芪，再加入龙骨、牡蛎、磁石、珍珠母之属以重镇息风。

按语：本方功擅益气活血，对中风后遗证属气虚者有良效，中风初期实证者不宜之。

乌附星香汤（李仲愚）

[**组成**]　制川乌10g，制白附子10g，制南星10g，木香10g。

[**功能**]　祛风散寒，通经活络。

[**主治**]　面瘫、面痛、中风偏瘫、痹证等。

[**用法**]　水煎服，1日3次，饭后服。制川乌、制白附子、制南星应先煎1小时，待药液不麻口后再加其他药物煎10分钟即可。

[**方解**]　乌附星香汤是李氏在长期的临床实践中总结出来的自制方剂。临床上广泛适用于面瘫、面痛、中风偏瘫、痹证等疾病，均能收到满意的效果。面瘫、面痛、中风偏瘫、痹证等疾病，其病因病机都是由于感受了风寒。如《张氏医通》中说："面痛……不能开口言语，手触之即痛，此是阳明经脉受风

毒，……自凝滞而不行。"《素问·痹论》也说："风寒湿三气杂至，合而为痹也。"本方中制川乌、制白附子、制南星都是辛温之品，有祛风通络、散寒、止痛、燥湿化痰作用；木香以助理气通经；四药配伍，相得益彰，并可以此方作基础，随证加减。

[加减]　血虚者加当归、川芎、生地、白芍四物汤以养血祛风；有瘀血阻滞者加桃仁、红花、赤芍、丹皮以活血祛瘀；筋脉痉挛抽搐者加僵蚕、全蝎、蝉蜕、蜈蚣以息风止痉；有热者加银花、连翘、黄芩、黄连等以清热；有气虚者加黄芪、潞党参、白术等以益气；头昏眩晕者加钩藤、桑叶、菊花、草决明以清利头目；大便秘结者加酒大黄、火麻仁、郁李仁、蜂蜜等以润肠通便。

按语：本方多燥烈，对寒痰瘀血痹阻经络者有卓效。然燥烈之剂多伤正气，故对体质虚弱者不宜之。

通脉舒络汤（张学文）

[组成]　黄芪30g，红花10g，川芎10g，地龙15g，川牛膝15g，丹参30g，桂枝6g，山楂30g。

[功能]　益气活血，通脉舒络，排滞荡邪，祛瘀生新。

[主治]　中风、痹证等偏于气虚血瘀者。

[用法]　常规煎服。

[方解]　本方由清代王清任之补阳还五汤加减而成。方中黄芪为补气要药，健脾益肺、益气通络，配合诸活血之品，其行气、补气活血之功能更甚，乃方中君药；川芎为血中之气药，其性辛香走窜，可温通脉络、活血行气、祛风止痛，走而不守，既能上行头目，又可外彻皮毛，旁达四肢，更可通行血脉；红花活血化瘀行滞之力甚强，二者相得益彰，共司臣职；地龙咸寒走窜，入络剔邪，畅通血气，息风止痉；川牛膝味苦重于甘，攻破之力甚强，非但可活血通络、祛瘀止痛，亦可引血下行，走而能补；丹参功似"四物"，善活血凉血、养血益心、祛瘀生新、安神定志；桂枝则可温经行瘀、通阳化气，此四者相伍，可佐君臣，增其活血祛瘀止痛之效；山楂入血分，不但消食化积之功甚强，且其活血散瘀消肿之力亦佳，故而独领使命。该方能补能攻，能上能下，且寒温之品并施，以防辛温走窜之品伤及阴血，共奏益气活血、通脉舒络、排滞荡邪、祛瘀生新之功。方中山楂一味既可奏活血散瘀之效，又可消解诸药之腻，健脾和胃。

[**加减**] ①意识、语言障碍明显，属气郁或痰湿内阻者加郁金12g、菖蒲10g、法半夏10g、茯苓15g。②语言障碍，吞服困难者，原方去桂枝，加胆南星10g、郁金10g。③头痛甚者，去桂枝、红花，加僵蚕10g、菊花15g。④眩晕明显，若系肝阳上亢者，去桂枝、川芎、黄芪，加珍珠母（先煎）30g、茺蔚子10g。⑤纳呆胸闷、舌苔白腻，湿浊明显者加白术、茯苓各10g、苡仁20g或藿香、佩兰各10g。⑥呕吐者加竹茹、姜半夏各10g。⑦便秘、口臭者加大黄（后下）12g。⑧抽搐者，去桂枝加僵蚕、钩藤各10g。

按语： 方中山楂运用颇有新意，值得玩味。盖中风患者多肠厚脂高，本品既可薄肠又可化脂，且能活血，尚能防黄芪壅补之弊。一药四功，确为善用药者。

第二十二节　自主神经功能紊乱、精神分裂症

除痰安寐汤（印会河）

[**组成**] 北柴胡10g，枳实10g，制南星6g，珍珠母（先下）60g，青礞石（先下）30g，合欢皮15g，夜交藤30g，葛根30g。

[**功能**] 祛痰（无形）镇静，解郁疏肝，安神除烦。

[**主治**] 由七情六郁而引起的：失眠烦躁，乱梦，头痛昏晕，多愁善感，疑虑妄想，惊悸夜游，无端喜怒悲啼涕泣以及幻睡等症，即西医学所称神经官能症。

[**用法**] 珍珠母、青礞石二药，须先放入水中煎沸半小时，然后纳入其余诸药。因为此二味为介类及矿物药，非久煎不能奏效。余可按常法煎取浓汁约150ml，煎2次，分2次服用，距离吃饭约1小时，前后均可。

[**方解**] 本方系多方精组而成，上可以溯源于《内经·素问》之半夏秫米汤；下又能至现代实验室。因今人实验证明，中医除痰药多有镇静作用；中病可以归功于许学士的"珍珠母丸"，因本方重用珍珠母。本方系得自祖传，由印老先父秉忠公传印老，而印老又屡经更易，始具今日之规模。印老不同意把现代的进化记到逝者、古人账上，因为从总的方面，今人是要超过古人的。

[**加减**] 头痛甚，中医称为痰厥头痛者，加钩藤30g、菊花10g、白蒺藜15g、赤芍30g，以舒挛镇痛；大便干结者，加瓜蒌仁12g、生大黄6g，以润肠通

便；抽搐动风者，加羚羊角面（分冲）1g，以清肝息风；狂言乱语，躁动不宁，幻视幻听者，则其病已由量变到质变，属于癫狂之症，所谓"精神分裂症"之类，本方须加菖蒲10g、远志6g，以豁痰开窍。外加"礞石滚痰丸"6～9g，上午一次服下，下午可得泻下二三次不等。慎不可睡前服用此丸，因为此药起作用时，可见腹痛泻下，影响睡眠，反滋病变。

按语： 失眠多梦一症，根据旧说认为是神魂不安所致。而神魂不安，则主要责之心（藏神）、肝（藏魂）火盛，蒸湿生痰，痰火交郁，故而发生心烦不寐，或寐则乱梦纷纭，大脑基本上得不到休息，经常处于疲劳状态。人非铁石，大脑更是精密度最高的器官，久之则变生百出。笔者曾统一将之称为"神志病"，意即由"五神"（神、魂、魄、意、志）、"五志"（喜、怒、思、忧、恐）等相互交杂、相互影响而产生的疾病。这种病，少睡多梦实为最根本、最主要的症状，愈此则诸症减轻，而本方则是主要用来解决这个问题的。但古语有"心病还须心药医"之说，药物的作用，终是"外因"。治疗本病除服药以治其标外，更主要的还是消除患者"五志过极"（七情）的致病宿因。否则，病本不除，"内因"还要起主要作用。

安神达郁汤（姚子扬）

[**组成**]　炒枣仁30g，合欢花15g，龙骨20g，牡蛎20g，炒栀子15g，郁金12g，夏枯草10g，柴胡10g，佛手柑10g，炒白芍12g，川芎10g，甘草6g。

[**功能**]　疏肝理气，镇静安神。

[**主治**]　郁证（胃肠神经官能症、自主神经功能紊乱、精神抑郁症）久治不愈者。

[**用法**]　水煎300ml，早晚分服，每日1剂。患者就诊时，先做思想安慰工作，服上药1～2剂有效时，停药2～3日。再服2剂。再停，再服。不要连服，1个月为一疗程。

[**方解**]　本方系柴胡疏肝散加减而成。情志不遂，肝气郁结，血气不和，心神不安则郁证生。方中柴胡、白芍、郁金、佛手、川芎疏肝理气、调和气血为主药；栀子、夏枯草清心平肝，清泄郁火；配合欢花、炒枣仁、龙骨、牡蛎等宁心安神。再结合以思想开导，心理治疗，可获事半功倍之效。

[**加减**]　舌尖红、心烦重者，加黄连10g；胃气上逆，有痰者，加半夏10g。

按语： 姚老辨证准确，用药精当，对于大苦大寒或大辛大热易伤胃气之品多不采用，然对栀子情有独钟，尤其在治疗郁证时恒用之。姚老认为《伤寒论》中栀子豉汤证"心中懊恼"不是指单纯的心烦，而是指患者的一种自觉症状——心中烦乱、说不出的一种难受的感觉。而郁证常有此症，故每于辨证方药中伍入本品。验之临床，收效颇著。

百麦安神饮（路志正）

[**组成**]　百合30g，淮小麦30g，莲肉15g，夜交藤15g，大枣10g，甘草6g。

[**功能**]　益气养阴，清热安神。

[**主治**]　神经衰弱，神经官能症，以神志不宁，心烦急躁，悲伤欲哭，失眠多梦，善惊易恐，心悸气短，多汗，时欲太息，舌淡红或嫩红，脉细弱或细数无力为主症，中医辨证属心阴不足，虚热内扰，或气阴两虚，心神失养者。

[**用法**]　上药以冷水浸泡半小时，加水至500ml，煮沸20分钟，滤汁，存入暖瓶内，不计次数，作饮料服用。

[**方解**]　神经衰弱及神经官能症的发生，主要因思虑过度，心阴暗耗；或久病不愈，阴血耗伤；或劳心伤脾，气血两亏，致使心失所养，心神不安，其病变部位主要在心，不时可涉及肺、脾、肝三脏。本证不是脏腑形体的实质病变，而属其功能失常，临床以虚多邪少者多见，且一般病程较长，故治疗上不能孟浪从事，急于求成。如因其虚而用重剂滋补，不但药过病所，且可引起诸如胸闷脘痞、腹胀纳呆等不良反应；如因其有邪而攻之，亦会进一步损伤正气，加重病情。所以必须从虚多邪少，功能失常这一点着眼，缓缓为之，以清淡、轻灵、活泼、流动之品，斡旋其枢机，调整其功能，补虚而不助邪，祛邪而不伤正。故取《金匮要略》甘麦大枣汤与百合汤之义，再加莲肉、夜交藤。以淮小麦、甘草、大枣益心脾之气；以莲肉、百合、大枣养血和营；以百合微寒之性，清内蕴之虚热；且淮小麦、百合、莲肉、夜交藤、大枣诸药均有安神定志的作用。诸药合用，共奏养心阴、益心气、清虚热、缓诸急、安神定志之功。

[**加减**]　兼气郁者，加合欢花30g；兼痰浊者，加竹茹9g、生姜6g；兼湿邪阻滞者，加藿、荷梗各10g。

按语： 人之中年，心力交瘁，心血暗耗，神不守舍，易致"脏躁"，即西医所谓围绝经期综合征是也。本方则以养阴为主，旨在治本；辅以安神之品，期神守心官，故脏躁可愈。

潜阳宁神汤（张琪）

[组成] 夜交藤 30g，熟枣仁 20g，远志 15g，柏子仁 20g，茯苓 15g，生地黄 20g，玄参 20g，生牡蛎 25g，生赭石（研）30g，川连 10g，生龙骨 20g。

[功能] 滋阴潜阳，清热宁心，益智安神。

[主治] 心烦不寐，惊悸怔忡，口舌干燥，头晕耳鸣，手足烦热，舌红苔薄，脉象滑或弦数。

[用法] 水煎服，日 1 剂。

[方解]《内经》谓："卫气不得入于阴，常留于阳则阳气满，阳气满则阳跷盛，不得入于阴则阴气虚，故目不瞑。"临证观察不寐多由五志过极，心阴暗耗，心阳亢奋所致。本方用黄连以清心火，生地黄、玄参滋阴潜阳，更用龙骨、牡蛎、赭石以潜镇阳气，使阳入于阴。然此病日久，思虑过度，暗耗心阴，故再用远志、柏子仁、酸枣仁、夜交藤养心安神。不寐常见初睡之时忽然跳跃，似惊而醒，有似心虚胆怯而实非，乃阳亢阴亏，初入之时交合浅而脱离快，自然阴阳不能相济而复醒。因此，除滋阴潜阳外，必须用黄连以直折心火，从而达到泻南补北、心肾相交、阴平阳秘之目的。

[加减] 若阴亏甚，舌红少苔或无苔者，可加麦冬 15g、百合 20g、五味子 10g；情怀抑郁，烦躁易怒者，可加合欢花 15g、柴胡 15g，以解郁安神；兼大便秘者多为胃家郁热，所谓"胃不和则卧不安"，可加小量大黄，以泻热和胃。

按语：不寐一病临床颇为多见，病机亦错综复杂，有心脾两虚者，有胆郁痰扰者，亦有胃气不和者等等。临床上尤以阴虚阳亢、心肾不交者居多，往往缠绵难愈，难以骤效。久不得寐，热必耗伤心阴，使心阳更亢，复不得入于阴，而不成寐。潜阳宁神汤即是基此而立方。临床施用，要有方有守，循序渐进，待阴气得充，亢阳得平，心神安定，卧寐必宁矣。

典型病例

王某，女，47 岁。

病 1 年余，心烦不寐，近 2 个月病情加重，彻夜不能入睡，烦躁多怒，自汗，手足灼热，大便秘结，经用中西医安神镇静之剂皆未收效。察其面色不荣，精神萎靡，自述不能入睡，至夜则烦躁难眠。舌光红少津无苔，脉弦数。此属心火上亢、肾阴不济之证，宜清心火、滋阴潜阳，乃出潜阳宁神汤。初服 6 剂，心烦不寐收效，夜间安稳，能入睡 3 小时左右，但仍大便秘结，遂原方加文大黄 5g，嘱继服 12 剂。复诊便畅症减，又服 10 剂，睡眠 6 ~ 7 小时，诸症消失而愈。

瓜蒌泻心汤（姚子扬）

[组成] 瓜蒌 30 ~ 60g，制南星 10g，姜半夏 10g，黄连 6 ~ 10g，栀子 15g，枳实 15g，竹沥（兑入）10ml，橘红 10g，柴胡 10g，大黄 10g，菖蒲 10g，郁金 12g，白芍 15g，甘草 3g。

[功能] 疏肝解郁，清心化痰。

[主治] 精神分裂症，烦躁不安，多语善疑，或哭笑无常，夜不安寐，或尿黄便秘，舌红苔黄，脉弦数或滑数。

[用法] 日 1 剂，水煎，分 2 次温服。

[方解] 肝主疏泄而喜条达，心主神明而恶热。若所愿不遂，忧郁恚怒，肝气郁滞，郁久化火，灼津生痰。痰、气、火三相结，母病及子，扰乱心神，则精神失常，遂成是症。治当疏肝理气，清心泻火，涤痰开窍，安神定志。组方以柴胡、枳实疏肝解郁；二药升降相合，更加郁金、白芍，共理气机；瓜蒌、南星、半夏、橘红宽胸利气，化痰散结；竹沥豁痰利窍；更以栀子、黄连直清心肝之火；大黄苦寒降泻导痰火下行。诸药合用，疏肝解郁、清心化痰，痰火一清，则心神自安。

[加减] 躁狂不安，便秘者，加礞石 10 ~ 15g；失眠重者，加朱砂研细冲服 1g；口渴喜饮者，加知母 15g。

按语：本方系姚氏调治情志病的常用经验方，对恚怒郁结，或因高考落榜，或恋爱失意等情志不遂的青年患者奏效甚捷，辅以心理启示，劝说开导，效果更好。

第二十三节　骨关节疾病

补肾清热治尪汤（焦树德）

[组成] 生地 15 ~ 25g，桑寄生 20 ~ 30g，桑枝 30g，地骨皮 10 ~ 15g，酒浸

黄柏 12g，知母 12g，川断 15～18g，骨碎补 15～18g，白芍 15g，威灵仙 12～15g，羌独活各 9g，忍冬藤 30g，桂枝 6～9g，红花 9g，制乳没各 6g，炙山甲 9g，炙虎骨（或豹骨、熊骨）12g（另煎兑入）。

[功能] 补肾清热，疏风化湿，活络散瘀，强筋壮骨。

[主治] 尪痹，肾虚标热重证。痹病程较长，再兼体质、年龄、地域等不同，有的则可寒郁化热或从阳化热而出现热证。但这是其标，其本仍是肾虚受寒所致，故称肾虚标热证。热象轻者为轻证，热象重者为重证。本汤所治证为：关节肿痛，不怕冷，夜间喜把病肢放到被外，但时间过长又会加重疼痛，或有五心烦热，低热，咽干牙肿，大便干秘，舌苔黄、舌质红，脉细数、尺弱小等。

[用法] 日 1 剂，水煎，分 2 次服。

[方解] 本方取丹溪先生潜行散合自拟的清热散痹汤和补肾强筋之品组合而成。方中以生地补肾壮水；黄柏坚肾清热；川断补肾壮筋骨；骨碎补补肾祛骨风为主药；以桑寄生补肾强腰、除风通络；地骨皮益肾除劳热；威灵仙祛风湿、除痹痛；羌独活搜肾、膀胱二经之风湿；虎骨祛风壮骨；以骨治骨为辅药；以白芍养血以缓急；知母降火清热、除蒸消烦；忍冬藤、络石藤通经络、祛风热；红花活血通经；乳香、没药瘀定痛；炙山甲通经活络，有虫蚁搜剔之能；桂枝温阳宣痹，配羌独活之辛温，可以免除方中大队凉药抑阳涩滞之弊为佐药；以桑枝通达四肢，祛内湿利关节为使药。

[加减] 有低热或下午体温升高、五心烦热者，加秦艽 20～30g；关节、筋肉痛重者，加蚕沙 10～15g、海桐皮 15g；晨僵明显或关节僵直、挛缩严重者，可加白僵蚕 10～12g、木瓜 10g、生苡仁 30g、地鳖虫 9g；上肢痛重者，加片姜黄 9～12g；尚兼有受凉痛增症状者，可加草乌 3～6g、地鳖虫 6～9g；肿痛关节略现轻度发红，用手扪之局部略热者，可加皂刺 6～9g、连翘 10～15g、白芷 6～9g；瘀血证明显者，可减地骨皮、白芍，加赤芍 15g、桃仁 10g、活血止痛散 1g，1 日 2 次，装胶囊，随汤药冲服；下肢病重者，加牛膝 10～15g、泽兰 10～15g；大便干结者，可加桃仁泥 10g、酒大黄 3～6g；口渴思冷饮者，加生石膏 30g。

[注意事项] ①肾虚标热重证因为是标热，所以多数患者服补肾清热治尪汤一段时间后，热证消除而又出现肾虚寒盛证，这时则须投以补肾祛寒治尪汤而渐致痊愈收功。此时可参考补肾祛寒治尪汤的注意事项。②本方中的黄柏须用黄酒浸泡 3 小时以上，捞出入煎药中同煎。

按语： 本方既注意到尪痹以肾虚为本这一特点，又充分考虑目前已化为标热重证，故除用生地、川断、桑寄生等补肾外，又根据"肾欲坚急食苦以坚之"的理论，特以黄柏坚肾清热。巧妙之处是采用了朱丹溪先生潜行散的方法，先用黄酒将黄柏浸泡3~4小时，然后入煎。这样不但避免了热邪对凉药的格拒，而且又借黄酒之辛通作用，使黄柏更能深达病所而加强了坚肾清热之作用。尪痹之化热，往往病程较长，病体虚羸，热入阴分，下午加重，故选用了地骨皮、知母滋肾降火，治骨蒸劳热、止盗汗除躁烦之品为辅佐，再配以生地、白芍等补肾养血之品，合以方中行瘀活络等药，才能逐步清除其标热之邪。另外，前人有"治热勿过用寒"之戒，故方中又反佐以桂枝、羌独活之辛温通达，以防寒涩之弊。总之，本方非一般治热痹诸方之可比。

补肾祛寒治尪汤（焦树德）

[**组成**]　补骨脂9~12g，熟地12~24g，川断12~18g，淫羊藿9~12g，炙山甲6~9g，防风10g，制附片6~12g（用到15g时，需先煎10~20分钟）骨碎补10~20g，桂枝9~15g，赤白芍各9~12g，知母9~15g，羌独活各10~12g，松节10g，土鳖虫6~10g，麻黄3~6g，苍术6~10g，威灵仙12g，伸筋草30g，牛膝9~15g，炙虎骨（或豹骨、熊骨）9~12g（另煎兑入）。如虎、豹、熊三骨均购不到，可用透骨草20g、寻骨风15g、自然铜（醋淬、先煎）6~9g，三药同用，以代虎骨。

[**功能**]　补肾祛寒，化湿疏风，活瘀通络，强筋壮骨。

[**主治**]　尪痹，肾虚寒盛证。其中包括西医学的类风湿关节炎、强直性脊柱炎、结核性关节炎、大骨节病等有肢体关节疼痛、变形、骨质损害的疾病。表现为关节喜暖怕冷，腰酸乏力，遇寒疼痛加重，舌苔薄白或白，脉沉尺弱者。

[**用法**]　日1剂，水煎，分2次服。

[**方解**]　本方以《金匮要略》桂枝芍药知母汤合《太平惠民和剂局方》虎骨散加减化裁而成。方中以川续断、补骨脂补肾阳，壮筋骨；制附片壮肾阳，祛肾邪；熟地补肾填精、养肝益血共为主药；以骨碎补活瘀祛骨风；淫羊藿补肾阳，祛肾风；虎骨祛风壮骨，知母滋肾清热，穿山甲通经散结，地鳖虫活瘀壮筋骨；伸筋草舒筋活络，松节通利关节共为佐药；其中赤芍、知母、土鳖虫兼具反佐之用，以防温药化热；牛膝益肾并能引药入肾为使药。

[加减] 上肢病重者，加片姜黄10g；瘀血明显者，加红花10g，乳香、没药各6g，皂刺6g；腰腿疼痛明显者，可去松节、苍术，加桑寄生30g、杜仲12g，并加重川断、补骨脂用量，吃药时再嚼胡桃肉（炙）1～2个；肢体僵屈者，可去苍术、防风、松节，加生苡仁30～40g、木瓜9～12g、茯苓12g、白僵蚕9～12g；脊柱僵直，弯曲变形者，可去苍术、牛膝，加金狗脊40g、鹿角胶9g（鹿角片、鹿角霜亦可）、白僵蚕12g，羌活用到12g；关节疼痛重者，可加重附片的用量，并且可再加草乌6～9g、七厘散（每次1g）随汤药冲服；舌苔白厚腻者，可去熟地，加砂仁5g、藿香10g；中运不健，脘胀纳呆者，可加陈皮、焦麦芽、焦神曲各10g；出现热象者，可减少桂附用量，加黄柏10～12g、秦艽15～20g、把熟地改为生熟地各15g，或生地20g。

[注意事项] ①本方以治本为主，往往需服4～6周才出现疗效，故需耐心坚持服用，不可仅服几剂即改方。②服药2～3次，温开水送服，长期服用，以防复发而渐达痊愈。

按语：本方以经方桂枝芍药知母汤合后世方虎骨散加减变化而成。因为焦氏认为痹的病因病机特点是肾虚，寒湿之邪深侵入肾（肾主骨，故骨质受损）所致，所以药方的特点也是突出了补肾祛寒这一治本大法，而体现了前人"疏风勿燥血"的理论；配有知母、赤芍、土鳖虫性寒清热，又体现出"祛寒勿助火"的治疗思想。方中药味虽多，正如韩信用兵多而不乱，主辅佐使，作用分明，相须相使，配伍巧妙，以治本为主，兼顾其标，辨病辨证，整体治疗。所以患者服药后，不仅肢体关节肿消痛减，更重要的是全身气力增加，面色润泽，活动能力增强，非一般祛风湿药方所可比拟。

通经行痹汤（林沛湘）

[组成] 桂枝10g，白芍30g，炙甘草8g，生姜7g，威灵仙10g，独活8g，徐长卿20g，牛膝10g，苏木15g，大枣15g。

[功能] 散寒祛湿，调和气血，通经行痹。

[主治] 原发性坐骨神经痛，证属寒湿痹阻、气血凝滞者。

[用法] 清水煎服，每日1剂，5天为一疗程，可连服2～3个疗程。

[方解] 坐骨神经痛中医多按痹证辨治。痹证的病因早在《内经》已有定论。此多因风寒湿邪留连筋骨，气血凝滞，营卫行涩，经脉不通所致。痹证病机

大致相同，然治疗有异。林氏根据痹证的病位，与足太阳经脉走向相似，其证多属寒湿，且与筋骨肌肉失养相关，故治疗宜温宜通宜养。本方以《伤寒论》中太阳经方桂枝汤加味，桂枝性温味辛，入足太阳经，可温通经络而达营郁，开痹涩而利关节，方中用之专通太阳经脉之阻滞；遣大量白芍配炙甘草，以缓经脉肌肉之拘急；再合大枣益养胃气而为通阳之资，且能助桂、芍、姜、草等调和营卫气血之运用；独活长于祛腰以下风寒湿邪，合威灵仙、徐长卿更能祛寒散湿，活络止痛；苏木、牛膝共有行血散瘀、强筋健骨之功；其中牛膝、独活引药下行，使桂枝汤成为有的之矢。观全方对证对症对位，温通并作，峻而不燥。

[加减]　气虚加黄芪15g；寒凝痛甚去徐长卿，加制乌头（先煎）6～10g；腰痛酌加川断、杜仲、桑寄生；服药后偏热者加知母、黄柏各10g。

按语：本方的立意，乃通太阳经脉之经气。故凡太阳经脉不通所致之痹痛，证候偏寒者，亦可用本方化裁治疗。如颈、项、肩胛痹痛，可去独活、牛膝，加葛根、羌活、姜黄等。

因于腰椎骨质增生继发的坐骨神经痛，用本方治疗时，应酌加鹿含草、寄生、骨碎补等壮腰健肾之品。

典型病例

曹某，女，34岁，1990年1月13日初诊。

右腿疼痛2年余，加重2个月。疼痛自右臀部起，沿右腿外侧及后侧向下放射。症状长年不断，时重时轻，冬季为甚。近2个月来疼痛很明显。西医诊断为原发性坐骨神经痛。曾用中西药多种方法治疗，病情未见改善。诊得舌质淡、舌苔白，脉虚。证属寒凝血脉，足太阳经痹阻，予通经行痹汤加味治之：桂枝10g，白芍30g，炙甘草8g，生姜7g，大枣15g，威灵仙10g，独活8g，徐长卿20g，牛膝10g，苏木15g，制乌头（先煎）10g，全蝎7g。

上方连服5剂，右腿疼痛明显减轻。去乌头再进10剂，症状基本缓解。后用独活寄生汤化裁，调理近1个月。随访1年，未见复发。

活血顺气汤（诸方受）

[组成]　当归尾12g，广郁金10g，枳壳6g，软柴胡6g，制香附10g，丹参10g，川芎10g，广木香10g，红花6g，白茯苓12g，丝瓜络6g，降香3g。

[**功能**] 散瘀生新，顺气通络，和伤止痛。

[**主治**] 胸部挫伤、扭伤、瘀凝气滞、疼痛肿胀等症。亦可用于四肢扭挫伤。

[**用法**] 日1剂，水煎服。

[**方解**] 胸部挫伤为伤科常见病之一。暴力撞击、挫伤胸部，瘀血凝滞于肌肤腠理，既痛则肿。或因举重用力过度，运气不当，震激过甚，气壅失宣，肿胀不重，胸痛明显，即为扭伤，或称迸伤。

活血顺气汤为气血并病之方。当归活血补血，用归尾则长于散瘀生新，佐以丹参能促进损伤组织的修复与再生，川芎活血兼能行气，川芎嗪可扩张血管，改善局部血循环。古谓："伤损一症，专从血论。"故本方以散瘀活血为主。但气为血帅，无形之气可统有形之血，伤血常兼气滞失宣，故配以木香、郁金、香附疏肝行气。诸药合用，共奏理气活血、通络止痛之功。

按语： 本方辛香走窜之品，对外伤郁血之初病者确有良效。但辛香易伤阴耗气，故虚者或旧伤者不宜应用。

清痹汤（娄多峰）

[**组成**] 忍冬藤60g，青风藤60g，络石藤18g，败酱草30g，土茯苓21g，老鹳草30g，丹参30g，香附15g。

[**功能**] 清热解毒，疏风除湿，活血通络。

[**主治**] 风湿热痹证。

[**用法**] 日1剂，水煎，饭后分服。

[**方解**] 风湿热痹可直接感受风湿热邪所致，也可由素体蕴热或青少年阳盛之体感受风寒湿邪蕴久化为湿热而引起。表现为关节疼痛，扪之发热，甚则红肿热痛，痛不可触，得冷则舒，遇热则剧。证属风湿热之邪郁壅脉络。方中用忍冬藤、络石藤、青风藤，一则其性俱凉，功在清热解毒；二则均为藤类药物，凡藤蔓之属，皆能通经入络，治一切历节风痛；土茯苓、败酱、老鹳草加强清热解毒之功，且能除湿利水消肿；尤其是土茯苓能健脾胃、祛脾湿、绝水湿之源；脾胃健则营卫和，水湿祛则筋骨利；丹参、香附能活血通络行气。诸药相合，共达清热解毒、疏风除湿、活血通络之目的。治疗本病必须以清热解毒为主，不宜妄投辛燥通络之品，以防助热耗阴。热证除大半后，当益气育阳、扶正祛邪。但须注意清除余热，不然可死灰复燃，使病情反复难愈。

[加减]　风热盛者见发热、咽喉肿痛、瘾疹、疼痛涉及多个部位，加连翘、葛根、秦艽；气分热盛者见口渴、汗出、发热、脉洪大、舌苔黄燥，加生石膏、知母、黄芩；湿热盛者见胸脘满闷、身重以下肢为甚、舌苔黄腻，加防己、白花蛇舌草；热入营血者见心烦、皮疹、舌质红，加生地、丹皮、元参；阴虚内热加生地、白芍、知母。

按语：痹证多为寒证，然久治不愈，也易郁而化热，而到热痹，对此应以清热、除痹治之。方中三藤为清·吴瑭治疗热痹之首选药。娄氏以此为主，配以养血活血、利湿通络之品，而成是方，可谓师古不泥。

典型病例

毛某，女，25 岁。

全身诸关节肿痛，反复发作近 10 年。近 3 个月病情复作，全身多关节红肿热痛，伴有发烧，肢体僵硬，卧床不起，双手指关节变形，呈"类风湿性"手，舌质红、苔腻微黄，脉弦数。证属湿热阻络，瘀血内结。用清痹汤加白花蛇舌草 30g、防己 18g、地龙 15g、当归 30g，水煎服，每日 1 剂。连服 6 剂，诸关节热痛大减，舌质淡红、脉弦。热象大部已除，重拟方：清痹汤加乌梢蛇 12g、地龙 15g、鸡血藤 30g，水煎服，每日 1 剂。服 20 剂，全身诸关节肿痛消失，活动自如。嘱上方加黄芪 30g、白术 30g、生地 30g 炼蜜为丸，每服 9g，每日 3 次，以巩固疗效。3 年后随访，未再复发。

通痹汤（娄多峰）

[组成]　当归 18g，丹参 18g，鸡血藤 21g，海风藤 18g，透骨草 21g，独活 18g，钻地风 18g，香附 21g。

[功能]　祛风通络，散寒除湿，活血养血。

[主治]　风寒湿痹。

[用法]　日 1 剂，水煎服。

[方解]　正气虚弱尤其是卫气虚之时，风寒湿邪乘虚侵入机体，闭阻经脉，乃成痹证。若表现为肢体关节疼痛，屈伸不利，冬天和阴雨天气易作，局部皮肤不红，触之不热，遇寒冷痛增，得温痛减，则证属风寒湿邪，闭阻经络。方中当归、

丹参、鸡血藤一举多能：一则俱为性温之品，能温通气血，宣络蠲痹，二则活血养血，为祛风之先决，因"治风先治血，血行风自灭"之故也；三则补血生血，为扶正之要药，与它药共达祛邪而不伤正之目的；香附理血中之气，气行则血行；海风藤、透骨草、钻地风、独活祛风除湿，散寒舒筋通络。此方用独活甚妙，其味雄烈，芳香四溢，能宣通百脉，调和经络，通筋骨和关节。风寒湿邪之痹于肌肉、着于关节者，非用此气雄味烈之味不能直达络脉骨节之间，故为风寒湿痹证必不可少之药。上述诸药配合，相互为用，甚合病机。本方祛邪力强，且久用不伤正气。

[加减] 风邪偏胜，疼痛游走不定或呈放射性、闪电样、涉及多个部位者，加防风、羌活、威灵仙；湿邪偏胜，疼痛如坠发裹，重着不移，肿胀不适，以下肢多见者，加薏苡仁、牛膝；寒邪偏胜，疼痛剧烈，痛有定处，局部欠温，冷痛畏寒者，加制川草乌、细辛、桂枝、淫羊藿。

按语：治痹方药多辛燥，有伤阴耗气之弊。本方则在祛风湿的同时，伍以养血治血之品，使扶正而不恋邪，除痹而不伤正，故为治痹之良方。

强腰散（张鉴铭）

[组成] 川乌30g，肉桂30g，干姜30g，白芷20g，南星20g，赤芍20g，樟脑30g。

[功能] 温散寒邪，行滞通阻，活血镇痛。

[主治] 慢性腰腿痛（寒痹型、劳损型）。

[用法] 将上药共研为极细粉末，每次用30～50g，开水冲调如糊状，摊于纱布上，趁热敷贴于痛处，隔日一换。

[方解] 腰为肾之府，肾多虚而常不足。腰痛时久，久痛则虚，虚则阳气不足，阳气不足则腰无力，故法当助阳补虚。本方以乌、桂、姜为主，有温而散寒、助阳补虚之功；辅之以白芷、南星行滞通阻，助之以赤芍活血散瘀；加樟脑有兴奋镇痛之力，使药物更加发挥其渗透作用，趁热敷上，倍感舒畅。综观全方，有助阳、补虚、通滞、镇痛、活血之功，故每用而收奇效。余前治腰痛亦用传统活血化瘀方，但收效不佳，改用此方后，每每应验。

按语：慢性腰腿痛多夹虚证，然本方并无扶正之品。可见，病患为慢性亦有实证之时，否则，必犯虚虚之戒。盖沉寒痼冷久痹经络、关节，腰府与正气"和平相处"，未致正虚也不鲜见。对此，非强腰散类重剂不足以根治。

典型病例

> 彭素珍，女，50岁，厨师。
>
> 患腰痛数年，入冬更甚，屡治无效，疼痛加剧，卧床2个月余。
>
> 来时左侧下肢不能触地，需人搀扶，呈跳跃状行进。询前诊断为"增生性脊椎炎伴左侧坐骨神经痛"。
>
> 检查：腰、臀、腿部有灸痕10余处，臀肌弛张，萎软无力，腿肌萎缩，膝呈蜷屈状不能伸，伸则剧痛，面色青白，畏冷着重衣，脉沉迟。诊为寒痹型腰腿痛。以强腰散外敷，5次后痛稍减，10次后痛大减，可步行来院。经2个月余治疗，基本痊愈。

加减痛风方（汪履秋）

[组成]　生麻黄10g，川桂枝10g，制苍术10g，熟附片10g，防风10g，防己10g，威灵仙10g，鸡血藤15g，全蝎3g，露蜂房15g，雷公藤15g。

[功能]　祛风宣湿，化痰消瘀。

[主治]　风湿顽痹。症见手指、足趾关节肿胀疼痛，甚则强硬变形，屈伸不利，或伴四肢关节肿痛，舌淡苔薄微腻，脉象细弦带涩。

[用法]　水煎，每日1剂，每剂煎服2次，首次煎煮时间不少于45分钟。

[方解]　风湿顽痹主要隶属于西医学的"类风湿关节炎"，古代亦称为"历节病""痛风"等。本病的病因主要是外感风寒湿邪，病久邪气痹阻络脉，气血津液运行受阻，或因久痹正虚，推动无力，气血津液运行迟涩，形成痰浊与瘀血。因此，风湿痰瘀痹阻络脉实乃本病之病理关键。针对这一病理特点，治疗则应采取祛风、宣湿、化痰、消瘀的方法。朱丹溪"上中下通风痛风方"熔此四法于一炉，对本病甚为合拍。汪氏以该方为基础，结合临床经验，自拟加减痛风方。方中麻黄发散风寒，苍术苦温燥湿，附子温经散寒，防风祛风胜湿；桂枝祛在上之风，防己除在下之湿；威灵仙通行十二经脉，祛风通络；南星化痰燥湿，桃仁活血消瘀，鸡血藤活血又养血，兼制他药温燥太过；全蝎、露蜂房搜风剔络，雷公藤祛风解毒。综观全方，君臣佐使，配合得当，既能散风邪于上，又能渗湿邪于下，还可散寒通络，化痰消瘀。

[加减]　寒邪偏盛，关节剧痛，形寒怕冷者加用制川、草乌等大辛大热之

品以祛内在之沉寒痼冷；热邪偏盛，局部红肿，扪之灼热者加用石膏、知母、虎杖、忍冬藤等寒凉之味以清络中之热。风胜游走合白芷、羌活；湿盛漫肿加苡仁、大腹皮；肢体肿胀者加入枳壳、川朴等理气宣痹；久痹正虚者参入归、芪或地黄之类以补气血、养肾补肾。此外，还应根据病变部位配合引经药，如上肢重用桂枝，加片姜黄；下肢加木瓜、川牛膝、钻地风；周身关节疼痛加千年健、伸筋草、络石藤等。

按语： 本方是汪氏治疗类风湿关节炎的基本方，曾以本方为主治疗类风湿关节炎 50 例，结果临床治愈 1 例，显效 22 例，好转 25 例，无效 3 例，总有效率 94%。39 例类风湿因子阳性者，有 14 例转阴，转阴率 35.9%。

典型病例

> 陈某，女，51 岁，1982 年 12 月入院。
>
> 肢体关节酸痛 1 年，加剧 1 周。入院时手指关节肿胀疼痛，晨起僵硬，两膝、踝关节明显肿胀，关节局部怕冷，苔薄白，脉弦紧。查血沉 73mm/h，类风湿因子阳性。诊断为类风湿关节炎。中医辨证属寒湿久伏，痰瘀痹阻，络脉失和。治拟散寒除湿，化痰祛瘀，通络止痛。服本方 10 剂，疼痛缓解，肿胀减轻。
>
> 续服 50 余剂，关节肿痛基本消失，肢体活动如常，血沉降至 15mm/h，类风湿因子转阴，临床近期治愈出院。

第二十四节　血　液　病

生血增白汤（梁贻俊）

[**组成**]　人参 10～20g，白术 15g，当归 10g，首乌 20g，仙灵脾 20g，菟丝子 20g，肉桂 3～6g，枸杞子 20g，女贞子 20g，赤芍 30g。

[**功能**]　补脾益肾，养血活血。

[**主治**]　虚劳、血劳。症见面色㿠白、身倦懒言，动则气短，食少便溏，腰脊酸冷，两足痿弱。包括贫血、慢性再生障碍性贫血、白细胞减少诸病。

[**用法**]　人参另煎兑服，余药以水 900ml 浸泡 2 小时，用中小火煎 40 分钟

倒出，二煎以水700ml煎30分钟倒出，早晚空腹温服。

[方解]　本方是根据《内经》"中焦受气取汁，变化而赤，是谓血"，"肾为封藏之本，精之处也"，"肾生骨髓"，"肾藏骨髓之气"及后世谓"骨髓之液谓之精""肾主藏精而化血""血为精之本"等理论而制定。肾藏精生髓，既藏生殖之精，又藏五脏六腑之精与骨髓之精。骨髓之精可以化血，有赖于骨髓之气，骨髓之气源于肾阳，故欲生血，首当补肾之阴阳，故立本方。以仙灵脾、菟丝子、肉桂为君，温补肾阳，促其功能旺盛使精可化血；首乌、枸杞子、女贞子为臣，滋补肝肾之阴，补充化精血之物质；人参、白术为佐，补脾肺之气，以利后天营卫化生和精血之间转化；当归、赤芍为使，养血活血，将化生之血能迅速运达诸脏。全方据营出中焦、卫出下焦、精血之间可以互相转化的理论而制定。三药补肾阳，三药补肾阴，使肾中之精气充盈、髓气旺盛而化血，用人参、白术补后天之本，脾肺之气增强精血化生有源。

按语：血劳一证乃疑难重证，常药难以收效，方中人参重用应予重视。临床上多以党参代之，一般疾病尚可，而于本病则断不可。临床表明，用人参都往往收效快捷，不易"滑坡"，疗效容易巩固。对此，不可忽视。

生生丹（胡青山）

[组成]　青黛（4/10），花粉（3/10），牛黄（1/10），芦荟（1/10）。

[功能]　清髓热解毒，开心窍泻肝。

[主治]　慢性粒细胞白血病。症见发热，形体消瘦，口舌溃疡，大便干结，肝脾肿大，胁肋胀痛，胸痛、胫骨压痛。

[用法]　按比例共为细末，制成水丸，每日服3g，分2次口服。

[方解]　本方启迪于《冷庐医话》所载靛花功用，悟出清髓中之热，不致壅瘀的机制。方中青黛清热解毒凉血为君，牛黄清心开窍解毒为臣，佐以芦荟泻火清肝解郁，使之花粉清热生津。研究表明，青黛具有增强网状内皮系统功能，提高机体免疫能力，抑制白血病毒之作用，花粉对肿瘤细胞有较明显的抑制作用，芦荟有较高的抗癌效用。

按语：慢性粒细胞白血病是一组发生于造血干细胞水平上髓性细胞异常增殖和分化的血液系统恶性疾患，居白血病发病率的第3位。胡氏所拟"生生丹"始用于1972年，此方标本兼顾，每救人于危难，且无毒副作用。其医术精湛，治学严谨，可见一斑。

典型病例

刘某，男，56 岁。

1988 年因腹痛就医。症见：腹痛，便结，纳差乏力，舌质红、苔薄黄，脉弦滑。西医检查，左颌下淋巴结 1.5cm×1.5cm，固定无触痛，肝剑突下 6cm 肋下 3cm，脾肋下 7cm，质中等硬，胸骨、胫骨压痛（+）。血象：白细胞 $150×10^9$/L，幼稚细胞占 40%。骨髓象：有核细胞增生极度活跃，粒：红＝8.9：1，粒系增生以中晚幼为主，染色体核型分析 46×YDH。遂予上方。2 个月后，白细胞至 $7.6×10^9$/L，幼稚细胞消失，症状、体征转阴。

益气补血汤（周信有）

[**组成**]　党参 20g，黄芪 20g，黄精 20g，山萸肉 20g，女贞子 15g，淫羊藿 15g，巴戟天 20g，丹参 15g，鸡血藤 20g，龟甲 30g，鹿角胶（烊化）9g，大枣 10 枚，干地黄 15g。

[**功效**]　培补脾肾，益气养血。

[**主治**]　再生障碍性贫血表现为阴阳气血两虚者，也可用以治疗化疗后骨髓抑制所出现的贫血、白细胞减少、血小板减少等，可作为临床常用的基本方剂。

[**用法**]　水煎，日服 3 次。另外，人参研粉每服 1.5g，早、晚 2 次吞服。

[**方解**]　再生障碍性贫血是严重的血液疾患。西医认为是骨髓造血功能障碍引起严重贫血。中医认为肾主藏精，脾为气血生化之源，再生障碍性贫血，主要是由于脾肾虚损，气血化生无源，因致气血虚损不足。故本方的设计实出培补脾肾、补益气血这一基本原则。根据《内经》"阳生阴长""阳先阴后"的理论观点，培补脾肾、补益气血，又专以温阳益气为先。故本方把健脾益气之党参、黄芪、黄精与补肾助阳之淫羊藿、巴戟天、山萸肉、鹿角胶等作为基本药用于疾病之全过程。据临床观察，这类药似对红细胞系统的造血功能有促进作用，这与中医观点是一致的。同时，根据"血以和为补"的原理，亦加入兼补血与和血作用的丹参、鸡血藤，这类药似有改善微循环及清除病损处代谢障碍的作用。加入干地黄、龟甲，是考虑滋阴养血、阴阳两补，取得阴阳

平衡。

[**加减**]　如偏于阴虚而有口干舌燥、五心烦热的阴虚内热之候，可减淫羊藿，去干地黄，加生地黄20g、元参20g、知母15g、地骨皮15g。不要因为有阴虚内热之候，而放弃温阳益气的基本原则。再生障碍性贫血出现发热，有阴虚、气虚、感染之别。前两者为本病引起，一般为低热或无热而有灼热感，可遵"治病必求其本"的原则，按贫血辨证施治，调整阴阳气血。如系感染外邪引起高烧，就要考虑内外合治，在上方的基础上，酌加银花、连翘、蒲公英、板蓝根、山豆根等清解祛邪之品，以标本兼治、补清兼施。再生障碍性贫血出血，以气虚血虚、气不摄血为多见，仍应抓住病之本质，培补脾肾、益气摄血。在此基础上，再根据病情，加入相应的止血药，如阿胶、煅龙牡、赤石脂、白及、生地炭、侧柏炭、地榆炭、仙鹤草等。如系外邪感染，邪热炽盛，灼伤血络、血热妄行，则须在清解祛邪的基础上，加入凉血止血之品，如银花、连翘、板蓝根、黄芩、黄连、犀角、生地、丹皮、大小蓟、侧柏叶等。不论各种严重出血，均可用大小蓟、生地榆、藕节、仙鹤草各60g，水煎服。

按语：在临床上，再生障碍性贫血以重度贫血、发热、出血为主要特征。发热与出血，都是在贫血的基础上发生的。贫血为本，发热与出血为标。因此在治疗上，要抓住贫血这一疾病本质，审证用药，辨证施治。若一旦出现严重的出血或感染引起高烧，就会危及生命。这时在治疗上就要标本兼顾，或急则治标，同时亦要配合西医输血抢救等治疗措施，这对提高治疗效果和降低病死率是有帮助的。

典型病例

　　王某，男，30岁，干部，1975年7月初诊。

　　当年5月间，因肺结核复发住某铁路医院，曾用链霉素及异烟肼治疗。住院期间即逐渐面色发黄，全身乏力，以后肺结核痊愈出院。又因发高烧、面黄、乏力、口腔溃疡住进某铁路中心医院。当时体温40.5℃，实验室检查：血红蛋白54g/L，红细胞$1.14×10^{12}$/L、白细胞总数$2×10^9$/L，中性粒细胞0.03，淋巴细胞0.97，网织细胞0.02，血小板$38×10^9$/L。经3次骨髓穿刺确诊为再生障碍性贫血。症见：患者面色萎黄泛红，壮热不退，口舌干燥，渴饮不多，头晕目眩，心慌气短、语言低微、精神委顿，疲乏不支，有多处口腔黏膜溃疡，皮肤有散在血斑，尿短赤，舌质淡红而干、苔薄黄，脉濡数。

中医辨证：脾肾虚损，气血两伤，复感外邪，邪热炽盛，当内外合治、扶正祛邪，法宜培补脾肾，以滋化源，益气养血，清解祛邪，在益气补血汤的基础上稍施加减。

处方：党参30g，黄芪30g，黄精30g，生地30g，玄参20g，丹皮15g，女贞子15g，山萸肉30g，丹参15g，鸡血藤30g，连翘15g，大青叶15g，蒲公英15g，青蒿9g，地骨皮9g。水煎，日服3次。

连续服药3剂，感染控制，壮热已退，但仍有低热，持续在37.2～37.5℃左右。以后的治疗，即针对气血两虚，突出培补脾肾、调养气血，以益气补血汤为基本方，再随症加减，药味略有出入，连续服用。另外并配合人参研粉吞服1.5g，早晚2次。刚入院时，因贫血严重，除服上方外，并配合西医输血及丙酸睾酮治疗。1个月后，化验血象基本稳定，即坚持以服中药治疗为主，经过3个月的治疗，除血小板尚偏低外，其他血象已基本恢复正常，故出院在家休养，并坚持服中药治疗。1年后，血象已完全恢复正常，恢复健康。直至现在，身体健康状况一直良好。

理血养肝健脾汤（邵经明）

[**组成**] 当归12g，白芍15g，生地20g，丹皮12g，阿胶9g，旱莲草12g，白术12g，茯苓12g，炙甘草6g。

[**功能**] 补血滋肾，养肝健脾，益气补中。

[**用法**] 每日1剂，水煎，分2次服。

[**主治**] 原发性血小板减少性紫癜，以皮肤和黏膜出血为主证。其病因虽有多种因素，但其病机不外肝肾阴虚，肝脏失其藏血功能和脾气虚弱失其统血能力，而使血液不循常道，溢于脉络之外发为本病。方中当归、白芍可补血活血，养血敛阴；生地、丹皮滋阴凉血化瘀；旱莲草、阿胶滋阴补血；白术、茯苓、炙甘草则可健脾益气补中。全方九味药物配伍，具有滋阴补血以养肝，使血得其藏；健脾益气而补中，使血得其统，使血液循常道运行而不致妄行。

[**加减**] 据临床体会，治疗本病药宜甘寒，不宜温燥或苦寒，温燥伤阴，苦寒伤阳，均不利于本病。经过多年实践，筛选稳妥有效的理血养肝健脾汤作为治疗血小板减少的主要方药。但由于患者年龄的大小、体质的强弱、病程的长短

和病情轻重缓急的不同，所以选定处方，也应随之加减。例如儿童稍受时邪则易内热蕴藏，迫血妄行，发生本病，治疗宜清热凉血养阴，本方去白术、茯苓，加犀角、银花、连翘；男性中青年多肾阴不足，虚火上炎，发生本病，每伴鼻衄、齿龈出血，治疗宜滋阴降火、导热下行，本方去白术，加川牛膝、白茅根、小蓟等；中青年女性多肝郁化热、失其藏血和调节血量的能力，而易发生本病，多伴性情急躁，脉象弦数，若血上溢则鼻衄、齿龈出血，血下溢则使月经过多，治宜疏泄肝火，本方可加炒栀子、柴胡等；如因思虑过度，劳伤心脾，失其主血和统血能力而发生本病，不论男女老幼，病程日久，都可出现气血两虚，可伴心悸健忘、倦怠纳减、失眠等症，治宜重补气血，本方减去丹皮、旱莲草、生地，加熟地、黄芪、党参、远志、炒枣仁、桂圆肉、龙骨、牡蛎等。

按语：中医认为脾统血，主肌肉、四肢，本病出血多在四肢，故本病与脾虚有关。鉴此，在凉血止血的同时，应注意补脾。

本方即为补脾止血之代表方，临床上可放胆用之。

第二十五节　食物或药物中毒

绿豆甘草解毒汤（张学文）

[**组成**]　绿豆120g，生甘草15～30g，丹参30g，连翘30g，石斛30g，茅根30g，大黄（后下）15～30g。

[**功能**]　解毒益阴，兼顾心肾。

[**主治**]　多种食物或药物中毒后，见发热，口干舌燥，心烦呕吐，甚则神志恍惚、小便浑浊等症。

[**方解**]　绿豆味甘性寒，有清热解毒利尿之功；甘草味甘性平，对各种药物、毒物有解毒之力；丹参味苦性微寒，可活血祛瘀、清热除烦、镇静安神；茅根味甘性寒，清热利尿，加速毒物排泄，并可防止出血，兼以护肾；连翘味苦性微寒，有清热解毒、强心之功效；大黄推陈致新，清热解毒。诸药合用，共奏解毒益阴之效。

[**用法**]　诸药用冷水浸泡后煎煮，煎时以水淹没全药为度，文火煎煮，大剂量频服；一般昼夜各服1剂，必要时可服3～4剂。

对于接触性中毒患者，则需清洗皮肤。

第二章 外 科

第一节 骨 质 增 生

骨痹汤（关幼波）

[**组成**]　杭白芍 30～60g，生甘草 10g，木瓜 10g，威灵仙 15g。

[**功效**]　滋补肝肾，祛邪止痛。

[**主治**]　骨质增生，包括颈椎骨质增生、腰椎骨质增生、足跟骨质增生等引起的疼痛、麻木等症。

[**用法**]　水煎服，每日服 1 剂，每剂分 2 次服用。

[**方解**]　骨痹汤是由芍药甘草汤加味而成。方中芍药、甘草酸甘化阴以缓筋急、药性守而不走；加入木瓜性味之酸温，威灵仙药性之辛温，加强了柔筋缓急止痛作用，同时取其温通走窜的功效以达到祛寒、除湿、通络的目的。全方敛而不守，行而不燥，阴阳兼顾。

[**加减**]　本方多年来用在临床上治疗骨质增生病，收到了良好的效果，而且还可以加减用来治疗胁痛、顽固性头痛以及痹证疼痛等病证。若颈椎骨质增生，加葛根 30g、姜黄 10g；气虚者加生黄芪 15～30g；疼痛剧烈者加桃仁 10g、红花 10g。腰椎骨质增生，加川续断 30g、桑寄生 30g。

足跟骨质增生，加牛膝 15g、淫羊藿 10g。因方中白芍用量较大，脾弱者服药后会出现便溏甚至腹泻，此时可加入白术或苍术 10～15g 以健脾祛湿。

按语：骨质增生俗称"骨刺"，中医亦称之为"骨痹"。

颈椎骨质增生症见：颈项强痛，转侧不便，牵及单侧或双侧肩及上肢疼痛、麻木，并可引起头晕、心悸、恶心，甚至颈项强痛不能平卧等。

腰椎骨质增生主要症状是：腰痛、活动不便，牵及一侧或双侧臀部及下肢疼痛、麻木。

足跟骨质增生主要临床表现：单侧或双侧足跟疼痛、不能落地行走，清晨起床下地时疼痛加剧，足跟下如踏有硬物感。

"骨痹"病多发于中老年人，青年患者偶可见到。病因是人到中年后，肝肾开始虚衰，气血有所不足，人的活动量减少，气血有所不周，加之外受寒邪湿气，客于骨髓，发而为痹。劳伤筋骨者，肝肾自伤，因此，越是青壮年时期运动量大的人和干重体力劳动的人，进入中老年后如不坚持活动，越容易患此病。

典型病例

董某，男，67岁，农民。

患腰腿疼30余年，近来日益增剧，不能转侧翻身，夜间痛甚，彻夜不眠，自觉腰背如针刺似刀割，痛苦万分，一次曾服5片去痛片，其痛未止，经服中药数剂未效。来诊时正值数九寒天，经检查发现第四、五腰椎有显著侧弯，右腿肌肉萎缩，X线拍片示：颈Ⅵ、胸椎Ⅴ、腰椎Ⅳ、Ⅴ和骶椎大部均显示唇样增生，但未发现肿物，曾有多次外伤史，脉象沉紧、尺脉沉细，舌淡苔黑润。此乃"骨痹"，为肾虚劳损、寒湿滞络、瘀血内阻，宜急则治标、缓则治本的原则，先作活血化瘀、祛寒除湿治其标，定其痛，再以温补肝肾、养血温经固其本。

处方：白芍30g，赤芍30g，生甘草10g，木瓜10g，威灵仙15g，川牛膝15g，骨碎补15g，血竭3g，川椒9g，当归10g，制乳没各9g。

每日水煎服1剂，服用3剂疼痛大减，夜能安睡3小时。原方又进3剂，由剧痛转为隐痛，能翻身和扶杖下床。以上方为基础加减：白芍150g，赤芍150g，生甘草60g，木瓜60g，威灵仙80g，川牛膝80g，骨碎补80g，杜仲80g，炮山甲80g，熟地80g。上药共为细末、炼蜜为丸，每丸重9g，日3次，每次1丸，温酒调服，服药3个月，疼痛全止。随访3年未复发，现患者行动自如，余症消失。

益肾坚骨汤（汤承祖）

[组成] 黄芪30g，补骨脂15g，骨碎补12g，菟丝子12g，狗脊12g，川断12g，枸杞子12g，干地黄20g，当归12g，白芍12g，川芎12g，鸡血藤30g，葛根12g。

[**功效**] 益肾养血，和络止痛。

[**主治**] 颈椎、胸椎、腰椎增生，上肢麻痛，脊柱活动欠利者。

[**用法**] 水煎服，日1剂，早晚各服1次。

[**方解**] 黄芪为益气之要药，能扩张血管改善血行；补骨脂补肾壮阳，骨碎补补肾续伤；菟丝子补肝肾益精髓，狗脊补肝肾强腰脊；川断补肝肾、强筋骨而镇痛，甘杞子滋阴补血兼能益气温阳，上药共奏益气补肾之功；干地黄滋阴降火；当归补血活血，可修复创伤；白芍柔肝止痛，养血益阴；川芎活血化瘀，搜风止痛；鸡血藤行血补血、通经活络，为疗腰腿疼痛、肢体麻木之品，上药共奏养血和络之效；葛根解肌止痛。诸药合伍，益肾养血，和络止痛。

[**加减**] 使用本方时，如夹湿者加苍术12g；寒湿者加制川乌10g、川桂枝10g。

按语：颈、胸、腰椎增生，好发于45岁以上的中、老年人，西医学称之为颈、胸、腰椎退行性病变。人体关节和附近的软组织及血管到一定年龄会逐渐老化，产生解剖上和生理上的变化，由于日常活动时受损伤，逐渐出现骨赘增生和软骨下骨硬化。颈、胸椎的增生可引起眩晕、恶心、呕吐、视物模糊，颈肩臂疼痛和手指麻木等；胸、腰椎的增生，可引腰腿疼痛，麻木、活动受限，甚至偏瘫或全瘫。之所以会发生增生，中医学认为系肝肾虚损所致。《内经》云："肝主筋、藏血"，"肾主骨，生髓"，"五八肾气衰"。因此，人步入中年以后，肝血肾精衰少，骨髓生化乏源，不能濡养筋骨，故出现骨筋痿弱而发生退行性病变。《难经·三十九难》云"督之为恙，脊强而厥"，颈、胸、腰椎正位于督脉经络循行线上，髓精不足，督脉失养亦可导致颈、胸、腰椎发生退行性病变；肝肾素虚、气血不足、风寒湿邪亦乘虚侵袭，流注经络，导致气血运行不畅，而引起脊柱附近的筋骨关节肌肉及腰背神经支配的肢体出现酸、重、痛、麻和活动受限。汤氏集60余年临床经验，自拟"益肾坚骨汤"是针对脊椎增生活动欠利、上肢麻痛而设的一首良方，具有补肝肾、益精髓、益气血、通络止痛之力，以治本为主，标本兼顾，是疗效较著的经验之方。

除痹逐瘀汤（吕同杰）

[**组成**] 当归15g，川芎12g，红花9g，刘寄奴15g，姜黄12g，路路通30g，羌活9g，白芷12g，威灵仙12g，桑枝30g，天南星9g，白芥子9g。

[**功效**] 活血化瘀，行气通络，除湿涤痰。

[**主治**] 颈椎病（颈椎骨质增生）。

[用法] 水煎服。每日1剂，服6剂停药1天，12剂为1个疗程。

[方解] 本方共分3组药物。第1组为活血化瘀药：当归甘补辛散、苦泄温通，既能补血，又能活血，有推陈致新之功；川芎辛温香窜，能上行颠顶，下达血海，旁通四肢，外至皮毛，为活血行气之良药；姜黄辛苦而温，外散风寒，内行气血，有活血通经、行气止痛、祛风疗痹之效，以其辛散横行，对上肢之疼痛尤为专长；红花辛散，通经活血、祛瘀止痛；刘寄奴破血通经、消瘀止痛，为破血行瘀之要药；路路通既能行气又能通经，与刘寄奴相伍有通行十二经，驱除经络瘀滞之效。第2组为祛风湿通经络药：羌活气味雄烈，散风之力胜于防风，长于祛风湿，又可通利关节而止痛；白芷气味芳香，偏重于止痛开窍；威灵仙辛散善行，能通十二经，既可祛在表之风又可化在里之湿，通经达络，可导可宣，为治痹证之要药，对筋骨酸痛，肌肉麻痹，皆有一定作用；桑枝苦平，善于祛风湿通经络，达利四肢关节，对风湿痹痛、四肢麻木拘挛皆有良好的效果。第3组为燥湿祛痰药：天南星苦温辛烈，走窜燥湿作用很强，对中风痰壅眩晕或风痰引起的麻痹、口眼歪斜，破伤风引起的项强口噤等皆有一定的作用；白芥子辛温气锐，性善走散，能搜胸膈经络之痰，善行皮里膜外之痰，风痰气滞或痰阻经络肢体疼痛之症皆可取效。

[加减] 本方有活血化瘀、祛风通络、除湿涤痰之功效，故凡风、寒、湿、痰痹阻肢体骨节，经络瘀滞所致各种痛证者均可使用。如气虚体弱、手麻明显者，加黄芪30g；项背挛急者，加葛根24g；热郁经络者，加金银花藤30g；湿热内蕴、口苦者，加黄连9g或栀子9g、胆草4.5g。

按语： 对于颈椎病，一般认为其病变在骨，发病与肾虚有关，故治疗多以补肾为法。吕氏认为，尽管该病与肾关系密切，但其主证是受累关节及其肢体剧烈疼痛，活动受限，审证求因，乃风、寒、湿、痰痹阻骨脉，经络瘀滞所致，故治疗当以祛邪为主，只有祛除病邪，才能使气血调和，肾气得养，骨脉得充，疾病得愈。吕氏谓之曰"祛邪养正"法。

典型病例

张某，男，45岁。1986年3月就诊。

自述颈部活动受限、左臂疼痛半年余，加重3个月。患臂不能抬举、屈伸、剧痛难忍，夜不得卧，抱臂而行，口苦口黏，舌苔薄黄稍腻、脉弦滑而数。X线拍片诊为"颈椎病"。予以除痹逐瘀汤，加忍冬藤30g、龙胆草4.5g。水煎服。

服至30剂时症状消失。为巩固疗效，又服30剂。随访至今未复发。

第二节 腰椎管狭窄症

通脉活血汤（李同生）

[**组成**] 当归9g，黄芪18g，丹参18g，泽兰叶9g，赤芍9g，杜仲9g，金毛狗脊12g，鹿角片18g，地龙9g，苏木9g。

[**功效**] 通督活血，补益肝肾。

[**主治**] 用于退行性腰椎管狭窄症。急、慢性腰腿疼痛，间歇性跛行迁延不愈，腰脊椎过伸试验阳性、相应神经节段的肌力及感觉减退，跟腱、膝腱反射改变，二便障碍，马鞍区麻木。中医辨证属肾精亏乏、瘀阻督脉者。

[**用法**] 将鹿角片另包，先煎30分钟，再与诸药共煎，沸后文火煎50分钟，每日1剂药，每剂药分2次煎服，每服150ml左右，饭后2小时温服。服药过程中停止用其他中西药物、手法及其他治疗方法，卧硬板床休息，每日卧床时间为16小时以上。

[**方解**] 方中当归、黄芪补气生血，为"饥因劳疫"所设。丹参去瘀生新、行而不破；赤芍祛瘀止痛，常与当归、黄芪相伍行瘀血滞，发散内外之风气；地龙走血分，能通血脉，利关节，消瘀滞，疗痹痛。以上诸药均有活血通经、消肿止痛之功效。鹿角益肾、行血消肿，杜仲温肾助阳、益精补髓、强筋壮骨，狗脊补肾壮腰、祛风定痛，此三味皆有填补奇经、壮腰益肾之力。综观全方，可收补益肝肾、通督活血功效。

[**加减**] 本方用于肾精亏乏、瘀阻督脉者，若下肢痹顽痿废，麻木疼痛甚者加牛膝9g、木瓜9g、五加皮9g；兼有舌苔白腻，脉濡缓，口渴不欲饮，怠倦困乏，湿重者，酌加萆薢9g、苍术9g、防己9g；兼有口渴欲饮，舌红少苔，脉弦细，面色红赤，阴虚火旺者，酌加炙黄柏9g、生地9g泻火坚阴、滋养肝肾；疼痛甚者加乌药9g、延胡索9g、广三七5g活血祛瘀镇痛；兼有风湿，游走窜痛，痛无定处，顽麻不仁者，酌加威灵仙9g、防风6g、秦艽9g、羌活9g。

按语： 本方系李氏骨伤科祖传验方，是治疗腰椎管狭窄的基本方，多种腰腿疼痛如腰椎间盘突出症、腰三横突综合征、慢性腰肌劳损等都可使用。

典型病例

鲁某，男，48 岁，湖北省应城县（现为应城市）商业局干部。

初诊：1982 年 4 月 18 日。患者腰腿疼痛年余，加重半月，行约 10 步须弯腰下蹲 1 次，蹲位休息 5 秒左右，症状可缓解，有慢性劳损史。曾到某医院就诊，诊断为腰腿疼痛、腰椎间盘突出症。

住院半年，经用针灸、理疗、全麻、下重手法推拿等治疗罔效。动员其手术治疗，因患者对手术治疗顾虑颇多，经人介绍于 1982 年 4 月 18 日请李氏诊治。检查：体实气壮、腰脊椎侧弯，腰椎过伸试验（+），左大踇趾背伸肌力差，马鞍区麻木感，左下肢直腿抬高试验（+），加强试验（+）。患者口渴喜饮，腰腿部针刺样窜痛，CT 检查提示为腰椎管狭窄症。

处方：通脉活血汤去赤芍，加乌药 9g、广三七 4g、木瓜 9g。

每天 1 剂，嘱卧硬板床休息。用药 30 余剂，患者诸症向愈，续用本方90 剂，煎服以资巩固。1 年后随访患者已完全恢复工作，无何不适。

第三节　股骨头无菌性坏死

活血养骨汤（何天祥）

[**组成**]　当归 10g，延胡索 10g，陈皮 10g，郁金 10g，独活 15g，白芷 10g，肉桂 10g，骨碎补 15g，续断 10g，狗脊 15g，怀牛膝 6g，透骨草 10g。

[**功效**]　活血理气，散寒除湿，温通筋脉，强筋壮骨。

[**主治**]　股骨头骨骺无菌性坏死症。

[**用法**]　上药可煎汤内服，每日 1 剂，早晚服。亦可共碾为药末炼蜜为丸，每丸重 10g，日服 3 丸。可再加乳香 6g、没药 6g 共研细末，用白酒调外敷于痛处。

[**方解**]　股骨头骨骺无菌性坏死症，又称股骨头骨骺软骨症，或扁平髋，由于髋部强力负重，股骨头骨骺多次受到损伤，气滞血瘀，复感风寒湿邪，致使血液供应受阻，失却濡养而致病。中医无此病名，但古医籍中早有描述，如清《医宗金鉴》卷八十九载有："胯骨，既髋骨也。若素受风寒湿气，再遇跌打损

伤，瘀血凝滞，肿硬筋翻，足不能直行，筋短者足尖着地，臀努斜行……"此病初期由于症状不明显，髋部疼痛较轻，休息后又觉疼痛消失，常易漏诊误诊，本病在青少年中并不鲜见。本方当归、延胡索、乳香、没药活血祛瘀镇痛；陈皮，郁金，开郁行气；骨碎补、续断、肉桂、狗脊、透骨草温阳益肾，强筋壮骨；独活、白芷散寒湿，消肿痛。全方补肝肾，益气血，散寒湿，温经脉，强筋骨。

[**加减**] 使用本方时，若气血凝滞可酌加土鳖、血竭；寒湿较重者可加苍术、威灵仙；病程日久，体质虚弱者可加黄芪、白术、紫河车，以健脾祛湿、补益气血。

按语：本方是何氏治疗股骨头骨骺无菌性坏死的基础方，疗效显著。

典型病例

霍某，男，15岁。

患儿1972年中左髋部时痛时愈，1973年3月疼痛增加，外展、外旋功能受限，先后在某骨科医院及某医院按扭伤及化脓髋治疗，未效。1973年4月18日在某医院照X线片示："右髋白边缘毛糙光滑，同时伴有骨质增生及破坏……有半脱位，右侧化脓性髋关节炎。"1973年4月15日来诊。根据临床症状，按右股骨头骨骺软骨症治疗。1个月后有好转。由于家属对"化脓髋"的诊断有顾虑，1973年5月16日在某医科大学附属医院照X线片示："右髋关节间隙稍增宽，内有多个大小不等的骨片，髋白象有轻度变深……股骨头变扁平，股骨颈变短，股骨头稍向上半脱位……综上所述，经晨会讨论，多为扁平髋表现……"治疗：用活血养骨汤加减治疗，并手法整复半脱位，先后治疗4个月，疼痛消失，肌力恢复，双腿等长，外展、外旋功能恢复，拍片示：已愈合。

第四节 运动损伤

化瘀通痹汤（娄多峰）

[**组成**] 当归18g，丹参30g，鸡血藤21g，制乳香9g，制没药9g，香附12g，延胡索12g，透骨草30g。

[**功效**]　活血化瘀，行气通络。

[**主治**]　损伤后遗症、网球肘、肩凝症等。

[**用法**]　水煎服，分早晚2次服。

[**方解**]　瘀血痹系由局部闪扭、外力损伤、慢性劳损等引起经络损伤，血行不畅或血溢脉外，留滞局部，筋脉肌肉失养，抗御外邪能力低下，风寒湿热之邪乘虚而入，加重脉络闭阻，导致痹证，此证临床实为多见。此类病症局部疼痛明显，且与气候变化及寒热有关。治疗时单用祛风除湿药收效甚微，而以活血化瘀为主，佐以祛风除湿药物则收效甚捷。方中乳、没，前者治血，后者散瘀，相得益彰，为治本要药；延胡索行血中气滞，气中血滞；香附理气解郁，为血中之气药，气行则血行，加强活血祛瘀之功；当归、丹参、鸡血藤活血养血，祛瘀而不伤正；透骨草祛风、除湿、通络以治标。诸药相合，共同达到活血化瘀、行气通络之目的。

[**加减**]　凡见局部疼痛明显，且与气候变化及寒热因素紧密相关者即可投用本方。偏寒者加桂枝、细辛、制川乌；偏热者加败酱、丹皮；气虚者加黄芪；久痹骨节肿大变形者加穿山甲、全虫、乌梢蛇。

按语：因痹证病之邪恋，往往导致气虚血虚，而且治痹之药又多辛燥，过服则耗气伤血，故治疗时祛邪治血同时不忘益气养血。气虚则行血无力，驱邪无能，宜加芪术之类，益气健脾；血虚则脉道干涩，血行不利，如江河水枯、船舶搁浅，病邪、瘀血难除，故治疗时应注意养血，临床多选用既能祛邪治血，又有养血功能之药，诸如当归、丹参、鸡血藤等。阴血亏虚者重用生地。此增水行舟之法，既缓急止痛，又制诸药之辛燥。

典型病例

刘某，女，16岁。

1年前不慎摔倒，左膝关节着地，当时听到"咔嚓"声响，随后膝关节外肿痛，经治疗局部肿胀消失，留有持续性左膝关节疼痛，经常"打软腿"，甚则跌倒，遇冷加重，局部怕凉，舌质淡红，脉弦。证属外伤瘀血，复感寒湿，经脉闭阻。用化瘀通痹汤加细辛6g、桂枝9g、川牛膝9g、木瓜18g、薏苡仁30g，水煎服，每日1剂。进服15剂，疼痛消失，未再出现"打软腿"。

第五节 骨 结 核

郑氏虎挣散（郑惠伯）

[组成] 制马钱子30g，制附片（炒炮）30g，甲珠30g，蜈蚣15条，蕲蛇40g，虎骨20g。

[功效] 解毒散结，活络止痛。

[主治] 寒湿痹、流痰、附骨疽，以及流痰、附骨疽引起的截瘫。

[用法] （1）制马钱子法：先将马钱子沙炒去毛，然后用健康男孩童便泡7天，每天换1次，晒干；另取麻黄、甘草各20g，煎汁去渣，再将马钱子100g，加入药汁内，文火煎至药汁完全浸入马钱子为止，晒干备用。

（2）按本方组成分量，共研细末，蜜丸，分为60粒，每日2丸，早晚各服1丸。马钱子有毒，每日剂量1g为安全剂量，且可达到治疗效果。

[方解] 马钱子苦寒，散血热、消肿痛，可治重症肌无力等；附子温阳散寒、止痛，其性善走，无处不到；山甲活血消瘀，消肿排脓；蜈蚣息风止痉，解毒散结；蕲蛇祛风通络，除湿攻毒；虎骨祛风止痛，强筋健骨。

按语：王洪绪《外科证治全生集》的祛风除湿散，由马钱子、附片、甲珠3味药组成。20世纪50年代《中医杂志》报道"虎挣散"治疗骨结核，药同祛风除湿散，本方即虎挣散加味而成。

典型病例

杨某，男，30岁。

主诉：参加抗美援朝住石洞年余，回国后，于1955年自觉腰背痛，时而缓解，按风湿医治，效果不佳。次年日益严重，疼痛加剧，劳动更甚，身体日益消瘦。经地区医院拍X光片，第5胸椎骨质病变，诊断为骨结核，服抗痨药3个月不效，且病情日益加重，下肢麻木腰背痛更剧。采用石膏床治疗不到1个月，两下肢麻痹，不能行动，继而排尿困难，必须导尿管排尿，大便10余日不行，需经灌肠排便，延至1957年，患者求治于余。

诊查：症见消瘦，下肢寒冷无知觉，肌肉有萎缩征象，食欲不振，舌质淡，脉细无力。

辨证：一派寒湿凝滞、脾肾气血亏损证候。

处方一：制马钱子30g，虎骨20g，蜈蚣15条，附片30g，甲珠30g，蕲蛇40g共为末，分为90包，1日3包，早、中、晚各服1包。

处方二：黄芪30g，当归15g，麻黄6g，鹿角胶10g，白芥子10g，肉苁蓉30g，淫羊藿15g，桂枝10g，白术15g，炙甘草6g，干姜10g。

本方仿阳和汤加当归补血汤，温通经络补气血，重用肉苁蓉，既能补骨，又能润肠通便，且白术益脾气，可治气虚便秘。

上二方药服至半个月，患者自觉有尿意时，能用力排尿，初仅点滴淋沥，后逐渐通畅，大便时有感觉。服药至1个月，大小便能自己控制，不用导尿、灌肠。

从服用加味虎挣散半月后，自觉下肢逐渐有感觉，至1个月即能起立于床旁，沿床边活动。服药2个月，能借助双杖行走。3个月后，只需用单杖稍加助力即可行走，后期内服药还用过补阳还五汤、右归饮等方，半年后痊愈出院。

1958年因过劳，患者又感腰背痛，下肢微麻木，来信求治，仍用前法，月余治愈。经几年观察，病未复发。

新骨痨丸（赵永昌）

[组成] 当归15g，熟地15g，牛膝9g，威灵仙9g，木瓜9g，杜仲9g，茯苓9g，川芎9g，乳没各9g，川断12g，补骨脂15g，骨碎补15g，茜草根15g，羌活15g，黑木耳250g。

[功效] 滋肾温阳强筋骨，补气养血通经络。

[主治] 骨结核。

[用法] 上药共为细末，炼蜜为丸，丸重6g。每服1丸，日服2次，亦可煎汤，常以3日为一疗程。

[方解] 熟地、牛膝、川断、补骨脂、骨碎补、杜仲为补肾益精之品，又能坚骨强筋；归芎行血以补血；茯苓健脾以祛湿；羌活、木瓜、灵仙祛风湿而通上下经络；乳香、没药祛瘀止痛又能生新；更有茜草根一味，据临床和现代药理研究有抗结核之功，故为必用之品；而黑木耳又有益气活血之力，丸方每

每用之。全方共具滋肾温阳强筋骨、补气养血通经络之功，故骨结核用之常能收效。

本证之前期，当发热盗汗等全身中毒症状明显时，亦可短期合用抗结核药物，则收效更捷。

当结核外溃及瘘管形成时，应进行病灶消除术，剔除死骨，并用红粉纱条换药，可祛腐生肌，有治漏管及促进愈合之功，而现代药理抑菌试验亦证明红粉纱条对结核杆菌、大肠杆菌、铜绿假单胞菌及化脓性球菌均有抑制作用，故临床用之常获良效。

附：红粉纱条制法：红粉 3g、朱砂 12g，共为极细末，与生肌玉红膏(《医宗金鉴》)60g 调和均匀，制成纱条，消毒后备用。

按语： 本病中医谓之骨痨，因其易流窜他处，溃后脓液稀薄如痰，古人又多称之为凉痰，多以气血虚寒痰阻清阳凝结而成，但因其病在骨，而肾主骨，肾虚则骨骼失养、易痰易凝，故实属流痰为标，而肾虚为本之证，其病多发于儿童、青年，或因年稚先天不足，肾气未充，或因劳倦伤损，皆可导致三阴亏损，气血失和而骨节空虚，遂致寒痰流注，酿为骨痨，故其治疗当以补肾固本为主，而以化痰消肿为辅。本方所设正是以此立意。

典型病例

马某，女，24 岁。

1978 年 4 月来诊，自述胸壁处有一肿块月余，患处疼痛，并兼身有低热，夜间盗汗，腰痛乏力，心悸气短，纳食欠佳。视其肿物在肋弓第九肋骨处，大小约 3cm×3cm，按之质软，皮色不变，验其血沉 40mm/h，结核菌素试验（++），舌质淡，脉沉细。病属骨痨，为肾虚骨弱、痰核流注之证。予上方加减：夏枯草 30g，茜草根 30g，桑寄生 15g，川断 9g，菟丝子 15g，补骨脂 9g，当归 12g，鱼腥草 30g，狗脊 15g，黄芪 25g，党参 15g，白术 9g，山药 9g，百部 9g，羌活 9g，丹参 30g，益母草 30g。水煎服，每日 1 剂。2 个月之后改为隔日 1 剂，3 个月之后症状俱减，而肿物渐消，血沉转为 19mm/h。后改汤为丸，又服 3 个月，脓肿全部消失，全身无何不适。随访 1 年来未有复发。

第六节 淋巴结核

消瘰汤（李孔定）

[组成] 鲜泽漆 10g（干品减半），大茯苓 30g，黄精 30g，夏枯草 30g，连翘 15g，山楂 15g，枳壳 12g，甘草 3g。

[功效] 解毒散结，行气和胃。

[主治] 瘰疬（淋巴结核）。

[用法] 诸药纳陶罐内，清水浸泡 1 小时，煮沸 10 分钟，取 200ml，煎 3 次，将药液混匀，分 3 次温服，1 日 1 剂，连服 1～2 个月，一般可愈，不愈再服，服药期间加强营养。

[方解] 本病由瘰毒侵袭少阳之经，导致痰凝气滞而成。方中泽漆、土茯苓、夏枯草、连翘解毒化痰，其中泽漆能抑制结核杆菌的生长，治结核性瘘管有专长；《本经》谓夏枯草"主寒热，瘰疬，瘿瘤，破癥散瘿结气"，二药堪为专病专药；山楂化瘀消坚开胃；枳壳行气化痰和胃；黄精、甘草益气养阴、扶正祛邪；而黄精一药，《本草纲目》称其"补诸虚，止寒热，填精髓，下三尸虫"又与本证相符。

[加减] 若瘰疬已溃加黄芪 30g、制首乌 15g，以补气血，托毒排脓，敛疮生肌；未溃则配合外治，用生川乌、草乌各 30g 研极细末，蜂蜜调敷患处，纱布固定，一日一换，忌食辛辣燥烈之品。

按语：瘰疬以其颈部结核累累如贯珠状而得名。以结核为第一症状。古人云："无痰不成核"，故本病与痰的关系最密切。本病痰之生，是由于肝郁气滞，脾失健运，痰热内生，痰凝气结而成瘰疬，因此实证偏多。但不仅有气滞之实，亦有肝血不足，脾气虚弱之虚，故拟疏肝养血、健脾化痰、扶正祛邪为治，也有因肺肾阳虚、虚火灼津为痰，痰火凝结而成瘰疬。总之需抓住"痰"，辨证施治，痰邪一消，结核则除。

典型病例

李某，女，23 岁，1988 年入院。

病史：1988 年 5 月，发现右颈部有一结块，大如核桃，皮色不变，推之可动，无发热等全身症状，即至某医院诊治。诊断为"颈淋巴结结核"。经肌内注射链霉素、口服异烟肼片等治疗，左颈部亦有结核发生，日久结核固定，皮色变暗红，于 7 月 2 日切开排脓，流出稀薄脓液（脓液涂片找到结核杆菌）。术后，继续使用链霉素、异烟肼，后转本院治疗。检查：颈部两侧有疮口 2 处，周围皮肤暗红，两疮口均有白色腐肉，疮口呈潜行性。四周有空腔，流出稀薄脓液，并夹有败絮样物质。诊断：瘰疬（颈淋巴结核）。

治疗：内服消瘰汤加黄芪 30g、玄参 10g。入院当日既行清创，术后撒七三丹，敷以红油膏纱布盖贴，之后腐肉渐脱落，脓水减少，肉芽组织逐渐生长，最后用生肌散收口共治疗 40 天，疮口愈合。随访 1 年，未见复发。

消瘰丸（徐学春）

[**组成**]　玄参 500g，象贝母 240g，夏枯草 240g，猫爪草 240g，羊乳 240g，地龙 240g，重楼 240g，昆布 240g，海藻 240g，青皮 120g，煅牡蛎 500g，僵蚕 240g，制乳没各 120g，柴胡 120g，白芍 240g，当归 240g，梓木草 240g。

[**功效**]　清热化痰，软坚散结。

[**主治**]　瘰疬、痰核，未溃、已溃各期均可。

[**用法**]　将夏枯草、煅牡蛎、昆布、海藻、柴胡、地龙、梓木草煎水浓缩，余药共研细末，加炼蜜与浓缩剂滚丸如梧桐子大，每服 3~5g，日服 2 次（儿童酌减）。

[**方解**]　淋巴结核乃肝郁化火，或肝肾阴亏，虚火内生，灼津为痰，痰火凝结而成。

方中玄参、贝母、夏枯草、猫爪草、煅牡蛎冀收滋阴降火、化痰软坚、消核散结之效，但正如《本草求真》云："瘰疬痰核，多属毒结不化"，故辅羊乳、重楼并海藻、昆布、僵蚕、梓木草以加清热解毒、化痰软坚之力，促令毒解结散。佐以青皮、柴胡疏肝郁，泄蕴热，当归、白芍养血和营，乳香、没药行气活血定痛，散结之功可期。又地龙功擅清热通络，导诸药入经，直趋病所。至若溃破窜注，乃肉腐为脓之故。腐脓因于热胜，本方中清热解毒、滋阴降火诸药，正可托毒援外，有如断流排浊，蕴热郁毒一举荡涤无遗。所以用治溃腐不敛的瘰疬痰核，亦乃切症之方，可收清热化痰、软坚散结之效。

[**加减**]　临床运用时也可用此方辨证酌情增减改汤剂口服。痰火偏盛者，

重用象贝，酌加瓜蒌、海浮石以清热化痰；阴虚火旺者，重用玄参、羊乳，酌加丹皮、知母以滋阴降火；肿块坚硬者，重用牡蛎、梓木草，酌加三棱、莪术以行气破瘀而使核消；肝气郁结者重用青皮，酌加玫瑰花、香附以疏肝解郁。

按语： 本方系根据《医学心悟》中之消瘰丸，经徐氏几代临床筛选加味而成，堪称徐氏家传瘰疬之秘方。验之临床，屡用屡效。另，羊乳用桔梗科植物四叶参的根；猫爪草用毛茛科植物小毛茛的根；梓木草《中药大辞典》未载，乃民间治瘰疬之秘方用药，如缺亦可减去。

典型病例

李某，女，3岁。

家长于1个多月来发现患儿左侧颈淋巴结肿大多个，曾于某院诊为"颈淋巴结结核"，用链霉素及青霉素肌内注射未能控制，并逐渐化脓，终于1989年4月2日自行破溃，流出脓汁为稀干酪状，创面外翻，中心敷一层干酪样物，用棉棒拭后不去。创面周围并有多数黄豆至蚕豆大之淋巴结，因家庭经济不便停用链霉素，其母亦久患肺结核，遂投以本方汤剂内服，经治3周而愈，丸剂善后。

第七节　外伤后综合征

一盘珠汤（李同生）

[**组成**]　当归12g，川芎12g，赤芍12g，生地12g，续断15g，广木香6g，红花6g，广三七6g，泽兰叶12g，苏木12g，桃仁6g，乌药12g，大黄6g，甘草6g，制乳没各9g

[**功效**]　行气活血，消肿止痛。

[**主治**]　用于跌打损伤、骨折、脱位、急性软组织损伤、局部肿胀、疼痛、功能障碍等。

[**用法**]　先将药物用冷水浸泡1小时，浸透后煎煮，武火煎沸后再用文火煎30分钟即可取汁服用，每日1剂，共煎2次，早晚各服1次。

[**方解**]　本方以桃红四物汤为主要成分。桃红四物汤中以白芍改赤芍、熟

地改生地，具行血而不伤正气，活血而能生新血之妙。续断治血理伤，为疏通气血筋骨之要药。广三七、泽兰、苏木、制乳没诸药均为活血化瘀、消肿止痛之佳品。广木香、乌药为行气止痛之良药。大黄清热消瘀，引瘀血下行；甘草缓急止痛，调和诸药。诸药合而用之，不仅能行血分瘀滞，亦可散气分郁结，活血祛瘀无伤血之虑，行气理气无燥热之弊，瘀去气行，诸症自愈。

[加减] 本方具有行气祛瘀等显著作用，且组方轻灵机巧，如珠走玉盘，法活无穷，变化甚多，针对不同部分的损伤稍加增损，丝丝入扣：上肢伤加桑枝9g、桂枝9g、千年健9g；下肢伤酌加木瓜12g、牛膝12g、独活9g、五加皮12g；胸部伤加枳壳9g、桔梗9g、木香6g、郁金9g；背部伤酌加乌药12g、威灵仙9g、狗脊9g、虎脊骨9g；腰伤加杜仲9g、补骨脂9g、大茴香9g、巴戟天9g；小腹伤加小茴香6g、金铃子9g、木香9g；胸胁伤加柴胡9g、青皮9g、龙胆草9g、白芥子6g；腹部伤加大腹皮9g、吴茱萸9g、枳实9g、槟榔9g；足跟伤加紫荆皮9g、升麻9g、柴胡9g。

按语： 本方系李氏骨伤祖传验方，其研究已通过有关专家鉴定，并曾获省科研成果二等奖。急性软组织损伤，一盘珠汤方可作为通用方，且可随证加减。证属伤后瘀血凝滞，患处皮色隐泛青紫，作肿作痛，按之陷下，复起较缓，方中重用桃仁、红花、苏木，另加广三七6g、刘寄奴12g，以韭汁为引；瘀血凝结，坚积难消者，宜消瘀化滞，原方加花蕊石3g、广三七3g；证属气郁凝滞者，气滞刺痛，咳嗽时掣痛，当以通气行滞为主，原方重用乌药、木香，另酌加降香9g、陈皮6g；胸胁损伤，气滞较重者，治宜疏肝行气降逆，原方加青皮9g、枳壳9g、沉香15g、柴胡6g、代赭石9g；证属瘀气凝滞，症状较轻，隐痛不愈或受伤时日较久，或虽为新伤但体质虚弱，当以行气活络为主，此方重用乌药、木香，另可酌加枳壳9g、陈皮9g、香橼皮9g、香附9g，根据病情酌加一至二味。伤后筋纵无力，重用续断，另加鹿筋9g、守宫尾2条，以筋生筋，用时均加一至二味，若伤骨骨折、骨碎，此方均滋肾补骨之剂，若欲接骨，原方可选接骨木9g、自然铜15g、骨碎补15g，酌加一至二味。

典型病例

王某，男，43 岁，1985 年 12 月初诊。

因车祸致胸胁骨折，下肢胫、腓骨骨折2天。缘于2天前被汽车撞伤，致复合损伤，胸胁骨折合并液气胸，左下肢胫、腓骨骨折，到某医院急诊，仅作骨折固定，未作特殊处理。西医予以抗生素液体静脉点滴，损伤部位肿痛青紫瘀斑，转请李氏会诊。经检查，第五、六、七肋骨粉碎性骨折，左小腿胫、腓骨骨折，脉弦疾有力，舌质红、苔黄厚，大便3日未行，患者疼痛难忍，闻有呻吟，给予手法整复肋骨骨折、小腿骨折，沿肋缘作胶布固定，左小腿夹板固定，给予中药一盘珠汤每日1剂，内服。用药7剂，肿消痛止，皮肤青紫瘀斑显著消退，遂停药。继续固定至骨折临床愈合，拆除夹板。2年后随访，患者左下肢功能恢复良好，无何不适，胸部亦无疼痛感。

健脑散（朱良春）

[组成]　红人参15g（参须30g可代），土鳖虫、当归、甘杞子各21g，制马钱子、川芎各15g，地龙、制乳没、炙全蝎各12g，紫河车、鸡内金各24g，血竭、甘草各9g。

[功效]　养血益气，化瘀通络，疗伤定痛。

[主治]　凡脑震荡后遗症出现头晕而痛，健忘神疲，视力减退，周身酸痛，天气变化时则更甚；有时食欲不振，睡眠欠佳，易于急躁冲动；面色黧黑，舌有瘀斑，脉多沉涩或细涩者，均可用之。

[用法]　马钱子有剧毒，需经炮制，一般先用水浸1日，刮去毛，晒干，放麻油中炸，应掌握火候，如油炸时间太短，则内心呈白色，服后易引起呕吐等中毒反应；如油炸时间过长，则内心发黑而炭化，往往失效，所以在炮制中可取一枚切开，以黑面呈紫红色最为合度。

以上诸药晒干，共研极细末胶囊装盛亦可。

每服4.5g，早晚各1次，开水送下，可连续服2~3个月。

[方解]　脑震荡后遗症多呈现"虚中夹实"之征，因其虚，必须大补气血，益肝肾；因其实，气血瘀滞，又须化瘀活血。方取红参、杞子、紫河车、当归养血益气，滋补肝肾，精血旺，则髓海允；选土鳖虫、地龙、乳没、全蝎、鸡内金、血竭，化瘀通络、疗伤定痛；马钱子制后毒既大减，善于通络止痛、消肿散结，尤有强壮神经之功，对此症之恢复，有促进之作用；川芎既能行气活血，又能载药直达病所。诸药合用，攻补兼施，标本结合，故奏效较佳。

按语：本方用后一般1~2周始见效机，以后持续服用2~3个月，多能治愈。如有阴虚或阳虚或痰浊内阻者，应配合辨病之汤剂以助之。另外，亦可用之于严重神经官能症患者。

典型病例

李某，男，42岁，军人。

在检查施工过程中，突然从上落下之铁棍击于头部而昏倒，当时颅骨凹陷，继则出现血肿，神志不清达20余小时，经抢救始苏，半年后曾在某地检查，脑组织萎缩1/4，整日头昏痛，健忘殊甚，记不得老战友姓名，有时急躁易怒，失眠神疲，面色晦滞，苔薄腻、舌边尖有瘀斑，脉细涩。予健脑散治之，服药1周后，头昏痛即见减轻，夜寐较安，精神亦略振，自觉爽适。坚持服用2个月，症情平稳，续予调补肝肾、补益心气之品善后。

健肾荣脑汤 （谢海洲）

[**组成**] 紫河车9g，龙眼肉9g，桑椹15g，熟地12g，当归9g，丹参12g，赤白芍各9g，太子参10g，茯苓6g，远志9g，菖蒲9g，郁金12g，生蒲黄9g。

[**功效**] 补气血，填精髓，宁心神，通脉络。

[**主治**] 颅脑损伤后遗症。

[**用法**] 每日1剂，水煎2次分服。

[**方解**] 紫河车甘咸而温，血肉有情之品，大补气血，填精益髓，故以为主；合当归、熟地、白芍三味补血养血之力尤甚；太子参、茯苓健脾益气，取阳生阴长之义，生津之功更著；龙眼肉、桑椹养血健脾；丹参、远志养血宁心；菖蒲、郁金行气解郁开脑窍；赤芍、蒲黄活血化瘀通脉络。此方是以阴阳气血双补、气血生长则能化精、精足则脑髓充、活血通络则瘀去，瘀去则新血生，脑络通则神自明。

[**加减**] 运用此方时，偏于阴虚者，合用地黄饮子；偏于络脉瘀阻者，合用桃红四物汤。谢氏还常用桑椹、黑芝麻、女贞子、菟丝子、枸杞子、地黄、山萸肉、首乌、胡桃肉等以填精补脑；苏木、刘寄奴、鬼箭羽、土鳖虫、牛膝、续断、骨碎补、泽兰、自然铜、鸡血藤、茜草等针对外伤之病因而随方加入。

按语：笔者运用谢氏此方治疗颅脑损伤后遗症多例，屡试不爽，可谓良方矣。

典型病例

陈某，男，13岁。

于 1976 年 10 月 20 日下午被木棒击中头部，当即局部隆起 $10cm^2$ 球形血肿包块，意识丧失，深度昏迷，肌肉松弛，呼吸表浅，脉息微弱，经某医院急救，开颅术后，脱离危险期出院。同年 11 月 19 日来诊，其母代诉：头痛如劈，语言不利，睡眠不宁，易惊易醒，时恶心干呕，纳差食少，瘫软无力，不能步履，须人背负。查患儿面色苍白，表情呆滞，神疾不清，气息微弱，舌淡苔滑、尖微红、边有瘀斑，脉沉细稍滑略数。证属肝肾不足，脑髓空虚，兼有气滞血瘀。立补益肝肾、充髓荣脑，佐活血化瘀法，投健肾荣脑汤加祛瘀通络之品。守其方终无所易，偶遇兼证稍加进退，调治 10 个月而愈。颅脑损伤后遗症病情重，疗程较长，守方尤为重要，认证准确，要恪守不移，切勿浅尝辄止。待病情基本恢复后，嘱服成药，如桑椹膏、复方灵芝片等，或在健肾荣脑汤基础上据证而设，权宜而变，配成丸方，以巩固疗效，是谓有权有变，才能善始善终。

第八节 乳腺增生

消癖汤（王玉章）

[组成]　当归 10g，香附 10g，女贞子 10g，仙灵脾 15g，白芍 10g，郁金 10g，菟丝子 15g，鸡血藤 30g，柴胡 10g，首乌藤 30g，旱莲草 10g。

[功效]　疏肝安神，健脾补肾，养血调经。

[主治]　肝郁、脾虚、肾亏而引起的乳腺增生及由此导致的月经不调，心神不安。

[用法]　每日 1 剂，水煎服，早晚各 1 次。

[方解]　王氏集先辈之名言，采众家之专长，加上自己多年反复的临床实践，认为本病致病之因除思虑伤脾，脾虚水湿不运，聚而成核，或恼怒伤肝，肝失条达，气郁为患之外，多与冲任不调有关。故王氏治之，多主张疏肝解郁，理气散结，益阴安神，调理冲任，攻补兼施而取效。方中柴胡、香附、郁金疏肝解

郁，利气止痛；鸡血藤、首乌藤养血活血，安神通络；女贞子、旱莲草滋补肝肾之阴；仙灵脾、菟丝子温阳化阴，使阴阳互济，冲任调理。上述药物系多年来王氏通过临床实践，从具有相同功效的多种药物中精心筛选而来。

[加减] 凡30~40岁妇女，常伴有月经失调，不孕症或流产史，其双侧乳房内出现大小不一的肿块，质韧不坚，常同时或相继发生。其形态或圆或扁，分散于乳房，或局限于某一象限。肿块与周围组织分界不清，不与皮肤粘连，推之移动。在月经前3~4天，疼痛加重，肿块肿大。经后疼痛减轻或消失，肿物缩小者可使用本方。如肝郁气滞盛者，可酌加延胡索、川楝子、青皮、橘核（叶）等；气滞盛者，加桃仁、红花、三棱、莪术等；痰湿盛者，加白芥子、瓜蒌、夏枯草、半夏等。

按语： 乳腺增生病是一种常见的乳房非炎症性疾病。发生于青春期妇女，多为乳房小叶增生；发生于哺乳后期者，多为乳腺导管增生；发生于围绝经期妇女，多为乳房囊性增生。

由于乳腺增生病有癌变的可能，在治疗过程中，须每隔3~6个月随诊患者，予以详细复查，进行动态观察。若肿块位于乳房的外上方，恶变的可能性大，须做病理切片。

典型病例

刘某，女，28岁，职工。初诊：1984年4月13日。

两乳房结块已4年多。开始较小，后逐渐长大，月经来前胀痛，肿块变硬，经净则软。月经不调，量多色紫，且伴有腹痛，有时胸闷胁痛，胃纳不香，大便干。检查：人体瘦，面白颧红，两乳房均有结块约有4cm×5cm大小，边界不清，质地不硬，尚光滑无结节，与周围组织不粘连，推之可以活动，苔薄舌红，脉象弦细。适逢经临，乳房胀痛，结块增大，此肝郁失于疏泄，气滞血行不畅，拟疏肝理气为主，活血调经为辅。

处方：柴胡10g，香附10g，当归10g，赤白芍各10g，郁金10g，瓜蒌12g，生山楂12g，红花6g。5剂，水煎服。

二诊：1984年4月18日。药后胀痛减轻，经行也畅，大便正常，结块变软，唯腰酸肢软，神疲乏力，苔薄舌红，脉濡细，属肝郁脾弱。

处方：前方去瓜蒌，加党参12g、白术10g。5剂。

三诊：两乳结块依然，已不胀痛，但腰部酸楚，白带增多，纳差，体倦思睡，苔薄舌淡，脉细，肝脾两亏，冲任失调，拟疏肝健脾、调理冲任。

处方：柴胡10g，当归10g，赤白芍各10g，党参12g，白术10g，仙灵脾15g，菟丝子15g，女贞子10g，旱莲草10g，鸡血藤20g，首乌藤20g，橘叶核各10g。7剂。

嘱其经前服初诊方，经净服三诊方。5个多月结块消失，月经正常，身体亦健壮。

第九节　下肢溃疡

王氏化腐生肌丹（王玉章）

[**组成**]　红升丹30g，轻粉40g，银珠30，樟丹10g，乳香50g，没药50g，血竭20g，松香60g，冰片10g。

[**功效**]　提毒化腐，生肌敛疮。

[**主治**]　慢性下肢溃疡。

[**用法**]　将上述药物共研细末，混合成丹，疮面在常规消毒下，外涂"王氏化腐生肌丹"，然后外用敷料覆盖包扎，隔日换药1次。

[**方解**]　中医认为，慢性下肢溃疡是由于湿热下注，气血瘀滞，或脉道不通，肌肤失养，继而热腐内烂所致。根据临床观察所见，大多数患者其疮下陷，脓汁稀而多，或腐肉覆满疮面，肉芽组织暗淡或灰白，疮周皮肤增厚，色素沉着。

王氏认为此乃气血瘀滞、脉道不通所致，瘀、腐、脓的存在是溃疡经久不愈的障碍。方中含有"化腐生肌"之圣药红升丹，能刺激病灶肉芽组织，促使结缔组织增生，而利于溃疡的愈合；松香、乳没乃本方之精品，能生肌长肉敛皮，活血通络，消肿止痛，加速上皮的形成。王氏认为，脓可能是疮面在药物作用下，局部组织代谢旺盛的表现，是"煨脓"的结果，并非创面感染恶化所造成的，是病证由阴转阳的一个标志。红升丹、轻粉、银珠、乳没等皆为辛温或辛热之品，不但能提毒拔脓、化腐生肌，而且可以活血消肿止痛。本方具有提毒化腐，生肌敛皮的作用，能改善疮面局部的微循环，激活慢性溃疡由僵化状态向急性无菌性炎症方向软化，刺激结缔组织增生。临床使用安全可靠，是治疗慢性溃疡较为理想的药物。

慢性下肢溃疡，因其多生于小腿中下 1/3 的内前外侧部位，相当于内臁或外臁部的一种慢性溃疡，中医学谓之臁疮，常继发于下肢静脉曲张，血栓性静脉炎或慢性复发性丹毒等。一般内侧多于外侧，溃疡周围皮肤变薄。溃疡日久不愈，创口凹陷，边缘形如缸口，创面肉色灰白，流溢灰黑或带绿色秽臭脓水。本病可以反复发作，在发作前先痒后痛，焮红漫肿，继则破烂蔓延很快。本方组合适宜此症。

按语： 下肢溃疡，是外科常见的疾病之一。无论急性溃疡或慢性溃疡，均不易愈合。治疗时，除给以外敷药物外，并应配合缠缚疗法和热烘疗法，可有助于患肢肌肉收缩，避免患肢发生水肿，使血液流动通畅，加快局部血液循环，对提高疗效，缩短溃疡愈合的时间有一定的作用。

典型病例

于某，女，35 岁，门诊号：78478。1989 年 8 月 13 日初诊。

3 年前，左足背部生疮，初起有粟米样脓头，继则溃烂扩大，起病后即至某医院治疗，溃疡日渐缩小，但至直径 2cm 大小时，则不再愈合，时流脓水，工作劳累及站立长久后则局部肿胀疼痛，休息后可减轻。后至某医院治疗，但至今未愈。

检查：左足背有 1cm×1.5cm 大小的溃疡，边缘不整齐，创面肉芽新鲜，四周有肥厚性疮痕。足背轻度肿胀，压之有明显凹陷。

诊断：臁疮（下肢慢性溃疡）。

治疗：局部先用电吹风吹 15 分钟，然后在溃疡面涂以"王氏化腐生肌丹"，最后用绷带自足背近趾端缠缚至踝关节上方。每天换药 1 次。治疗 7 天，溃疡全部愈合，足背肿胀消失。

第十节 骨 髓 炎

骨髓炎方（赵永昌）

[**组成**] 熟地 15g，当归 12g，补骨脂 10g，黄芪 15g，茯苓 15g，骨碎补

12g，太子参 15g，川芎 15g，威灵仙 10g，牛膝 12g，防风 10g，木瓜 10g。

[**功效**]　补脾益肾，强筋健骨。

[**主治**]　骨髓炎。

[**用法**]　水煎服，日 1 剂。

[**方解**]　方中以熟地、补骨脂、川芎补肾养血；参、芪、茯苓健脾益气，并辅之以防风、牛膝、灵仙、木瓜、骨碎补等祛风湿、通经络、坚骨强筋；共奏补脾肾、益气血、通经络、祛邪毒，促其愈合之功。

[**加减**]　骨髓炎西医学有急慢之分，中医论治当分其阴阳寒热，邪正虚实。本方一般适宜于慢性者，常有瘘管形成，或中有死骨致伤口经久不愈，并兼体倦乏力，面白虚羸，纳食减少，舌质偏淡，脉细无力。因脾主肉，肾主骨，骨烂肉腐是脾肾两虚，气血大衰，其证纯属阴寒。当以扶正为主，温养脾肾，大补气血以托毒外出，促其生肌长肉。

若疼痛明显，多加入祛瘀止痛之乳香、没药各 10g；脓液较多则合清热解毒之公英、地丁等；寒甚者炮附子亦可加入。

疮口破溃，则应配合外治之法：一般在早期感染明显时，清创可用四黄膏换药，以消炎解毒；慢性期时则以红粉纱条换药，以促其生肌长肉收口。

按语：骨髓炎相当于中医附骨疽、附骨流注等范畴。可发生于全身，但尤以四肢之长管状骨为多。其发病原因，古人多认为是阴寒毒邪流注筋骨；或由体虚之人元气素亏，风寒之邪乘虚入里，以致气血凝滞，荣卫失和而成；或由骨肉受损，寒毒之邪内侵，凝滞筋骨而致。本证虽属阴寒入骨之证，但可郁久化热，而致热盛肉腐化脓，蚀伤骨质，经久不愈，成为顽证。此时也绝不可一味寒凉，以防伤其气血，更致缠绵难愈。

典型病例

孟某，女，28 岁。

左蹋趾肿痛已 2 年，创口长期不愈，并从伤口取出死骨多块。

经 X 线及病理检查确诊为慢性骨髓炎，局部脓液较少。证属气血虚衰，余毒内恋，故疮口不敛。经用上方加减 10 剂，并以红粉纱条换药，很快愈合。经 X 线拍片报告，骨质完全恢复正常。

第十一节　脉　管　炎

脱疽温阳汤（金起凤）

[**组成**]　肉桂10g，熟地15g，麻黄9g，炮附子15～30g（先煎半小时），细辛4g，当归、丹参各30g，白芥子10g，鹿角霜10g，川牛膝15g，络石藤30g，生黄芪30～60g。

[**功效**]　温阳通经，散寒止痛，活血宣络。

[**主治**]　脱疽（血栓闭塞性脉管炎）属虚寒型者。

[**用法**]　水煎3次，首煎1小时，2～3煎各煎半小时，每日上、下午、晚各服1次，同时取脱疽洗药：苏木、红花、官桂、川乌、细辛、乳香、没药各15g，透骨草、生艾叶、酒桑枝各30g，樟脑（后入）15g放瓷盆内，加水半盆煎半小时后，趁热先熏（熏时脚上先盖好棉布）后泡洗，每次半小时，每日2次。

[**方解**]　本证病机源由暴受严寒侵袭筋骨，使脉道闭塞、寒凝血瘀，阳气衰微，不能下达肢末而致。症见肢趾冰凉，趾肿痛甚。故方用肉桂、炮附、麻黄、细辛、鹿角霜温阳散寒；熟地、当归、丹参养血和阴、活瘀止痛；白芥子利气消痰，散寒退肿；川牛膝、络石藤祛除风湿，通络宣痹；方中重用黄芪者，取其益气温阳，鼓舞阳气下达肢端，又可增强当归、丹参活血化瘀、促进脉道血循之效。

[**加减**]　症见：面暗淡无华，喜暖怕冷，患肢沉重、酸痛、麻木，足趾刺痛，小腿肌肉有抽搐痛，局部皮肤苍白，触之冰凉、干燥，常伴有间歇性跛行，手足受冷后疼痛加剧者，趺阳脉搏动减弱或消失，舌淡、苔白腻，脉沉细而迟等属于虚寒型脱疽者可投以本方。运用时如下肢阴寒较甚，少气，脉沉细无力者，加党参20g、干姜9g；如趾痛较剧，加炙蜈蚣3条、马钱子粉（冲服）0.6g以平肝定痉、解毒止痛；如痛如针刺，舌质淡紫，脉细涩者，加土鳖虫10g、水蛭6～9g，取吮血虫类深入痛所，搜络逐瘀以止痛。

服药期间，忌烟、酒和鱼虾等海味以及生冷食物。必须卧床休息，抬高患肢。

按语：血栓闭塞性脉管炎系外科血管病中之重候，若不及时治疗，常可造成截肢或致残。脱疽温阳汤是由麻黄附子细辛汤合阳和汤加减而成，因证属虚寒型，故用大剂温经散寒、活血止痛之品，冀其寒除阳回，络通肿消，血运畅通而向愈。

第十二节　雷　诺　病

温经通脉汤（曹向平）

[**组成**]　川桂枝 10g，炙黄芪 15g，当归 10g，炒白芍 10g，北细辛 5g，红花 10g，炙甘草 5g，木通 5g，川芎 6g。

[**功效**]　温经散寒，养血通脉。

[**主治**]　雷诺病（肢端血管痉挛症）。

[**用法**]　水煎服，日 1 剂。

[**方解**]　桂枝味辛甘性温，功能温经散寒活血；细辛味辛性温，专司温经散寒而止痛；当归味甘辛性温，可补可散，是治血痛之要药；白芍专入肝脾，功专柔肝止痛、养血滋阴；黄芪味甘性微温，能行血中之气；上药合伍，养血通脉而缓肢端之痉挛；红花破瘀生新，且能活血止痛；川芎为血证又一要药，功专活血理气、搜风止痛；木通、红花、川芎以加强通脉活血；细辛配甘草等药有镇痛之效。

[**加减**]　诸药相伍，君、臣、佐、使，共奏温经散寒、养血通脉之效。本方症以手指遇寒麻木甚至苍白，进而紫黑疼痛，甚则经久不愈为特点，此乃中医血痹阴寒之证，脉沉细者可加附子 10g，本方连服 1 个月有效。连进 3 个月可控制 3 个月。

按语：雷诺病，在历代中医典籍中根据本病所表现的症状体征，类似中医的"血痹""螺疮"证范畴。多因寒凝血瘀，脉络阻滞所致。血流不畅，瘀血阻滞脉络，肢体供血不足，致其发凉、发麻、疼痛、发绀、发黑，甚则坏死。西医学认为，本病是血管神经功能紊乱所引起的一种肢端小动脉阵发性痉挛性疾病，主要侵犯上肢。其病因与中枢神经系统功能失调，肢端小动脉本身缺陷，血中肾上腺素和去甲肾上腺素含量增高，内分泌功能障碍以及遗传因素有关。寒冷、情绪激动、精神紧张为主要诱发因素。

中医对本病的辨证治疗原则，离不开温经活血、通络止痛。西医学将其分为初期（局部缺血期）、中期（局部缺氧期）和晚期（对称性坏死期）。传统的治法以当归四逆汤合四逆散加减治之，具一定的疗效。

曹氏自拟"温经通脉汤"治疗本病，积数十年经验之结晶，在温经散寒、养血活血通脉之剂中伍入益气之黄芪和消炎之木通，使之配伍更臻完善，可谓之"衡今酌古，慎思以处"也。

典型病例

魏某，男，16岁，1981年8月18日初诊。

10年前发高热后出现两足大趾疼痛，之后每年冬春二季必发，发时高热趾痛并作，热退趾痛亦休。近4年发作不分季节，痛势有增无减。足趾剧痛，如锥刺，不能行走；额头汗出，如油如珠；按捺不住，嚎叫不休。西医诊断："雷诺病"，中西药迭治无效。患者面色无华，纳食二便尚可，痛处不红不肿，血液检查正常，脉细数，舌苔薄，脉症合参，气阳两虚，血行涩滞，脉络失养。治宜温阳益气、养血活血为法。

处方：川桂枝6g，炙黄芪10g，当归15g，炒白芍12g，川芎5g，熟地10g，炙甘草6g，川牛膝12g，伸筋草12g，鸡血藤20g。水煎服。

3剂过后，趾痛渐止，原方出入，继续观察，经治2个月，服药40余剂，诸症消失，数年未发。

按：患者来诊前所服中药，皆银花、玄参之清热凉血之品，治疗1年多无效。患处不红不肿不热，并无热毒之征，此乃血虚血行不畅也，血得温则行，气为血之帅，故治之以温通，自当收功矣。至于其虽发热，此乃内伤所由致也，若作热证治之则罔效矣。

第十三节　前列腺肥大

宣导通闭汤（查玉明）

[**组成**]　黄芪15g，车前子30g，甘草20g，升麻7.5g，怀牛膝25g，淫羊藿15g，滑石25g。

[**功效**]　益气升清，利水通闭。

[**主治**]　老年前列腺肥大。

[**用法**]　每剂药煎4次，头煎药用水浸泡半小时后煎煮，首煎沸后，慢火煎30分钟，二煎沸后20分钟，每次煎成100ml。2次混合一起，分2次，早晚餐后

1 小时服用。

[方解] 黄芪为君，升气补中，助阳化气；车前子主气癃，利水道，两药一升一降，下走膀胱以行水；甘草补三焦元气，可升可降，助气化通其闭塞为佐；升麻上行，气升则水降；牛膝下行，活血通脉，以助升降之机；淫羊藿主阴痿，茎中痛，利小便，益气力；配滑石利窍，能行上下表里之湿，尿道涩痛可除。全方补气力专、升举元气，化气行水，使小便通利。

[加减] 凡症见小腹坠胀，时欲小便而不得出，或量少而不爽利，或小便不能控制，时有夜间遗尿，神疲倦怠等可选用本方。若大便秘结加肉苁蓉 20g；尿道涩痛加公英 25g，木通 10g；咳喘加杏仁 5g，细辛 5g。

按语：老年前列腺肥大，起病缓慢，逐渐加重，主要表现为排尿功能障碍，尿路感染和慢性肾功能不全。对此，中医学认为，多由脏腑虚衰，无以助阳通窍，肾气不足，阴无以化，开阖失调，则小便不利。本方立意不是单纯利尿，功在上开肺气，以司肃降；升举中气，以升清降浊，上气升，则下窍自通，乃下病上取之法，每多奏效。本方系由《医林改错》黄芪甘草汤化裁加味而成。

典型病例

孙某，男，68 岁。

2 年来小便排出无力，尿后余沥，每逢寒凉，排尿困难，小溲点滴而下，小腹胀满。曾去医院检查，诊为前列腺肥大。每次发作，必去医院导尿方缓解。近 3 天尿少，溺不得出，尿道涩痛，小腹膨胀，腰膝酸软，神疲，表情痛苦，舌润、质暗、舌下络脉色紫，脉沉缓而细，此乃年老多虚之体，阳虚于内，肾气不充，不能温煦气化，导致小便不利，拟用宣导通闭汤，服用 3 剂小溲通利，尿量逐增，小腹胀急消失。继服 3 剂，诸症悉平。随访 1 年，未见复发。

第十四节 痔 疮

消痔饮（彭显光）

[组成] 朱砂莲 15g，草决明 20g，煅牡蛎 15g，马勃 15g，黄柏 15g，甘草 6g。

[**功效**] 清热解毒，活血止血，软坚收敛，消肿止痛。

[**用法**] 布包马勃与它药同煎 30 分钟，去渣留汁内服，每日 3 次，每次约 160ml。

[**方解**] 朱砂莲味苦辛、性寒，清火消胀、散血止痛，既能收疮止痛，亦有抑菌杀菌作用；草决明甘苦寒，善能降泄壅滞以通腑道，清利软坚而润肠燥；煅牡蛎有收敛固涩之功效；马勃具收敛止血之作用；黄柏清热燥湿，清火解毒；甘草清热解毒，缓急止痛，调和诸药。诸药合用，有清热解毒、活血止血、软坚收疮、消肿止痛之功。

[**加减**] 如便血严重者可加槐角 24g、地榆 30g；红肿痛剧加黄芩 10g、黄连 10g、黄柏 15g；小便不利加茯苓 15g、木通 6g、车前草 15g；虚证便秘加火麻仁 30g、生地 15g、杏仁 10g、郁李仁 5g；实证便秘加熟大黄 15g、枳实 9g；伴气虚痔核脱出者可加黄芪 30g、潞党参 15g、升麻 15g、柴胡 15g；血虚加熟地 15g、当归 12g、白芍 12g、阿胶 10g。

[**按语**] 彭氏认为，内痔的病因以脏腑本虚为主，在各种诱因的影响下，如七情过度、饮食不节、便秘、痢疾，久坐以及负重，竭力运行等均可使脏腑阴阳失调，气血不足，湿热内生，下趋大肠，血脉不行，筋脉横解而成痔。用清热解毒、活血止血、软坚收敛、消肿止痛的消痔饮内服，意在消除痔静脉的扩张和瘀血，促使痔核萎缩而痊愈。

典型病例

患者朱某，男，49 岁，工人。

因间歇性大便时肛门射血伴肛门肿物脱出 8 年，加重 2 年，于 1989 年 8 月 13 日初诊。患者 8 年前，无明显诱因大便时滴鲜血，伴肿物突出，脱出物便后能自行回纳肛内。近 2 年出血加重，呈喷射状，便后多次晕倒，肛内突出物需用手按压方可还解，曾在他院用止血药等治疗，效果不佳。伴有口苦咽干，胃脘痞满，食少便秘，肛门灼痛，小便黄，舌质红、苔黄厚腻，脉弦数。检查：齿线处 1～3 点、4～6 点、9～11 点各有 2cm×1cm、7.2cm×1.42cm 大小的红色囊状物脱出于肛外，顶端有散在出血点。证属 Ⅱ 型内痔，湿热型。治以清热除湿、消痔止血通便之法。

处方：予消痔饮加黄连 10g、黄芩 15g、槐角 20g、地榆 30g、熟大黄 30g、枳实 12g、茯苓 15g。

服药 4 剂后血止、口苦咽干、胃脘痞满等症状消失，二便通畅，舌质淡、苔微黄，脉细数。用上方去黄连、黄芩、熟大黄、枳实，加黄芪 20g、当归 12g、大枣 4 枚。服药 14 天查：痔核明显缩小无脱出，仅见 6 点、11 点分别有 0.9cm×0.9cm、0.4cm×0.4cm 大小的内痔。继服药 32 天再检查，痔核已全部萎缩。追踪 1 年无复发。

矾黄消痔液（丁泽民）

[组成] 明矾 15g，黄连 20g，鞣酸 0.7g，普鲁卡因 5g，甘油 100ml，注射用水适量制成 1000ml。

[功效] 使痔核硬化而萎缩消失，并有止血作用。

[主治] 各期内痔、混合痔的内痔部分，以及Ⅰ、Ⅱ度直肠黏膜脱垂。

[用法] 将黄连以蒸馏水蒸煮提取 2 次（每次沸后继续蒸煎 1 小时），合并 2 次滤液浓缩，使每毫升相当于 2g 生药，加 95% 乙醇沉淀 24 小时过滤，留液去醇，再加适量注射用水溶解，加热近沸并过滤水沉，然后将上述溶液过滤，加入明矾、鞣酸、普鲁卡因及甘油，溶解后再加注射用水，使制成量为 1000 毫升，加活性炭 0.3%，再加热近沸，稍冷过滤，精滤分装于瓶内，置 100℃ 下灭菌 30 分钟，经灯检、菌培养合格后备用。每日 1 次。治疗内痔、混合痔，用痔黏膜下层，高低位注射法，适当大剂量注射矾黄消痔液。治疗三期内痔、混合痔，同时取用四点注射法。即将矾黄消痔液与 0.5% 普鲁卡因注射液 1∶1 稀释，于截石位 2、5、7、10 点作四个注射点，从距肛门缘中心约 2cm 处，作肛门外皮肤穿刺，以放射方向至肛管直肠环平面稍下方的内、外括约肌之间，然后注射经稀释的矾黄消痔液，每点 4ml。

第十五节　直肠脱垂

加味补中益气汤（彭显光）

[组成] 黄芪 30g，潞党参 20g，升麻 15g，柴胡 15g，陈皮 9g，白术 15g，当归 9g，诃子 15g，怀山药 20g，煅牡蛎粉 15g，炙甘草 6g。

[**功效**]　补中健脾，举陷固摄。

[**主治**]　一、二、三期直肠脱垂。

[**用法**]　除煅牡蛎粉外，其他药加入药罐煎开30分钟去渣留汁，放入煅牡蛎粉调匀内服，每日3次，20剂为一疗程。

[**方解**]　黄芪甘温，补中益气、升阳固表，故为主药；辅以党参、白术、山药、炙甘草益气健脾养胃；陈皮理气和胃；当归养血和阴；升麻、柴胡助主药以升提下陷之阳气；诃子苦酸温涩，温以开胃调中，涩以固脱止泻；牡蛎味咸入血分，煅后能止盗汗，去烦热，益精气，固滑脱，二药可固脱收敛助主药敛耗散之气。

[**加减**]　本方证为脾胃气虚，中气下陷所致除见直肠脱垂之外，还可见少气懒言，四肢乏力，饮食无味，舌淡苔白，脉虚软无力为使用要点。如患者面色苍白，心慌，头晕目眩，脱出直肠常伴有溃疡等，此为血虚，可加熟地20g、白芍15g；如体弱健忘，腰膝酸痛，耳鸣尿频，肛门松弛，多见于老人、妇人，此为肾虚，可加肉桂10g、枸杞15g、巴戟天15g、补骨脂15g、益智仁15g、龟甲胶各10g；如肛门灼热，肿胀，红赤疼痛，大便干结，口干不欲饮，此为气血虚火湿热，可加黄芩15g、黄连10g、火麻仁20g、枳实12g。此外可用五倍子、煅龙骨、煅牡蛎各15g、冰片5g，共研细末，名固脱收敛散，大便后涂敷于脱垂部分，纱布包扎，则效果更佳。

按语： 彭氏认为，脱肛系气虚不能固摄所致，故本方是治疗脱肛的基本方，用之收效甚佳。

典型病例

王某，男，36岁，住院号244473。

自诉20年前大便后出现肛门肿物突出，曾到某医院及某专家门诊作多方治疗无效。近年来肛门肿物脱出加重，需用手托还纳，并见消瘦乏力，食少便溏，曾有十二指肠溃疡病史。舌质淡、苔薄白，脉细无力。蹲位排便时，可见直肠全层脱出于肛外约6cm，呈圆柱形，黏膜表面有环状皲裂，指诊肛门括约肌收缩力减弱，诊断为直肠脱垂（Ⅱ度）。证属气虚下陷，固摄无权。治以补中健脾、举陷固摄法。予加味补中益气汤20剂，每日1剂，并配合外敷固脱收敛散。治疗后，患者症状消失，大便无肿物脱出。继服原方10剂后查：肛门括约肌功能正常，痊愈出院。随访至今未复发。

第三章 妇 科

第一节 月经不调

柴芍调经汤 (朱南孙)

[**组成**] 柴胡 6g，白芍 12g，女贞子 12g，旱莲草 10g，麦冬 10g，地骨皮 10g，白茅根 12g，香附 10g，地榆 10g。

[**功效**] 清热养阴，调气理血。

[**主治**] 月经先期、经量血多或非时出血（少量）。

[**用法**] 水煎服，每日服 1 剂，每剂分 2 次服用，早饭前及晚饭后 1 小时各温服 1 次。

[**方解**] 柴胡、白芍一升散一收敛可奏疏肝解郁、清热养血、协理阴阳之功。二至丸女贞子、旱莲草滋阴培元，麦冬、地骨皮、白茅根、地榆等清热凉血，在大队养阴凉血药中加入气病之总司、妇科之主帅香附，既能制其香燥之偏，且收相得益彰之妙用。

[**加减**] 本方适于因血热所致之月经先期、经量血多及轻微的非时出血诸症。因实热者可酌加丹皮、青蒿、黄柏；虚热宜以生地、地骨皮为主，配滋阴壮水及阿胶等养血柔阴之品自可收功；郁热者可以本方与丹栀逍遥散合参化裁治之。

按语： 月经先期，行经量多特别是因血热所致者发展之渐则为崩漏，故治本证应以防微杜渐着眼，在上方调经的基础上随症加入丹参、牡蛎、槐花、樗根皮诸品。

典型病例

李某，29 岁。

月经先期，经量过多，每次月经用纸近 4 包，且经前两胁胀痛心烦，口苦干，素嗜辛辣，舌红，脉弦数，刮宫病理报告为子宫内膜增殖。证属肝

燥血热，月经先期，治当清热凉血、疏肝调经，治以上方为基础，加茜草
10g、槐花20g，大、小蓟各12g。服上方5剂后诸症悉平，遂嘱其早服加味
逍遥丸，晚服六味地黄丸以调理2个月余，至今未复发。

参芪调经汤（张琪）

[组成] 太子参15g，山药15g，白术9g，黄芪15g，枸杞子12g，川断10g，
石莲10g，乌贼骨15g。

[功效] 平补脾肾，调经固冲。

[主治] 月经量多、月经先期、腹痛、气短、乏力、血红蛋白偏低者。

[用法] 先将药物用冷水适量浸泡，迨浸透后煎煮，始煎温度较高些，煎
至沫少可用慢火煎半小时左右，以此法将2次所煎之药液混匀，量以一茶杯
（250ml）为宜。每日服1剂，每剂分2次服用，早饭前及晚饭后1小时各温服
1次。

[方解] 全方以健脾补肾为主要阵容，但药性清淡平和，无血肉滋腻之品。
补先天寓封藏固涩之药，健后天不忘升提本性。这正是本方中前四药与后四药
用意。

此方宜于因过劳、忧思、饮食失调、房事不节等先天不足或后天失养所发生
的月经先期、月经量多属虚象者。

按语：月经先期、经量多以血热论治，世人多可接受，但若用脾肾虚解释则
患者难以接受，而医者又不能自圆其说。故辨此证型时需将月经之色、量、味兼
而顾之。凡量多、色淡、质清稀无臭者则可用本方。

典型病例

张某，32岁。

月经失常已1年多，常带经1~2个月不净，倦怠乏力，食欲减少，面
色苍黄，月经量多色淡而稀薄，舌质淡、苔白，脉沉细无力，化验血红蛋白
仅为6g，且浮肿较为明显，以上方为基础加阿胶珠12g、泽泻10g、覆盆子
10g、生牡蛎20g，服数剂后症解。

理血补肾调经汤（梁剑波）

[组成]　柴胡6g，白芍10g，赤芍10g，泽兰10g，益母草10g，鸡血藤10g，怀牛膝10g，刘寄奴10g，苏木10g，生蒲黄10g，女贞子10g，覆盆子10g，菟丝子10g，枸杞子10g。

[功效]　疏肝理血，补肾益精。

[主治]　月经不调，月经后错，或卵巢功能低下不排卵者。

[用法]　月经期服药：月经第1天开始连服3～4剂。中期服药：月经第13天开始连服3～4剂，若月经后错或稀发，则采用服药3剂，停药7天，再服3剂，以后停药7天再服。同时配合基础体温，如果基础体温超过36.6℃，连续3天就停药。等月经来潮后，再按第1种方法服药。如果不来月经，仍按基础体温的测定序贯服药。如果基础体温连续上升15～20天，有可能是怀孕，则应化验，如为妊娠则服保胎药，以预防流产。

[方解]　本方以柴胡、白芍疏肝解郁，敛阴调经；赤芍、鸡血藤、益母草和血调经；刘寄奴除新旧之瘀血，泽兰入厥阴经，能行血利水；怀牛膝为肝肾引经药，以泻恶血，引药下行，使瘀结消散，气血得以畅行，且能益肝肾而强筋骨；女贞子、覆盆子滋补肝肾，疗肾水亏虚；枸杞子滋肝补肾，填精补血；菟丝子温补三阴经以益精髓，其性柔润，故温而不燥，补而不峻，既益阴精，又助肾阳，使阳生阴长，有促进性腺功能的作用。以上诸药意在疏肝肾之郁，补肝肾之精，使气舒精足血畅，则月经自调。

[加减]　本方将活血化瘀药与补益肝肾之品熔为一炉，因此，在应用时需辨清虚实孰轻孰重，偏于虚者应减去刘寄奴、苏木、赤芍、泽兰；血虚加当归、熟地、阿胶；肾阳虚加补骨脂、鹿角霜、山萸肉、巴戟天等。

按语：后期→量少→闭经，往往是疾病发展的过程，三者之间，有一定的内在联系。因此，首应认清导致月经后期的原因，方能打开这个反应链。而经量过少与月经后期并见，则又常为闭经之先兆。故本方可谓未雨先缪，把三症视为一证，自能化诸疾，经调则悉平。

典型病例

王某。

禀赋素虚，月水递少，或四旬一至，或三月二来，面色苍白，腹有冷痛，痛而喜按，舌质淡白少苔，脉滑大，刮宫病理为子宫内膜增殖倾向，用上方照法服 20 剂，效果良好。

赵某，36 岁。

正值月经来潮时与邻里吵架，之后遂出现月经血量减少和经期后错、头晕、头痛、胸胁疼痛，舌质红、有瘀斑、苔薄白，脉弦滑。证系气滞血瘀，治当疏肝解郁、行气活血。宗本方之义，处方为：当归 12g，川芎 10g，赤、白芍各 20g，怀牛膝 12g，柴胡 6g，桔梗 10g，枳壳 10g，鸡血藤 10g，甘草 6g，红花 10g，桃仁 10g。照法服 1 个周期后，经量、经期均恢复正常。

第二节 闭 经

三紫调心汤（姚寓晨）

[**组成**] 紫石英 15g，紫丹参 15g，紫参 15g，琥珀末 5g，淮小麦 30g，合欢花 10g，柏子仁 12g，广郁金 12g，生卷柏 12g。

[**功效**] 润燥宁心，活血调经。

[**主治**] 继发性闭经，月经停闭逾 3 个月，且为明显的精神因素所致者。症见性情忧郁，心烦易躁，口干咽燥，大便干结，夜寐不宁，苔薄舌质暗红、脉细涩。

[**用法**] 先将紫石英加水入煎，沸后 30 分钟，除琥珀末外，将其他药加入共煎，合欢花后下，2 次煎液合并，分早晚温服，琥珀末亦分 2 次吞服，每日 1 剂。

[**方解**] 紫丹参功能活血通经、凉血除烦，为心、肝二经之要药；紫参又名石见穿，专司活血止痛；紫石英功能镇心定惊，且能暖宫，三紫相伍，上能定志除烦，下能养血通经；柏子仁，功专安神、润肠，为心、脾之要药，淮小麦养心安神，专疗神志不宁，两药相配，养心安神、润燥养营；广郁金有行气解郁、凉血除烦破瘀之功效，亦属疗神志之要药；生卷柏既有破血通经，又能止血，破血通经当生用，《名医别录》谓卷柏能"强阴益精"，《日华子本草》云卷柏"生用破血"；琥珀末为重镇安神之要药，且本品主降，善走血分：消

气滞、逐瘀血、通经脉、和气血；合欢花有解郁畅心安神之功，两药合用镇惊安神、畅气破瘀，以收通补兼治之效，《济阴纲目》引朱丹溪云："因七情伤心，心气停结，故血闭而不行。"此证盖因忧思过度、暗耗心阴，虚火灼精则经闭血枯。故本方使用要点为：闭经有明显的精神因素，苔薄、舌质暗红，脉细涩。

按语：继发性闭经，临床颇为常见，其因不外乎血枯与血滞两大类。前者属虚，后者属实，以内伤七情、肝气郁结所致者为多。姚氏自拟"三紫调心汤"，对情志因素所致的闭经，有养心滋液通脉之效。

典型病例

邹某，女，43岁。

月经史：$14\frac{4}{29}$，生育史：G3P1。年前亲人多病，心怀悒郁，夜寐不宁，月经5月不行，胸闷窒塞，心悸纳少，大便艰结，小溲时有短赤，舌质暗红、苔黄薄，脉细涩，结合西医妇科检查诊断为继发性闭经（丘脑下部性）。以上方原药原量服15剂后，见来少量月经有小白块，心情舒畅，经净后继服上方原药原量20剂后，月经恢复正常。

理血通经散（罗元恺）

[**组成**] 吴茱萸60g，赤芍60g，三棱30g，莪术30g，红花30g，苏木30g，桃仁30g，续断60g，益母草30g，党参45g，香附45g。

[**功效**] 行气散瘀，活血通经。

[**主治**] 气滞血瘀所致闭经。症见月经数月不行，精神抑郁，烦躁易怒，胸胁胀满，小腹胀痛或拒按，舌质紫暗或有瘀点，脉沉弦或沉涩。

[**用法**] 共研细末，每次服12g，用熟地30g、麦冬15g，煎汤送服，每日2次。

[**方解**] 吴茱萸，辛、苦、热，入肝、脾、肾经，温肝行气止痛，可治肝郁气滞、胞宫寒冷所致月经后期、闭经、经行腹痛诸症，据现代药理研究本品有较强的子宫收缩作用；三棱、莪术能破血中之气结，逐血中瘀滞，功擅破积攻坚止痛；红花、桃仁善入血分，能散瘀血、活死血、通经脉、破癥结，为行血破血之要药；赤芍凉血散瘀，《日华子本草》谓其能"通月水"；苏木亦入血，性主

走散，能散瘀血，除败血，消癥瘕，通月水；益母草则善行心、肝之瘀血，疏脾之郁气，有化瘀生新，行瘀而不伤正，补养新血而不滞的特点，为妇科之要药；香附善走亦能守，善行气分亦入血分，能和血气，化凝血，去旧血，生新血，堪称气病之总司、妇科之主帅。而本方又以补中益气、养血生津之党参和气味俱厚，兼入血分，可行可止，有行而不破、止而不滞特点，长于补肝肾，调气血、固冲任的续断援后，可谓王道之用药，又本方为"散者散也，去急病用之"（《用药洁象》）。却用具有补血调经、滋阴补肾之熟地和养阴清心滋津液的麦冬共煎汤送服，又是匠心独运之妙招。

本方适用于治疗气滞血瘀闭经，一般服两料即来月经，至多用三料。因此，使用该方中病即可，不可恋其功而失之偏颇。

按语： 气滞血瘀闭经，非血海无血也，可因气、因寒、因滞、因逆阻滞胞脉不畅血不得泻乃发闭经，实为血海满溢后欲泻不遂之实证。临床常见周期性腹痛、急躁、便秘、身重等症状，脉多现沉弦沉涩、舌质紫暗苔黄白腻或有瘀点瘀斑等。本方以活血散瘀、行气通经为主要成分，甚为合拍。

典型病例

姚某，32岁。

自然流产4次并清宫4次，术后即发闭经8个月，并有周期性腰酸下坠感和小腹胀痛，伴有黄色黏稠带下、大便秘结、舌质淡暗，脉象沉涩有力。观此病，因患者多次伤胎损及胞脉及肾经，又加之清宫手术处因打击复伤血海，致使气逆阻隔胞脉乃症见腰酸下坠，小腹胀痛，带下黏稠，乃为血海欲泻不得、脉络不畅之症。治当活血通络、理气调经。宗本方之义，改散剂为汤剂。

处方：吴茱萸6g，赤芍12g，三棱6g，莪术6g，红花10g，桃仁10g，益母草15g，泽兰10g，水蛭3g，苏木10g，酒大黄5g。

服药2周后带下正常，腹痛下坠感逐渐减轻。在原方中去水蛭、酒大黄加续断、菟丝子、蛇床子等品服至1个月，基础体温已有双相反应，但仍无经来潮，说明子宫内膜尚未恢复。加入当归、党参、制首乌、女贞子、杞子诸品后方有经血来潮，血量由少逐渐增多，腹腰坠痛亦消。

第三节　崩漏（功能性子宫出血）

清热止血汤（王云铭）

[**组成**]　生地30g，黄芩9g，丹皮9g，地骨皮15g，地榆30g，棕榈炭30g，阿胶（烊化另入）15g，甘草9g。

[**功效**]　清热止血。

[**主治**]　崩漏之血热型。症见阴道骤然下血甚多，血色鲜红，烦热口渴，睡眠欠佳，面色潮红、腰酸、心慌气短，倦怠乏力，舌红苔黄，脉象数大。

[**用法**]　①先将药物用冷水适量浸泡1小时，浸透后煎煮。首煎武火（温度较高），煮沸后文火（温度较低），煎20～25分钟，二煎武火煎沸后文火煎15～20分钟，煎好后两煎混匀，总量以250～300ml为宜，每日服1剂，每剂分2次服用，早饭前及晚饭后1小时温服1次。②1日1剂，连服5～10剂为1个疗程，待下次月经来潮时，原方如法再服1个疗程。

[**方解**]　生地、地骨皮清热养阴，使热去而不伤津；黄芩、地榆、丹皮清热凉血；阿胶补血止血；棕榈炭收敛止血。诸药配合，共奏清热养阴、凉血止血之功。

[**加减**]　如症见胸胁胀痛，心烦易怒，时欲叹息，脉弦数等症，则为肝经火炽。治宜平肝清热，佐以止血，宜用丹栀逍遥散去生姜，加益母草、炒蒲黄、血余炭，以止血、活血调经。

典型病例

孔某，23岁，售货员。

未婚，不规则阴道出血2年。此次阴道出血1个月，开始量多，以后淋漓不止。1984年8月1日入院后，自述血色深红，伴头晕、汗出、心烦、睡不好觉、口干欲饮，舌质红、苔黄，脉滑数。诊断：血热型崩漏，治宜清热凉血止血。

处方：黄芩9g，黄连6g，栀子9g，生地15g，丹皮9g，地骨皮9g，麦冬9g，元参9g，地榆20g，茜草9g。

水煎服，7剂，血止。8月29日月经来潮，行经7日，量稍多。按上方续服7剂。以后月经基本正常，崩漏亦未复发。

祛瘀止崩汤（周鸣岐）

[**组成**] 柴胡10g，赤芍12g，当归10g，生地15g，红花10g，桔梗10g，牛膝12g，香附12g，阿胶10g，栀子12g，丹皮10g，黄芩15g，甘草8g，鲜藕节3块为引。

[**功效**] 活血逐瘀，凉血止崩。

[**主治**] 适用于血瘀、气滞、血热型之崩漏，月经失调导致的崩漏等证也可应用此方。

[**用法**] 水煎服，每日1剂，分2次早饭前、晚饭后温服。其中阿胶烊化。

[**方解**] 崩漏即崩中漏下，指在非经期忽然阴道大量出血，或持续淋漓不断出血。崩漏病的主要发病机制是脏腑气血功能失调，冲任损伤，不能制约经血，经血从胞宫非时妄行，与肝、脾、肾三脏密切相关，不外乎肝不藏血血热妄行，脾不统血（气不摄血）血不归经，肾虚亏损冲任失调等。常见病因有血热、肾虚、脾虚、血瘀等。可突然发作，亦可由月经失调发展而来。

血热：热使冲任迫血妄行，《傅青主女科》说："冲脉太热而血即沸，血崩之为病正冲脉之太热也。"《女科证论》引王海藏云："妇人血崩，来如潮涌，明是热势妄行。"指出了血热导致崩漏机制。血热亦有虚热、实热之分。

血瘀：经期、产后、余血未尽、不慎房事或兼外感、内伤，瘀阻冲任，瘀血不行，新血不得归经，此即《血证论》中所云："凡系离经之血……此血在身，不能加于好血，而反阻新血之化机。"本方中柴胡、香附疏肝解郁，畅顺气血，并升达清阳，以利降浊；红花、赤芍活血化瘀，相得益彰；桔梗开宣肺气，载药上行；牛膝善降，黄芩清热，一清一降通利血脉，引血引热下行，以利祛血府瘀热；当归、生地、阿胶养血滋阴，以防理气药泄散，活血药破损而耗伤阴血；丹皮、栀子清热泻火除烦、凉血活血止血；藕节涩平，功专收涩止血、凉血化瘀；甘草调和诸药。全方配伍，气血兼顾，疏肝行气以利祛瘀；升降同用，升清以利降浊，使瘀浊得逐，不再为患；又攻中有补，祛瘀而不伤正；可使气机升降有常，出入有序，气血流畅，瘀去血止。

崩漏治法，以调节脏腑功能为主，使气血平和，冲任得固，其病自愈。古有"漏轻崩重、漏缓崩急"之说，治疗时应根据不同情况，分别采用塞流、澄源、复旧三法。

199

[加减] 本方系在王清任"血府逐瘀汤"方基础上加减而成。使用时若出血量多加地榆炭、棕榈炭或焦栀、香附炭；出血日久量多者，加黄芪，阿胶加量；出血量多，热象明显者，加重生地、黄芩用量；出血量多，夹有瘀块，小腹痛者，加蒲黄炭、五灵脂、泽兰。随症加减，灵活化裁，应用此方自当显效。

按语： 本方系在王清任"血府逐瘀汤"方基础上加减而成。崩漏治法：首在详探病史，次在分段论治。即先予凉血止血，以塞其流，澄其源；次予补气升阳，以培本固摄；再予滋阴养血益气，使营血复旧。再者在分段治疗中尚须掌握轻重、缓急；漏证为缓，止血之中兼调气血；崩者为急，当以固摄止血为先。血者水谷之精气也，在男子则化为精，在女子则化为血，若内伤脾胃，健运失职，饮食减少，血无以生，则经必不调，故要处处兼顾扶助胃气。最后还应注意，切忌在经期行房事。《医宗金鉴》提到："亦有女子天癸即至，逾期不行与男子合，末期思与男子合，与夫经正行时而合，此皆合之非道。亦致不调"，致成本病。

典型病例

马某，26 岁，1982 年 5 月 13 日初诊。

患者月经半月一行，淋漓不净，量多有块，色鲜红，伴心慌，乏力，饮食欠佳，近 6 天食后胃脘疼，苔白，二脉弦细。经某大夫诊治处方：党参 12g，白术 12g，当归 12g，茯苓 20g，木香 10g，地榆炭 20g，棕榈炭 15g，陈皮 12g，白芷 12g，公英 20g，甘草 10g。服 4 剂后，5 月 17 日复诊，药后胃脘疼愈，心慌减，食欲增，但 3 天来血量增加，已 20 天血不止，观其舌红少苔脉弦滑。余辨证属血瘀崩漏。治宜活血化瘀、凉血止崩，服祛瘀止崩汤。患者服 2 剂后来诊，血已止，食可，仍觉乏力，舌淡、白薄苔，脉弦数。按上方加重生地、黄芩用量至各 30g，以清其余热，巩固其效，继服 3 剂。3 剂后又来诊，血未再来，但感乏力，周身酸软。嘱患者服归脾丸，益气健脾摄血以善后而痊愈。

补益冲任汤（何任）

[组成] 小茴香 3g，炒当归 9g，鹿角霜 6g，女贞子 12g，沙苑蒺藜 9g，党

参15g，淡苁蓉9g，补骨脂12g，淡竹茹15g，紫石英12g，枸杞子9g，旱莲草9g。

[功效]　补冲任，益肝肾。

[主治]　崩漏久治不愈（包括经西医妇科诊断为功能性子宫出血，或人工流产术后出血量多如崩或淋漓不净，或疑似子宫内膜异位致崩等）。

[用法]　崩漏一般以塞流止血为多，摄止以后，即服本汤以补益冲任，以复其正，连服一二个月，每日煎服1剂，崩漏即不再复作。

[方解]　《金匮要略》谓："虚寒相搏，此名为革，妇人则半产漏下……"，《丹溪心法》说："妇人崩中者，由脏腑伤损冲任二脉，血气俱虚故也。"李东垣、张景岳等或谓脾虚，或谓气郁，或谓血瘀，而主要病机则为冲任损伤，不能制约经血。导致冲任损伤之原因，一般有血热、血瘀、脾虚、肝肾不足数端。治崩漏常用止摄，此"急则治标"而易复作。崩漏贵在治本，治后断根，不使再作。本方连服，意在"缓则治本"。冲任关乎经、带、胎、产，与脾胃肝肾亦有密切关系。"冲为血海，任主胞胎"。就崩漏而言，若冲任功能正常，肝、脾、肾各有所司，则证自愈，足证治崩漏之根本在于补益冲任，此亦本方立论之根底。益奇经、补冲任当用何药？李时珍谓："八脉散在群书，略而不悉，医不知此，因摒病机。"据此，何氏从《临证指南》《本草纲目》《女科要旨》《傅青主女科》《济阴纲目》《王氏医案译注》《温病条辨》等收集补冲任药及方，经多年之临床采用，筛选而成本方。

本方用于辨证属冲任虚寒者，一般不作大的加减。综观本方为合王氏温养奇经方及吴氏通补奇经丸之鹿角霜、当归、沙苑蒺藜、小茴香、党参、苁蓉、紫石英、枸杞子、补骨脂。更溶入女贞子、旱莲草者，于大量温补奇经药中，适当加入苦温、甘寒之品（二味即王肯堂二至丸方），养阴、收敛、安五脏。淡竹茹乃治血证精品、共合成有制之师，补益冲任，每收奇功。

本方适用于冲任虚寒者。症见出血量多或淋漓不断，色淡红、精神萎靡，头目虚眩，面色晦暗，尿频而长，大便溏薄，舌淡苔薄白，脉沉细或微弱，尺脉尤甚。

按语：治崩漏首重止血，但引起出血的原因需采取相应的治法，亦即"澄源"之意。肾为先天之本，肝为女子先天，本方旨在补益肝肾，实乃澄源治本之举。

典型病例

> 曹某，45 岁，工人。
>
> 不规则出血 10 个月，有时量多，有时淋漓不断，血色淡。畏冷，6 月中旬夜眠尚需棉被，没有气力，总想躺着，吃不下东西，腰酸腿痛，每晨 5 点左右，准有大便，为不成形便，舌体胖、苔薄白，脉沉细、尺脉尤甚。妇科检查：除子宫略大，别无阳性发现，宫内膜病理检验结果为增生期子宫内膜增殖现象。诊断：功能性子宫出血，冲任虚寒性崩漏。治当温补肝肾，调理冲任奇经。
>
> 方以上为基础，加熟附片 3g、肉桂 6g、艾炭 10g、炮姜炭 10g。用药 3 周后，血止又来月经 5 次，分别为 5/23 天、5/28 天，每次用纸 1 包，自觉症状完全消退。追访 1 年无复犯。

归经汤（刘炳凡）

[**组成**]　党参 15g，白术 10g，茯苓 10g，炙甘草 5g，黄芪 20g，当归 10g，大枣 5 枚，桂圆肉 12g，炙远志 3g，酸枣仁 10g，灵脂炭 10g，蒲黄炭 10g，荆芥炭 5g。

[**功效**]　益气宁神，化瘀止血。

[**主治**]　月经过多，形成崩漏，腹痛有凝块，淋漓不断，或经期延长出现气血两虚症状。

[**用法**]　上方用冷水浸泡后煎煮。文火煎煮 3 次，每次 150ml，分 3 次服用。

[**方解**]　脾主统血，脾旺则水谷精微充盈五脏、六腑、四肢百骸，即所谓"中焦受气取汁，变化而赤，是谓血"。脾虚则运化失常，五脏受累，冲任失养，即所谓统摄无权，不能制约经血。故本方用四君（参、苓、术、草）健脾以增化源，脾旺则经行流畅；然有形之血不能自生，须赖阳气之温煦而后才能补给，故以当归补血汤（归、芪）益气生血；气耗津伤，心气受损，故以大枣、桂圆肉、远志、枣仁以养血宁心；高凝出血，最忌见血止血。刘氏以失笑散（五灵脂、蒲黄）加荆芥，三味炒炭（外焦内黄）活血以止血，亦即"通因通用"之法，其中五灵脂一味，朱丹溪最为赏识，半炒半生，每服三钱，水酒调服，名独

行丸，治妇人产后"血冲心动"。荆芥一味，华佗取其炒黑为"愈风散"，治产后血晕，清·吴仪洛在《本草从新》载："本品能助脾消食，通利血脉，治吐衄，肠风，崩中、血痢、产后血晕。"此乃刘氏之经验结晶。

[加减] 凡体质素虚，因平时过劳致心脾虚损，使血失统摄，血量愈来愈多，有血崩之势者宜用本方，以扶养心脾为主，用三炭使血归其经乃立方主旨。如出血过多、四肢厥冷、脉微欲绝者，加人参 5g、黑附片 3g，以防其虚脱；盖女子以肝为先天，肝主藏血，如郁怒伤肝，情绪易激动，宜加生地 15g、白芍 15g 养血柔肝；如尿频、尿急伴阴虚有热者，去远志、当归，加女贞子 15g、仙鹤草 15g、白茅根 15g 养阴以清热；如小腹胀满、冷痛、舌质淡、苔薄白、脉缓加炮姜 3g、砂仁 3g 以温中暖下，助消化。为提高和巩固疗效，月经期间忌冷饮，注意保温，情绪勿激动。

按语：脾统血，脾虚则清阳下陷，统摄无权，冲任不固，故出血量多，或淋漓不净。本方既健脾统血，又用三炭活血止血，可谓标本兼顾之上策矣。

典型病例

唐某，女，16岁。

患者 15 岁月经初潮起，量多，色黑成块，淋漓不断，腰腹胀痛。每次经后面色苍白，神疲力乏，常需用止血针剂止血。平时纳食较差，睡眠尚可，二便正常，舌质淡而润、舌苔薄白，脉弦细涩。此系中气下陷，脾不统血，络虚瘀阻。治宜补气健脾统血，活血化瘀，通络止血。方用归经汤加减。

处方：党参 15g，白术 10g，茯苓 10g，炙甘草 5g，黄芪 15g，当归 10g，熟地炭 12g，灵脂炭 10g，蒲黄炭 10g，荆芥炭 5g，枣仁 10g，大枣 3 枚，桂圆肉 10g，砂仁 3g，鸡内金 3g。

二诊：服上方 2～3 剂时，阴道排出紫黑血数块，腰腹痛即渐缓解，仍坚持服完原方 7 剂，已无瘀块，色转淡红，淋漓已止。嘱其依原方于每次月经期服用 3～5 剂，3 个月后，行经正常，精神正常。盖脾主统血，脾气充盛则能统摄血液不致妄行。此例因脾虚气弱不能统血，致血下行不止。治以归芪四君健脾统血，四炭活血止血，为治疗崩漏之要药，更配以熟地、大枣以养脾肾，桂圆肉、枣仁以养心血，砂仁、鸡内金以助脾之运化。此即所谓辨证用药，存乎一心，非独此也。

健脾固冲汤 （刘云鹏）

[组成] 黄芩9g，白芍12g，白术4g，甘草3g，生地9g，阿胶12g，姜炭6g，地黄炭9g，赤石脂30~60g。

[功效] 健脾坚阴，固涩冲任。

[主治] 崩漏下血，量多色红，口干纳差，四肢乏力，舌质红而干，或淡红、苔黄，脉虚数或沉软。

[用法] 冷水浸药，煎开后，再以文火煎20分钟左右，1日1剂，分2次温服。赤石脂布包煎，阿胶烊化兑服。

[方解] 脾为统血之脏，脾虚不能摄血，故血外溢。肝肾阴伤，则冲任不固，发为崩漏下血。方中黄芩苦寒坚阴，白芍柔肝敛阴，阿胶、生地、地黄炭等养血滋阴、止血，姜炭、赤石脂涩血固冲任，且姜炭守中有通，更能起到引血归经、祛恶生新的作用，合之白术、甘草健脾益气而摄血。全方养血敛阴，健脾摄血，固涩冲任。

[加减] 本方适宜治脾虚阴伤与全属虚象之崩漏。结合妇女围绝经期之生理特点，以本方之组成及功效治此期崩漏甚为有效。在运用时，若舌苔黄厚腻，热甚者，加黄柏9g；下血量多或心悸者，加棕榈炭9g、龙骨18g、牡蛎18g；舌质红、脉细数或手足心热者，加女贞子15g、旱莲草15g；腰痛者加杜仲9g、续断9g；气虚者加党参15g。

按语：本方由《金匮要略》的黄土汤加减演变而成。黄土汤治"下血，先便后血"，吴鞠通用治"先便后血，小肠寒湿"称本方为"甘苦合用刚柔互济法"。本方以此方去其辛温之品，增入养阴之味，以治妇女崩漏，妙在健脾而不温燥，养阴而不碍脾，脾健冲固，血崩自止。

又，妇人"七七"之年，冲任脉虚衰，天癸将竭，固涩失职，此时宜补肾益精。然脾为生化之源，肾精有赖于脾之运化以资生，故补脾益气亦属关键所在。本方脾肾双补，燮理阴阳，两者并行不悖、各有效益。本方之制，符合老年治脾与肾的理论，故治老年血崩多效。

典型病例

杨某，48岁，售货员。

不规则阴道出血2年，有时量多，有时淋漓不断。妇科检查：子宫大小正常，亦无其他阳性发现。治疗前曾刮宫，宫内膜病理检查为增生期子宫内膜增殖现象。因刮宫后血不止，遂来院治疗。血红蛋白低，自述血色淡，气不够用，懒言，胃区发闷，食欲不振，口干，舌质淡红，脉虚数。法当健脾养血，固涩冲任。

处方：黄芪18g，白术10g，大生地18g，阿胶10g，白芍10g，生龙骨18g，生牡蛎18g，海螵蛸、鸡血藤各12g，棕榈炭9g。

因方中有黄芪、白术健脾益气，充养后天之本，再加之阿胶、大生地益血之源，白芍养血柔肝，龙牡平肝固涩，海螵蛸、鸡血藤则通以济涩。棕榈炭《本草纲目》谓"棕炭性涩，若失血太多，瘀滞已尽者，用之切当，所谓涩可固脱也"。综观全方止血不留瘀、清热不凉遏、温补不闭邪可谓特点矣。服药12剂后，已来月经5次为$\frac{6}{25\sim28}$。量仍较多，但来5次月经后，复验血红蛋白12g。追访2年已愈。

附：笔者曾用夏桂成先生之"四草汤"治疗血虚血热型围绝经期崩漏其效亦明显，特录其方如下：马鞭草30g、鹿衔草30g、益母草15g、茜草15g。功能清热化瘀、利湿止血。方中以马鞭草、鹿衔草清热利湿、凉血止血；益母草、茜草活血化瘀止血。

加减清海丸（何炎燊）

[组成] 熟地24g，怀山药12g，山萸肉12g，丹皮9g，北沙参15g，阿胶12g，麦冬12g，白术9g，桑叶9g，白芍15g，石斛12g，龙骨24g，女贞子12g，旱莲草12g。

[功效] 补养肝肾，降火止血。

[主治] 室女崩漏。

[用法] 每日1剂，水煎分服。服至5～7剂后，崩决之热得减者，去桑叶、丹皮，加龟甲、鳖甲、牡蛎。愈后每月经前服4～5剂，病根可除。

[方解] 此方旨在养肝肾之阴，肾水足、肝阴充则相火安宅。且方中熟地、山萸肉、女贞子、旱莲草、丹皮、阿胶多为凉血养血之品，既可遏其泛滥之势，又可补其漏泄之亏，又用沙参、麦冬、石斛养胃阴，以冲脉隶属阳明也；用白术、山药补脾气，以脾为统血之脏也。此方既治下焦，又兼顾中焦。

本方适宜于肝肾阴虚。症见出血量少或淋漓不断，色鲜红，头晕目眩，虚烦不寐、盗汗、耳鸣、视力减退、低热颧红、手足心热、口干、腰肢疲软，足跟痛，舌质红、少苔或无苔，脉细数无力。

按语：女子青春时期，正当肾气旺盛之年，任脉通，太冲脉盛，天癸至、月事以时下，故当青春期月经之反常为病，主要关键在肾。本方的组成除有大队的滋养肝肾之用药物外，还有健脾养胃之品，将滋补先天（肾、肝女子先天）与健运后天之药融为一炉，堪称治疗室女崩漏之要旨矣。

典型病例

柴某，学生。

因阴道出血淋漓不断，孩提年龄有一定的恐惧感，有此症状避而不谈，但经问诊可知，其血色鲜红，心烦想哭、夜间盗汗、手心脚心发烧，腰痛及足跟痛，舌质红、少苔，脉细数。于是处方为：熟地24g、怀山药12g、山萸肉12g、丹皮9g、秦艽9g、白薇6g、地骨皮9g、白术9g、石斛12g、麦冬12g、龙骨24g、龟甲24g。上服3剂后，已见效果，阴虚症状明显改善，且下血量亦日趋见少。为巩固疗效计，嘱其每月经前按上方服3剂，后追访半年未见复发。

将军斩关汤（朱小南）

[组成] 熟军炭3g，巴戟天10g，仙鹤草18g，茯神10g，蒲黄炒阿胶10g，黄芪5g，炒当归10g，白术5g，生熟地各10g，焦谷芽10g，另用藏红花0.3g、三七末0.3g红茶汁送服。

[功效] 化瘀生新，固本止血。

[主治] 经血非时而下，时多时少，血色紫黑、有块，小腹胀痛、大便秘结，易发急躁、夜半咽干，舌质绛暗、苔腻，脉沉弦滑。

[用法] 熟军炭应炮炙得法，其所谓炭并非以黑止血，面目皆非，而是要烧灰存性。蒲黄炒阿胶则自有妙用，以含动物胶、蛋白、氨基酸等的阿胶与含脂肪油、游离硬脂肪油的蒲黄共炒于一体则其效更佳。用红茶汁送服藏红花、三七末可谓生新血、祛旧血的最好选择。因此，须按法煎煮药物，方保疗效。

[方解] 熟军炭厚肠胃，振食欲，而有清热祛瘀之功。崩漏证初起，每因

有瘀热而致，熟军炭是适宜的药物。即使久病，如尚有残余瘀滞，徒用补养固涩诸药无效。若加此一味，一二剂后崩停漏止，盖遵《内经》"通因通用"治则矣；佐以红花、三七末化瘀结而止血；用生熟地、当归补血，黄芪益气增强摄血能力，巴戟天补肾益任脉；仙鹤草、蒲黄炒阿胶强化止血；茯神、白术、焦谷芽健脾化湿。故本方补气血而驱余邪，祛瘀而不伤正。

本方为朱氏家传治虚中夹实崩漏症的验方，因组方严谨，对瘀热初起所致崩漏或是久病尚有残余者，无论是室女崩漏属瘀滞者，还是年老经水复行者，如与本方证相符者验之临床每多收效颇佳。

按语： 笔者曾用此方加大熟大黄炭剂量（10g），治疗倒开花者，即妇女经水已断多年，垂老而再行，淋漓如壮年者，且色漆黑，味臭秽多例，均获得满意效果。

附：治疗崩漏临床小结

崩漏，是指妇女在非行经期，阴道大量出血或淋漓持续不止而言，诚如《血证论》中云："崩漏是非经期而血之谓也。"说明妇女月经周期不规律，不按期来潮则为病。又《医学入门》中云："凡非时血行，淋漓不断谓之漏下。忽然暴下若山崩谓之崩中。"进一步说明，出血量的多少和病情的缓急加以区分。《景岳全书·妇人规》中云："崩漏不止，经乱之甚也"，说明崩漏一证为月经不调的重症，或比较复杂的类型。

崩漏病机主要是由于：冲任二脉损伤，脾肾之气不足，不能约制血海的经血愆伏；血海伏热、血热妄行；胞宫瘀滞、血不归经，经乱无期。与肾、肝、脾三脏功能失调密切相关。一般而言，青春期所出现的崩漏，往往责之于肾气不充；育龄期所出现的崩漏，主要责之于肝脾功能失调；围绝经期妇女的崩漏，多系肾气渐衰，肾中阴阳失其维系，乃致冲任功能紊乱所致。但也不尽然，临诊需当细察。

本病除应抓住不同时期的病机特点外，还需掌握各种证型及它们之间的鉴别要点，分清主次，正确的使用塞流、澄源、复旧三法。

治崩着重止血，所谓"塞流"是也。临床上常用二类药，即：①清热药：诸如黄芩炭、黄柏炭、地榆炭、蒲黄炭、茜草炭、生地炭等。②收涩药：如棕榈炭、乌梅炭、血余炭、乌贼骨、百草霜、熟地炭、赤石脂等药即是。但用此二类药时应见效即止。

引起出血的原因，采取相应的治法，亦即病因疗法，谓之"澄源"。临床上常从肝、肾调治着手：其一，若因以肝的功能失调为主而致崩者，常用醋香附、醋白芍、炒栀子、生地炭、炒川楝子、酒防风、酒当归、丹皮、黑芥穗；其二，由肾阴阳失调致崩漏者，可用熟地炭、山萸肉、桑寄生、补骨脂、杜仲炭、川断、鹿角胶、阿胶等药。

血止之后，要及时补血，以助恢复，此乃固本之举，亦即"还旧"之意。大多从补益脾肾为立足点，特别是益肾应为重点。

补脾：轻证用沙参、莲肉、山药、扁豆、芡实、南枣等；重证用人参、党参、白术、黄芪等；中气下陷则加升麻、柴胡。气虚有热者宜用性味平和药，对于虚不受补者，可先轻补，或先调理脾胃，再进补。补肾分温补肾阳与滋养肾阴两端，补肾阳药宜选用温润填精之品，切忌刚燥，并宜配合健脾之品。补肾阴可加养血之品，并配合固涩。

又有把经潮与月亮盈亏相关，选用中医人工周期疗法。把行经期调整在月满前后以治崩漏，以人作为一小周天计采用脐疗法，方如：益智仁、沙苑子各20g研末，艾叶30g浓煎，用艾叶汁调成糊状，用塑料纸贴敷于脐，6小时换1次，5天可愈。笔者曾用此方法治疗数例，均获得了预期效果。

典型病例

姜某，42岁。

生八胎，末次用人工流产手术后，月经初尚正常。4个月后忽然行经过多，形成崩漏，持续五六个月，淋漓不断。形瘦心跳，腰酸失眠，心中懊恼，复刮宫2次，崩量更多。西医认为必须切除子宫，方能止血，患者不愿，转请中医治疗，服补气益血止涩药多剂，未见功效，乃来先君处求治。所述症状，如头晕眼花、腰酸肢软、精神疲倦，多属虚象，惟按其小腹则隐隐作痛，切其脉则虚细而涩。先君认为病虽流血过多，固属亏虚，但其中尚有残余瘀滞未化，因此新血不能归经，所以前服补养固涩剂未能见效。关键即在虚中有实，遂处将军斩关汤方。甫服1剂，崩即停止。再经调理，恢复健康。

加味二仙汤（郑惠伯）

[**组成**] 仙茅 12g，仙灵脾 15g，当归 10g，知母 10g，巴戟天 12g，黄柏 6g，枸杞子 15g，五味子 10g，菟丝子 15g，覆盆子 10g。

[**功效**] 滋肾阴，温肾阳，调冲任。

[**主治**] 功能性子宫出血，乳癖辨证属冲任不调者；血小板减少。

[**用法**] 水煎服，分早晚 2 次服。

[**方解**] 本方系由二仙汤与五子衍宗丸合方减去车前子而成。实乃治疗肾阴肾阳俱虚的良方。

[**加减**] 功能性子宫出血：出血较多、血虚加阿胶、艾叶；血热加地榆、槐米、仙鹤草；血瘀加田七、丹参、益母草；血脱加红参、龙骨、山茱萸；脾气虚加黄芪、党参、白术；冲任虚加鹿角胶、龟甲胶；肾阳虚加鹿茸、附片；肾阴虚去知母、黄柏，加女贞子、旱莲草。另外，可用定坤丹用为辅治方，以补冲任化瘀血，每次 1 丸，日 1 次，连服 3～5 天。

乳癖：乳癖属冲任不调者，可于上方配鹿角片粉 2～4g，分 2 次药汤送服。

血小板减少：去知母、黄柏，加女贞子、旱莲草、黄芪、黄精。

按语： 二仙汤是上海曙光医院验方。主要用于围绝经期高血压及围绝经期综合征，乃阴阳双调之剂。五子衍宗丸乃《丹溪心法》中方，助阳益精，主用于男性不育等，是平补阴阳之方。郑氏将二仙汤与五子衍宗丸（减去车前子）合方，定名为加味二仙汤，用之于功能性子宫出血、乳腺小叶增生等病证，只要辨证明确，收效自当显著。

典型病例

付某，女，42 岁，1988 年 9 月 13 日初诊。

患者近年来多次出现崩漏不止。此次月经已 2 个月余，崩漏交替出现。血崩时伴有血块，不能行动，动则血量增多，只能平卧。大崩后则淋漓不断，面色㿠白，血红蛋白 70g/L，心悸、腰膝酸痛，头晕、耳鸣，舌嫩淡，脉细无力。曾用中西药物治疗，但疗效不佳。妇科诊断为功能性子宫出血。此乃肾气虚衰，冲任不固，气血两亏。治当滋肾阴、温肾阳、调冲任、益气血，用加味二仙汤治疗。

处方：当归 12g，黄芪 20g，仙茅 15g，仙灵脾 15g，巴戟天 12g，女贞子 15g，旱莲草 15g，仙鹤草 15g，菟丝子 15g，枸杞子 15g，覆盆子 12g，五味子 10g。

服上方 3 剂，血量大减。继用上方去仙鹤草，加阿胶、艾叶，并加用定坤丹续服 3 剂，三诊时月经已完全停止，再上方 3 剂以巩固疗效。嘱患者每次月经来潮前一周服本方 3 剂，以资巩固。后随访功能性子宫出血未再复发。

温涩固宫汤（李培生）

[**组成**]　当归 10g，白芍 10g，川芎 6g，熟地 10g，艾叶 6g，阿胶 10g，血余炭 6g，乌贼骨 12g，茜草根 10g。

[**功效**]　养血和血，调经止血，暖胞安宫。

[**主治**]　冲任脉虚、寒邪凝滞、小腹疼痛，月经过多，或妊娠下血、胎动不安，或产后下血、淋漓不断等。

[**用法**]　以水煎服，日服 3 次。

[**方解**]　本方是在经方乌贼骨丸、胶艾汤的基础上，又综合时方之有效药味加减变化而来。方中当归甘温，养肝补血和血；白芍酸敛，助当归养血和阴、缓急止痛；熟地甘温，滋肾补血，以壮血液生化之源；川芎辛温香窜，活血行气，畅通气血，下行血海，并可使熟地、当归、白芍等补而不滞；阿胶功专补血止血，艾叶温经暖胞，二者又为治崩漏、腹痛、胎漏下血之要药；乌贼骨味咸微温，收涩止血，血余炭、茜草根止血祛瘀生新。合而用之，可和血止血，养血调经，兼能安胎，是临床治疗妇产科疾病有效方剂。

[**加减**]　温涩固宫汤临床治疗妇产科疾病，如妇女月经过多、先兆流产和功能性子宫出血偏于虚寒者疗效显著，血虚腹痛和胎动不安者亦可酌情使用。如腹痛明显者，加砂仁、香附、延胡索；腹不痛者，去川芎；血下多者，当归宜减量，加地榆炭、棕榈炭；气虚明显或少腹下坠者，加党参、黄芪；心悸加茯神、炒柏子仁；腰酸腹痛加杜仲、续断、桑寄生；肢冷明显者，加炮姜炭、炙甘草。

按语：温涩固宫汤主要针对冲任虚寒、崩中漏下者而设。若功能性子宫出血等因血热妄行所致者，则非本方之所宜也。另在服用本方期间，情志宜安静，尽量避免精神刺激，乃可建立良好月汛信号。食物宜清淡，禁食烟酒及辛辣刺激食物。至于远房事、戒恼怒乃更为经期保健之必需。

典型病例

> 武某，41 岁，工人。
>
> 月经素来错行。近数月，月经来后则淋漓不断，继则经血大下形成血崩。经在某医院住院治疗，诊断为功能性子宫出血，并施用肾上腺色腙片、对羧基氨苄等药物以及施刮宫术，时而略好，时而大发。患者转来本处治疗，时见面色晦暗，心悸神疲，脉弱舌淡。诊为冲任有寒，心脾素虚，不能统摄血液，遂用上方加炮姜 6g、炙甘草 10g、茯神 15g。5 剂后，神情渐复，崩漏随止。越年又再发 1 次，亦用上方治疗而愈。

固气清宫汤（姚寓晨）

[**组成**]　炙黄芪 20g，炒黄芩 12g，焦白术 10g，贯众炭 15g，潞党参 15g，炒当归 12g，怀山药 45g，制黄精 15g，地榆炭 12g，煅花蕊石（先煎）15g。

[**功效**]　固气清宫。

[**主治**]　年老经水复行。

[**用法**]　水煎服，日 1 剂，早晚各服 1 次。

[**方解**]　对老年经水复行之病，若恶病可疑当尽早手术，若系良性病以气虚宫热者居多。故多先从固气清宫立法，复以滋肾养肝之品收功。本方以黄芪配黄芩，益脾肾之气，清血分之热；焦白术配贯众炭，"利腰脐间血"，清胞中之火。《别录》谓黄精能"补中益气，安五脏"。所用"三黄"（黄芪、黄芩、黄精），乃固气清宫法之主药。重用山药，调益脾肾，此味甘液浓，对老妇尤宜。以上药选既无滋腻壅滞，又无辛燥助火，固本澄源而获痊愈。

按语：老妇天癸已竭，经反再行，《产宝百问》认为属"邪气攻冲"。李时珍倡导"败血"之说，傅山则以肝脾气虚立论，姚氏综诸家之说，结合临证经验，认为老妇行经虽有精气亏损，但因长年积累劳心动火，临证常见出血深红或赤块，心烦神疲，在治法宜益气不忘清宫，若兼瘀浊，则当降浊行瘀。

典型病例 ✎

贾某，女，64 岁，1985 年 3 月 1 日诊。

绝经 15 年，因操劳过度，更加之烦恼久积，忽然阴道出血，色深红赤小块已旬余。妇科理化检查排除恶性病变，诊为萎缩性子宫内膜炎。刻诊头晕心悸，时感烘热，神倦乏力，口干不欲饮，苔薄舌暗红，脉细弱小弦，责之气虚宫热、脉络失养，拟予固气清宫法。

处方：炙黄芪 20g，大生地 15g，杞子 9g，杭白芍 12g，炒黄芩 12g，焦白术 10g，贯众炭 15g，潞党参 15g，怀山药 45g，制黄精 15g，地榆炭 12g，煅花蕊石（先煎）15g。

服上药 3 剂血止，惟仍感心悸、头晕，纳谷不振。予以上方伍以茯苓、百合、山栀出入 8 剂后症减神爽。后再以肉苁蓉、五味、桑椹子、怀山药从肝肾调治 2 个月。随访 2 年，出血不见复发，妇检未现异常。

加减归脾汤（王云铭）

[组成] 党参 15g，黄芪 30g，阿胶（可烊化，分 2 次服）15g，血余炭 9g，白术 9g，炒当归 6g，远志 9g，炒枣仁 15g，棕榈炭 30g，陈皮 9g，甘草 9g。

[功效] 补脾摄血。

[主治] 崩漏之脾虚型。症见阴道骤然下血或漏下不止，血色鲜红或浅淡，小腹胀痛，食少便溏，心慌气短，倦怠乏力，腰部酸痛，面色浮黄，舌淡苔薄，脉细数等。

[用法] （1）先将药物用冷水适量浸泡 1 小时，浸透后煎煮。首煮武火（温度较高），煎沸后文火（温度较低），煎 20～25 分钟，二煎武火煎沸后文火煎 15～20 分钟。煎好后两煎混匀，总是以 250～300ml 为宜，每日服 1 剂，每剂分 2 次服用。早饭前及晚饭后 1 小时各温服 1 次。

（2）连服 5～10 剂为 1 个疗程，待至下次月经来潮时，原方如法再服 1 个疗程。

[方解] 党参、黄芪补气升阳健脾为主；白术、甘草甘温益气，助主药以资气血之源；当归、枣仁、阿胶、远志补血宁心亦当为辅臣；陈皮理气、燥湿 2 种功效以调理脾胃气机；棕榈炭、血余炭收敛止血以塞流。

[加减]　临证时若遇血色红、口干脉数者，加地榆炭30g；血色暗有块，舌有瘀丝瘀斑，脉沉弦者，加三七粉6g（分2次冲服）；腹胀痛、两胁胀痛，舌质紫暗，脉弦者，加乌梅30g；头痛者，加荆芥炭9g；气短懒言，舌质淡，脉细弱者，减党参，加人参9g（另煎入）；下血量多不止者，加醋30g配水煎。

第四节　痛　　经

化膜汤（朱南孙）

[组成]　血竭末（另吞）3g，生蒲黄（包煎）15g，五灵脂10g，生山楂9g，刘寄奴12g，青皮6g，赤芍9g，熟大黄炭、炮姜炭各4.5g，参三七末（分吞）3g。

[功效]　化膜行滞，散瘀止痛。

[主治]　膜样痛经。

[用法]　每月经前服用，服7～10剂。一般3个月至半年左右痛经缓解，内膜呈碎片状脱落而告痊愈。

[方解]　方中以血竭散瘀化膜、消积定痛为君；蒲黄、五灵脂活血散瘀止痛为臣；生山楂、刘寄奴、赤芍善于散瘀行滞；青皮疏肝破气，又可化积；妙在方中熟大黄炭、炮姜两药一寒一热，熟大黄炭推陈致新、引血归经；炮姜炭去恶生新、温经止血，两者相伍，行中有止，攻补兼施；参三七为化瘀、止血、定痛之佳品。

[加减]　膜样痛经治当逐瘀脱膜为主，使用本方加梭罗子、路路通、丝瓜络；乳癖结块者加炙山甲、昆布、王不留行；经期泄泻者加焦白术、怀山药、芡实；经少欠爽者加三棱、莪术、丹参；痛经甚者加炙乳香、炙没药；情志抑郁、胸闷不舒者加越鞠丸、沉香曲、四制香附丸；口干便燥者加生地、丹皮、当归、桃仁、月季花，或用瓜蒌仁、火麻仁；腹部有冷感者加炒小茴、制香附、淡吴萸、艾叶；腰脊酸楚者加金毛狗脊、川断、桑寄生。

按语：膜样痛经，一般多表现为行经第2天有阵发性剧痛、经量多，夹有烂肉样血块。治时多数应当以逐瘀脱膜为主，有时还当兼顾考虑下2种证型的配合治疗，即①阴虚瘀浊证：经期多落后，但量多色紫，腰酸尿频，小腹冷痛喜热喜按，胸闷烦躁，纳差，舌质嫩红，脉细弦，可用本方合二仙汤加减。②气虚瘀浊证：主要表现为，经期前后不一，量多色红，形体消瘦，神疲肢倦，脘痞纳差，经前烦躁，经期便溏、乳胀，苔薄脉细，可用举元煎或香砂六君子汤合本方。因此，治时除以逐瘀脱膜为主外，还应适当配合治疗胃、脾阳（气）虚之症。

典型病例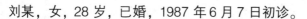

刘某，女，28岁，已婚，1987年6月7日初诊。

12岁月经初潮，因惊惧泣啼、遂至经来腹痛，逐年加重。每痛辄剧烈难耐，辗转床第，服一般止痛药无效，须注射盐酸哌替啶之类针剂方能止痛。经西医妇科检查，诊为子宫后倾，子宫骶韧带处触到两粒黄豆大小结节，触痛明显，诊刮与输卵管造影尚未见异常，诊为子宫内膜异位症。拒绝手术治疗。询之月经周期尚准，量一般，色紫有块，块下痛可稍减，素日腰酸背楚，胁肋苦撑，乳房作胀，手心内热，带下黏稠，舌质偏紫，脉象弦细。证属气滞血瘀，冲任为病。周期将近，拟予疏肝理气、活血行瘀之法。

处方：当归15g，赤芍12g，刘寄奴12g，生蒲黄（包煎）12g，五灵脂10g，柴胡6g，醋香附9g，牛膝9g，炙乳香9g，炙没药9g，血竭末（另吞）3g，参三七末（分吞）3g。4剂。

二诊（1987年6月12日）：服未尽剂，经至量多，下紫黑块，虽仍有腹痛，但已能耐受，病势得减，再予原法：适当调整其剂。

处方：血竭末（另吞）3g，当归、赤芍各15g，刘寄奴、丹参各18g，炙乳香、炙没药、牛膝各9g，香附、柴胡各6g，乌药9g，参三七末（分吞）3g，甘草3g。3剂，水煎服。

三诊（1987年6月15日）：药后腹痛渐减，精神渐振，纳谷亦渐增，惟经尚未净，腰背仍感酸楚，拟养血调经法。

处方：当归15g，川续断、炒杜仲各9g，赤芍、醋香附、川楝子各9g，延胡索4g，五灵脂7g，柴胡、木香各6g，甘草3g。4剂，水煎服。

上方服后，月经已止，腰酸已除，带下淋漓。嘱日服加味逍遥丸1剂，连服10天。外用蛇床子9g、黄柏6g、吴茱萸（布包）3g，泡水，坐浴熏洗，每日2次，连续10天。此后经前1周予三诊方服至经行、恪守不移，经后交替服用疏肝和营、养血调经之加味逍遥丸、坤顺丹等丸剂。调理间月，痛经未发，复经妇检，宫骶韧带处结节消失。再两月竟已获娠。

按：本例因月经初潮时，惊愕疑惧，遂致气机逆乱，血滞胞中，发为痛经。血瘀气滞、肝脉不畅，故乳胀胁痛，下血紫黑有块；血块既下、气机暂通，故腹痛稍减；久瘀生热，阴血为伤，故手心内热，腰背酸楚无力。证属血实气滞，治须"留者攻之"之法。化膜汤中诸药合用，功具行气活血、祛瘀止痛之力，用治瘀血内阻之痛经，较为洽情；二诊重其剂，使能功专力伟，荡其窠臼，以杜覆辙；三诊采以剿抚并用，意在行气和血，兼益肝肾，以扶正祛邪。本例用药，始终以破瘀通经为要务，意在去腐生新，不破不去，若攻之于软，投鼠忌器、裹足不前，反致贻误病机，延长病程。

温经散寒汤（蔡小荪）

[**组成**]　当归10g，川芎10g，赤芍12g，白术12g，紫石英20g，胡芦巴6g，五灵脂12g，金铃子10g，延胡索10g，制香附12g，小茴香6g，艾叶6g。

[**功效**]　温经化瘀，散寒止痛。

[**主治**]　经前或经时小腹拧痛或抽痛，凉而沉重感，按之痛甚，得热痛减，经行量少，色暗有血块，畏寒便溏，苔白腻，脉沉紧。

[**用法**]　经行腹痛开始每日1剂，早晚各服1次。

[**方解**]　当归、川芎、赤芍活血行瘀；五灵脂、金铃子、延胡索、制香附，活血化瘀、行气止痛；白术补脾健胃、和中燥湿，以制约上述诸药伤中耗气之弊；紫石英性味甘温，入心肝经以温暖子宫，《神农本草经》指出："治女子风寒在子宫。"《本草纲目》李时珍说："紫石英主治肝血不足，及女子血海虚寒不孕者宜。"胡芦巴性味苦大温，入肾补命门之火，有温肾阳、逐寒湿的功能，故与紫石英同用则直达子宫，而起到散寒镇痛的作用；小茴香、艾叶亦有温经散寒之作用。

[**加减**]　本方适宜于寒湿搏于冲任所致痛经。如受寒重者，可加吴茱萸、桂枝之品；血瘀重者，加桃仁、红花之类。

按语：寒湿之邪伤于下焦，客于胞中，血被寒凝，行而不畅，故经水量少，色暗有块，小腹冷痛。因胞脉系肾，故痛甚则连及腰脊。血得热则行，故得热则舒。寒湿停滞，困阻脾阳，脾阳失运，故畏寒便溏。苔白腻、脉沉紧，均为寒湿内阻、气血瘀滞之象。本方温经化瘀、散寒利湿与之甚为合拍。

典型病例

杨某，女，19岁，1989年9月20日初诊。

暑月经行，不避生冷瓜果，寒湿伤中，凝滞胞脉，故经行腹痛，连及脘腹，泛哕干呕；经期延后，挟有紫黑血块，淋漓七八日始净；舌质淡、苔白滑、舌尖边有紫暗瘀黑，脉沉弦。综合脉症，乃中州寒湿，影响胞脉所致的经迟痛经，师温经散寒汤之义，治宜温中、活血、通经。

处方：高良姜、制香附各9g，吴茱萸3g，小茴香6g，当归、川芎各9g，生蒲黄（包煎）9g，五灵脂9g，陈皮、白术、法半夏各9g。

服3剂后，疼痛大减，经色转红，血块消失，药已中的，守方再服3剂。服后月经净，精神好转，食欲渐馨。嘱服艾附暖宫丸善后。

按：暑月贪凉，寒湿伤中，中阳不振，浊阴用事，当血液下注血海，暗随其下，停滞胞脉，经行之时，乘机内发，而成经迟痛经之证，今取高良姜、制香附、吴茱萸、小茴香等温中行气，当归、川芎、失笑散等活血通络，故收立竿见影之效。

热性痛经方（沈仲理）

[组成]　当归10g，川芎12g，赤芍12g，大生地12g，红藤30g，败酱草20g，金铃子10g，炒五灵脂12g，炙乳没各5g。

[功效]　清热消肿，行瘀止痛。

[主治]　经行腹痛，往往于经行第1天腹痛甚剧，或见血块落下则痛减，舌质红、苔薄黄，脉弦或弦数。

[用法]　先将上药用清水浸泡30分钟，再煎煮30分钟，每剂煎2次。经行腹痛开始每日1剂，早晚各服1次。症见膜样痛经，腹痛剧烈兼见呕吐者，加服辅助方：川连5g、川贝母粉10g、公丁香5g、肉桂3g，四味共研细末，分成5包，每日1包，分2次冲服，吐止即停服。平日可加服逍遥丸，每服6g，日服2次。

[方解]　本方用四物养血活血，配红藤、金铃子、五灵脂与乳没，活血祛痛，李时珍对败酱草一药曾指出：败酱草"治血气心腹痛，破癥瘕，催生落胞，赤白带

下，古方妇人科皆用之，乃易得之物，而后人不知用，盖未遇识者耳"。故本方中败酱草性味苦平，兼清热消痈肿、行瘀止痛之功效为一身，堪称主力矣。

本方以热郁痛经为适应证。盖痛经一证，多因受寒而得，但据临床所见热郁痛经亦并非罕见，自当以辨证为主。热郁痛经的确诊重在辨舌苔与脉象，患者多见舌质红，或苔薄黄，脉弦或弦数为准则。

按语： 经间期腹痛，又称排卵期腹痛，多与慢性附件炎有关，因肝郁气滞，郁而化热所致。朱丹溪所谓"气有余便是火"，故气滞热郁为本病之主要原因。本方系由四物汤加红藤、败酱草、金铃子、五灵脂、炙乳香、炙没药六味药而成。如属结核性附件炎而痛剧者加炙蜈蚣、地龙、全蝎等。

典型病例

芦某，女，27岁。

痛经久而不愈，腹痛痛于脐下小腹部，来潮第1天腹痛甚剧，及至发现膜样脱落前又见一阵剧痛，继而血块落下则痛减，舌质红，脉弦，确诊为热性痛经。于经行前以上方服7剂，服用2个月后，痛经减轻。服用3个月后，痛经病愈。

内异 I 方（蔡小荪）

[组成]　当归9g，丹参9g，牛膝12g，赤芍12g，香附9g，川芎6g，桂枝4.5g，没药6g，失笑散12g，血竭3g。

[功效]　理气活血，散寒破癥。

[主治]　子宫内膜异位痛经。

[用法]　经前或痛前3~7天之内，水煎服之。

[方解]　在大队理气活血药中，再配散寒破血见长之没药、血竭、失笑散，破散癥积宿血，兼具定痛理血之功。

服药时间尤应注意，一般须在经前3~7天内进服，方能奏效；过晚则瘀血既成，日渐增多，而药效不能速达，难收预期之功。

按语： 蔡氏认为子宫内膜异位的痛经与一般痛经症有所不同：后者多由各种原因引起的经血排出困难所致，若瘀血畅行或块膜排出，腹痛当即减轻或消失；而内异症的痛经并不因瘀下轻减，相反瘀下越多越痛，因为它的瘀结不在宫腔，而在子宫肌层或其他组织内，排出无路。故治疗上应依据其病理特点，不能专事祛瘀通下，而应采取促使瘀血溶化内消之法，以达通畅之目的。

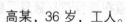

典型病例

高某，36岁，工人。

每值行经，小腹剧痛，严重时可致数次昏厥，常因此急诊注射盐酸哌替啶方得缓解。4周前做腹腔镜检查，确诊为子宫内膜异位症，同时行内膜囊肿剥离术。但1周前仍如期剧烈痛经昏厥，急诊来院请中医治疗。经前3~4天用"内异"Ⅰ方，痛止或经净后改用"内异"Ⅲ号方（方药见下文）21剂。如上述周期法调治七个月后停药。随访半年，未见复发。

内异Ⅱ方（蔡小荪）

[**组成**] 当归9g，牛膝12g，赤芍12g，香附9g，熟大黄炭12g，生蒲黄9~60g，丹参12g，花蕊石15g，血竭3g，震灵丹（包）15g。

[**功效**] 活血化瘀，止血定痛。

[**主治**] 子宫内膜异位所致血崩。

[**用法**] 在经前3~5天预先服药，借以搜剔瘀血，达到止血定痛目的。

[**方解**] 暴崩之漏通常以止血为首条，而内异症崩漏，如单纯用止血法则效果不显，盖因此症多由宿瘀内结、阻滞经脉，新血不守，血不循经所致。故纯用炭剂止血，犹如扬汤止沸，往往难以应病。治此须谨守病机，仿"通因通用"之法，重在化瘀澄源。方中以活血化瘀药为主，特别是蒲黄一味，常据症情，超量用之，多则可达30~60g。蒲黄专入血分，以清香之气，兼行气血，故能导瘀结而治气血凝滞之痛，且善化瘀止血，对本症经量多而兼痛经者尤为适宜。方中还常佐山羊血、三七、茜草等，以加强化瘀止血之功。经净之后，遂取复旧之法，重在益气血之品调理，以固其本。

典型病例

金某，30岁，未婚。

素有痛经史，10年来呈进行性加剧。1980年4月在医院行急性阑尾手术时发现两侧卵巢巧克力囊肿，左侧大$8cm^3$，即做左侧卵巢、附件切除；右侧病灶小，且患者尚未婚，未作手术切除。因术后痛经仍作、妇科肛检：子宫右侧扪及一肿块，超声波探查示：右侧卵巢部位一肿块 5cm×3cm×5cm，来中医专科门诊就诊。时值经行，量多如注，且挟瘀块，腹痛剧烈，2 天后始缓，腰部酸楚，平素右少腹疼痛如刺，脉细紧弦，苔薄质偏红。治以化瘀调经、拟内异Ⅱ方加减。

处方：炒当归 9g，丹参 6g，生蒲黄（包）30g，花蕊石 12g，赤白芍各 9g，怀牛膝 9g，制香附 9g，血竭 3g，川断 12g，桑寄生 9g。

投药 4 剂，经量旋减，1 周净（原需一旬），唯右少腹刺痛未除，兼下黄带。妇检：右侧附件增厚。遂处方：炒当归 9g，丹参 12g，赤芍 9g，川牛膝 9g，制香附 9g，桂枝 3g，海藻 9g，炙甲片 9g，皂角刺 12g，干漆 4.5g，血竭 3g，莪术 12g，败酱草 15g，鸭跖草 9g，经前加川楝子、延胡索理气止痛。如法治疗 10 个月，痛经基本消失，经量正常，余症均减。妇科复查：宫体活动稍差、右侧宫底后扪及一鸽蛋大、质偏实的肿块，原医院超声波复查示：右侧卵巢部位囊性肿块，较治疗前明显缩小。

内异Ⅲ方（蔡小荪）

[**组成**] 云茯苓 12g，桂枝 4.5g，桃仁 10g，赤芍 10g，丹皮 10g，皂角刺 20g，鬼箭羽 20g，石见穿 15g。

[**功效**] 消癥散结。

[**主治**] 癥瘕。

[**用法**] 经净后，水煎服。

[**方解**] 方内"桂枝茯苓丸"（《金匮要略》）行气通阳、活血祛瘀，再加鬼箭羽、石见穿、皂角刺等"其功专于血分""疗妇人血气"之品，其活血化瘀、消癥散结之功逾宏矣。

按语：癥瘕是内膜异位症患者共有症状，兼存于各种类型中，此为疾病之根本，以其形成是由于宿瘀内结，本着"血实宜决之"之治则，故经净后服此方以活血化瘀、消癥散结乃不失澄本清源之本意。

典型病例

李某，34岁，职工。

1984年因本症行右侧卵巢切除，左侧囊肿剥离术。3年后妇检及B超复查，均示左侧有4cm×3cm×3cm囊性肿块。试用中医治疗，于经净后以"内异Ⅲ方"治疗3周，经前3天改服"内异Ⅰ方"加花蕊石15g、震灵丹（吞）10g，7剂，共服药150剂。经量正、腹痛除。二次B超复查，均示左侧液性暗区缩小至1.5cm×1cm。

第五节 不 孕 症

调肝种子汤（祝谌予）

[组成] 广木香10g，当归10g，柴胡3g，香附3g，紫河车9g，羌活9g，益母草9g，白芍9g。

[功效] 疏肝解郁，养血调经。

[主治] 多年不孕、经期先后不定，经来腹痛、行而不畅，量少色暗、有小血块，经前乳房胀痛，精神抑郁、烦躁易怒，舌质正常或暗红、苔薄白，脉弦。

[用法] 水煎服。月经后第10~15天服本方4~6剂。

[方解] 古有"调经种子"之说，每求孕育，调经是一个先决条件。《女科要旨》云："妇人无子，皆由经水不调，经水所以不调者，皆由内有七情之致、外有六淫之感，或气血偏盛，阴阳相乘所致，种子之法，即在于调经之中。"本方中木香芳香浓烈，善开壅导滞，升降诸气，为行气止痛之要药；香附具有行气、调经、止痛之功，为气病之总司，女科之主帅；柴胡疏肝解郁、理气调经，乃行滞气、疏利肝胆之良品；羌活体轻气浓，善行气分，能散能行，功彻上下，遍达肢体，为却乱反正之要药。以上诸药，皆为气病治疗之主药，是本方组成的主要阵容。益母草一味有活血调经之功，行血而不伤新血，养血而不留瘀滞，与其名实相符也。当归、白芍养血柔肝，功在治本之意，紫河车禀精血结孕而成，此乃为调经还需肾气旺盛，任脉通、冲脉充盛，月事得以如期而潮的物质基础所

设，从而具备孕育的功能。

[加减]　本方适用于治疗肝郁不孕症。实热加丹皮、山栀；虚热加知母、黄柏或生地、玄参；实寒加桂心、莪术、紫石英；虚寒加苍白术、川朴、枳壳；气虚加党参、怀山药、黄芪；血瘀加桃仁、红花。

按语：情志不舒，则肝失条达，气血失调，冲任不能相资，故多年不孕。本方以疏肝解郁、养血调经立意，其效果不言而喻矣。

典型病例

王某，38岁，工人。

10年前曾生一小孩未活。此后即月经不准，通常40~50天来一次，每次持续7~8天，经量多，色黑如烟油；经前半个月乳房胀，衣不可近，腹痛；脉弦尺弱，舌红、苔白。治以理气活血、滋肾柔肝。

处方：广木香10g，香附10g，柴胡3g，当归10g，白芍10g，益母草10g，橘叶6g，路路通6g，甘草3g。

经服上方7剂，配之以坤顺丸，月经遂恢复正常，随即妊娠，足月生一女婴。

输卵管阻塞不孕方（许润三）

[组成]　（1）口服方：柴胡10g，枳实12g，赤芍12g，生甘草3g，丹参30g，三七粉（分吞）3g，穿山甲20g，麦冬10g，皂刺10g，路路通10g。

（2）热敷方：透骨草30g，川乌10g，威灵仙20g，肉桂10g，乳香20g，没药20g，当归20g，红花10g，丹参30g，赤芍15g。

（3）灌肠方：丹参30g，赤芍30g，三棱15g，莪术15g，枳实15g，皂角刺15g，当归15g，乳香10g，没药10g，透骨草15g。

[功效]　疏肝理气，活血化瘀，润管通管。

[主治]　输卵管阻塞所致不孕症，多有不同程度的乳胀、小腹疼痛、经前腹痛等。

[用法]　给药前患者均在经后3~7天进行输卵管通畅试验，证实为输卵管阻塞的患者，然后给予中药治疗。治疗方剂包括口服、热敷、灌肠3种，连用至月经来潮为一疗程。其中，口服方每日1剂，经期停服。热敷方将其药共轧成绿

豆大颗粒，装布袋内，滴入少许白酒，蒸 40 分钟，敷下腹部，再在布袋上面压热水袋保温，温度维持在 40℃左右，约 40~60 分钟，每日 1 次，2 日更换一袋，月经期间一般停用。

灌肠方每晚 1 剂，浓煎 200ml，保留灌肠，温度以 39℃左右为宜，每日 1 次。每灌肠 10 次，休息 3~4 日。经期停用。

[方解]　输卵管阻塞为导致不孕症的主要原因之一。依据其临床表现，按照辨证施治的原则，采用具疏肝理气、活血化瘀作用的四逆散为基础方进行治疗颇为适宜。同时根据造影所见，输卵管粘连、堵塞属瘀血为患，又配用丹参、三七促使瘀血消散、促进粘连松解，以利输卵管恢复正常生理功能。本方还配用穿山甲、皂刺、路路通等通管良药，使其透达输卵管炎症粘连、堵塞之区域，再加上麦冬养阴生津，能润能通，具有润管通管之功。

[加减]　本方以肝气郁结，气滞血瘀立意。如兼见下腹痛、黄带多、质稠气秽者加龙葵、蛇莓；经前乳房胀痛者加露蜂房、荔枝核；经期小腹冷痛或带多清稀、气腥者加鹿角霜、肉桂；输卵管积水者加大戟、䗪虫、仙灵脾或荔枝核、泽兰；输卵管结核者加夏枯草、蜈蚣；子宫发育不良者加山萸、紫河车；面色苍白、舌质淡者加黄芪、当归。

另参照月经周期用药亦很重要，尤其是对合并黄体不健，亦即基础体温上升不良或黄体基础体温维持时间短者更为重要。每届月经中期应加用补肾壮阳之品，如鹿角霜、肉桂、紫河车等以提高黄体水平。在经前数日，冲任气血充盛，可重用活血化瘀之品。经后气血较虚，需酌加补养药，如此顺从月经周期调理，既有利于调整或维护月经周期，又有助于输卵管的疏通，从而提高治疗效果。

按语：本方经临床应用无不良反应，只有个别患者出现腹胀、肠鸣、便溏、尿频，一般经加用补脾益气药即纠正。还有极个别患者药后出现撕裂样剧烈腹痛，可能是由于药力通达输卵管粘连区域，使粘连松解所致。据临床观察，凡患者药后出现下腹剧痛的，大多见效快，疗程短。

另参合外治可弥补内治之所不及。以行气活血、散结祛滞药为主，辅以气味俱厚、通经走络、开窍透骨、软化粘连组织之品，组成灌肠方、热敷方。通过临床观察，证明外治法确实可以补充内治法的不足。

典型病例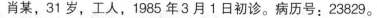

肖某，31 岁，工人，1985 年 3 月 1 日初诊。病历号：23829。

婚后 4 年未孕，男方精液检查正常。1983 年取经期内膜，病理报告为"无分泌期变化"。1984 年 7 月做子宫、输卵管碘油造影，诊断为"双侧输卵管近端阻塞"。月经正常，经前乳胀痛，经行后即止，无痛经，体质较胖，舌质正常，脉细滑无力。妇科检查盆腔正常，予口服方加紫河车、鹿角霜，连服 90 剂。1985 年 6 月 13 日输卵管通液试验不通，继以口服方加生黄芪、王不留行，调治近 2 个月。1985 年 9 月患者因停经 40 多天，脘堵纳差，呕恶来诊。查脉细滑有力，妊娠试验阳性，基础体温高相已持续 30 天，诊为早孕。

温肾种子汤（谢海洲）

[**组成**] 艾叶 12g，香附 9g，当归 9g，川芎 9g，熟地黄 15g，吴茱萸 9g，赤芍 15g，川断 12g，肉桂 6g，黄芪 15g，狗脊 12g，桑寄生 15g，乌药 9g，小茴香 4g。

[**功效**] 益肾暖宫，温经散寒。

[**主治**] 婚后不孕。月经后期、量少色淡，面色晦暗，精神萎靡，性欲淡漠，腹痛腿软，少腹冷痛，手足欠温，小便清长，大便不实，舌淡而苔白水滑，脉沉细或沉迟。

[**用法**] 水煎服，日 1 剂，早晚各温服 1 次。

[**方解**] 《圣济总录》："妇人所以无子，由于冲任不足，肾气虚寒故也。"傅青主亦云："夫寒水之地，不生草木；重阴之渊，不长真龙。胞胎寒冷，又何能受孕哉！"故方中用四物汤加黄芪养血益气调经，香附理气和血调经，寄生、川断、狗脊温养肝肾、调补冲任，更以吴茱萸、肉桂、艾叶、小茴香、乌药等品暖寒水以温养督脉。全方既温养先天之肾气以化精，且又培补后天益气生血，使精充血足，冲任脉通，胎孕乃成。本方适宜于肾阳虚衰、胞宫寒冷所致不孕症。

典型病例

张某，30 岁，已婚，职工，初诊日期 1985 年 5 月 22 日。

结婚 8 年未孕，月经初潮 17 岁，周期 50～60 天，量少、色淡红或暗红，持续 2～3 天。末经日期 1985 年 5 月 22 日，小腹隐痛，腰膝酸痛、形寒肢冷，食纳欠佳、精神疲乏，小便清长，情欲淡薄，脉象细弱，舌质淡红、舌苔白薄。综上脉证，乃脾肾阳虚、气血不足、胞寒不孕。治以补益脾肾，温润填精。诊刮病理报告：月经期子宫内膜腺体分泌不良。输卵管通气术：通畅。爱人精液检查：属正常范围。妇检：外阴阴道正常，宫颈光滑，子宫前位，核桃大小，活动质地均正常，双侧附件无异常。

处方：熟地 15g，白芍 12g，川芎 6g，当归 9g，黄芪 15g，党参 9g，枸杞 9g，川断 9g，巴戟天 9g，香附 9g，艾叶 9g，川椒 4g，小茴香 4g。服5 剂。

二诊：1985 年 6 月 2 日。服药后精神好转，食欲增加，遂以上方为基础，酌情增加鹿角霜、肉桂、吴茱萸、紫河车等提高黄体水平，改善腺体分泌不良等药。连服 5 个月余。月经对月，周期 30 天左右、量亦增多，诸症悉愈。于 1986 年 7 月顺产一男婴。

第六节　子宫肌瘤

理气逐瘀消脂汤（裘笑梅）

[组成]　炒当归 9g，赤芍 9g，川芎 3g，橘红 6g，姜半夏 6g，炙甘草 3g，制香附 9g，元参 9g，浙贝 9g，炒川断 9g，炒枳壳 6g，失笑散（包）12g，生山楂、牡蛎（先煎）各 20g，白花蛇舌草 12g，莪术 6g。

[功效]　活血祛瘀，理气消脂。

[主治]　子宫肌瘤、子宫内膜异位合并不孕。

[方解]　橘红、甘草、半夏（二陈汤去茯苓）、香附、山楂等理气化痰消脂；当归、川芎、赤芍、莪术、元参、贝母、牡蛎、失笑散，活血祛瘀、消癥止痛；其中白花蛇舌草一味消肌瘤，虽苦寒而无伤胃之弊。全方活血祛瘀、理气化痰、消癥止痛。俾气顺痰化、瘀祛癥消而痛止，此时再调经求子自当一举而功。

[用法]　水煎服，日 1 剂，分 2 次服。

按语：子宫肌瘤往往影响妇女的生育，导致不孕。《巢氏病源》说："癥痼之病其形冷结，若冷气入于子脏则使无子，若冷气入于胞络搏于血气，血得冷则凝，令月水不通也。"本病可根据其临床表现，如子宫增大、久不怀孕、月经不调、阴道不规则出血、痛经、腰痛等，结合妇科检查、基础体温测定、内分泌检查，以及实验室检查如B超、X线等作出诊断。治疗时采用扶正为先，或祛邪为主，或扶正祛邪并进，随症施治。本方是为证属血瘀气滞、痰湿壅滞导致不孕者所设。

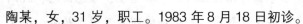

典型病例

陶某，女，31岁，职工。1983年8月18日初诊。

结婚5年未育，形体肥胖，月经不调已有2年，周期缩短，一月二行，色紫暗伴血块；每次经行小腹疼痛较剧，拒按；妇检：子宫增大约二月孕，宫腔9.4cm、腔内空虚，有高低不平感，宫体前位，右侧附件触及2.3cm×2.4cm囊性肿块，活动差，左侧附件增厚；伴腰酸、纳差，脉弦涩，苔薄、舌边有瘀点。诊为子宫肌瘤伴子宫内膜异位症，原发不孕。证属血瘀气滞、痰湿壅滞，治拟活血祛瘀、理气消脂积。处以理气逐瘀消脂汤。

处方：炒当归、赤芍、制香附、元参、浙贝、炒川断各9g，炒枳壳、橘红、姜夏、生山楂、莪术各6g，牡蛎（先煎）、白花蛇舌草、失笑散（包）各12g，川芎3g，炙甘草3g。5剂。

复诊（1983年9月20日）：上药服后腹痛减轻，近来带下量多、色微黄，无气味。治拟原法佐以清肝止带：炒当归、焦白芍、车前草、椿根皮、白槿花、红藤、元参、浙贝、炒白术各9g，炒怀山药、白花蛇舌草、炒芡实各12g，柴胡6g，川柏3g。4剂。

再诊（1983年11月21日）：药后带止，经期渐准，量尚可，稍有小腹胀痛。仍以初诊方加减：炒当归、焦白芍、炒川楝子、炒延胡索、制香附、元参、浙贝各9g，白花蛇舌草、牡蛎（先煎）各12g，炒枳壳、姜半夏、橘红各6g，川芎、甘草各3g。7剂。

上方续服20余剂后腹痛瘥、证情稳定。经妇检宫体前位，正常大小，动可。B超检查：子宫肌瘤、囊肿均消失。后改服调经种子方数月至1984年6月25日来复诊，已孕五旬半，遂服保胎方届期而产。

按：该例患者既有肌瘤又有内异症，且年龄已大久不怀孕，病情较为复杂，由于形体胖，素体痰盛、血瘀气滞、痰湿壅滞、痰瘀互相停滞经脉久而成癥，阻滞冲任，胞脉闭塞，精卵无以相交故而不孕。

朱丹溪云："肥盛妇人，禀受甚厚，恣于酒食经水不调不能成孕，以躯脂满溢，湿痰闭塞子宫故也。"中医学历来认为痰湿亦是造成不孕症的常见病因病机。笔者经多年临床实践稍有体会：此型患者形体日趋肥胖，短时间内腹部脂肪增厚，手指手掌由纤细变粗厚，白带量多，常感懈怠，脘闷，困顿，舌质淡、苔白腻，脉沉滑或弦滑。妇检：输卵管不通者居多。鉴于不孕者常情志郁结，笔者认为治疗此型不孕症时，除化痰消脂外，还应疏肝行气为宜，常选用白芥子、生山楂、云苓、半夏、旋覆花、苍术、青皮、当归、川芎、路路通、八月札、柴胡、香附、郁金、甘草等，其中生山楂调节血脂代谢失常，改变血管粥样变化，有明显去脂作用，用量宜大。若腹部凉，性欲淡薄者可加助阳药，诸如黄芪、淫羊藿、菟丝子、肉桂、附子、吴茱萸、紫石英、鹿角等；若输卵管不通者，还可加威灵仙、蜈蚣、山甲，还可用山甲、贝母、鸡内金研末服。

第七节　围绝经期综合征

更年康汤（梁剑波）

[组成]　玄参10g，丹参10g，党参10g，天冬5g，麦冬5g，生地12g，熟地12g，柏子仁10g，酸枣仁10g，远志5g，当归3g，茯苓10g，浮小麦10g，白芍10g，延胡索6g，龙骨15g，牡蛎15g，五味子5g，桔梗5g。

[功效]　养心益阴，安神镇潜。

[主治]　妇女围绝经期综合征。症见头晕头痛、焦虑忧郁、失眠多梦、精神疲乏、心悸怔忡、健忘、多汗、食欲减退、腹胁腰腿诸痛，舌红苔少，脉弦细等。

[用法]　清水煎服。日1剂，1剂煎2次，分早晚温服。16剂为一疗程。

[方解]　妇女绝经期前后，肾气渐衰，天癸已竭，冲任失调，血不养心藏神，故出现一系列围绝经期综合征的症状。本方从天王补心丹化裁而来，选用了大队伍的养阴安神药物。其中，用生地、玄参壮水制火；丹参、当归、熟地补血养心；党参、茯苓以益心气；远志、柏子仁以养心神；天冬、麦冬以增阴液；枣仁、五味子之酸，用以敛心气的耗散；白芍、延胡索、龙骨、牡蛎则用以镇摄心神，定悸；桔梗载药上行，以为之使。

[加减]　本方适宜于因肾阴不足，不能上济于心，或平素心气不足、不得下通，心肾不交而出现一系列症状。如自汗不已，可加麻黄根；面颊潮红，可加丹皮、地骨皮；带下过多，可加海螵蛸、芡实；头晕眩加天麻。

按语：围绝经期综合征，中医学认为这是由于妇女在绝期前后，肾气渐衰，天癸已竭，冲任失调所致。根据辨证的不同在治疗上概括为养心益阴、安神镇潜八字，可谓得其要领矣。综观全方，配伍恰当，凡妇女围绝经期的情志抑郁，心烦不安而不能自我控制，心悸不眠，低热少津，多疑善虑，甚至骨节烦酸，时似感冒头晕、头痛等症候群，本方有良好的疗效。

典型病例

郭某，女，48岁，教师。1988年6月29日初诊。

患者3年来月经周期紊乱，断续无定期，形体消瘦，五心烦热，近年来更彻夜不眠，或稍暝目则噩梦惊醒，心悸怔忡，经住院检查诊断为：心肌劳损，围绝经期综合征。妇检无异常。应用中西药治疗，症仍反复未愈。就诊时见神疲气短，失眠心悸，两目红丝，腰酸耳鸣，舌红瘦少苔，脉沉细稍数。诊为妇人围绝经期综合征，中医辨证：心肾阴虚、冲任失调，治宜养心安神、益阴潜镇。投以更年康汤加龟甲（先煎）30g、杜仲15g，每天1剂，两煎温服。1个月后患者二诊，诸症大见好转，效不更法，仍嘱前方，合服六味地黄丸，连服3个月后顽疾霍然痊愈，精神焕发，判若两人。随访至今，经期已绝。历年体检，身心健康。

清心平肝汤（裘笑梅）

[组成]　黄连3g，麦冬9g，白芍9g，白薇9g，丹参9g，龙骨15g，枣仁9g。

[**功效**]　清心平肝。

[**主治**]　妇女围绝经期综合征。症见烘热汗出、心烦易怒、口干、失眠心悸心慌等。

[**用法**]　煎服汤药每日1剂，1剂煎2次，早晚温服。连续服药1个月为一疗程。

[**方解**]　围绝经期综合征属心身医学范畴，其发病不但有生理因素，而且与精神心理因素相关。临床许多患者常常在情绪激动或紧张时，症状就会频繁发作，而且有些患者在其开始发病时常有家庭、生活或工作等因素引起情志不快或紧张等诱因。中医学认为，心主神明、肝主情志，心肝两脏在调节精神情志中起着主要作用，心属火、肝属木，木火之性皆易升发，汗为心液，心火内灼，迫液外泄，肝火上炎，故烘热汗出，且以上半身为主，心悸心慌、心烦易怒，失眠均为心肝火旺、扰乱神明所致。因此，导致烘热汗出、心烦易怒、心悸心慌、失眠的病因病理是心肝火旺，针对这一病机及根据中医辨证，从心肝论治，以清心平肝为法，方中诸药皆入心肝二经，能清心肝之热、养心安神柔肝、敛阴除烦止汗，验之临床每收显著疗效。

使用本方可以下列诊断依据为要点：40岁以后或手术切除双侧卵巢后出现阵发性烘热、汗出，或有心烦易怒、失眠、心悸心慌等症状；血清雌二醇（E2）水平低落，促性腺激素（FSH、CH）升高。

按语：从围绝经期综合征的发病年龄看，处于肾气虚衰的阶段，故其发病与肾虚有关。且心肝肾三脏互相关联，关系密切。心肾水火相济，肝肾乙癸同源。因此心肝火旺与肾虚有关系，本方不治肾而从心肝论治，并非舍本逐末。因为肾虚虽是本，但这是生理现象，自然规律不可逆转，只能推迟；心肝火旺虽为标，但为病理现象。因此，病本虽在肾虚，但治疗并不一定在肾，而应重在心肝，调整机体阴阳，使其在新的基础上达到平衡。清心平肝法旨意亦在此。

典型病例

张某，57岁。

绝经9年，病起8年。烘热汗出日10余次，以上半身为主。伴有心烦易怒、急躁、口苦、口干、心悸、舌淡脉弦。曾在外院服中药2个月无效，于1987年9月来我院专科门诊，治以清心平肝。

处方：黄连3g，麦冬9g，白芍9g，白薇9g，丹皮9g，山栀9g，生甘草9g。

服药7剂，心烦好转，烘热汗出由10余次/日减少到3次/日。原方续进14剂，烘热汗出白天已除，夜间尚有3~4次。再以原方更进7剂，烘热汗出偶见于晨间，其余诸症悉除。

开瘀消胀汤（吕承全）

[组成]　郁金10g，三棱10g，莪术10g，丹参30g，川大黄10g，肉苁蓉10g，仙灵脾10g，巴戟天10g。

[功效]　开郁散结，消肿除胀。

[主治]　围绝经期特发性水肿、高脂血症、甲状腺功能减退症、冠心病等。表现为外形丰腴、肢体瘀胖、早晨面部肿胀，手瘀肿而无力，中午胸胁满闷，心慌气短，下午腰腿酸困，瘀肿加重，尚有心中懊侬、善怒、善悲、善太息、五心烦热、面部烘热、烦躁出汗、头晕耳鸣、月经失调、性欲减退等；其脉多沉细涩，亦可有弦、滑之脉象；其舌质多淡胖、苔薄白，或腻或微黄。

[用法]　上方每周服6剂，水煎服。一般服用1个月可明显见效，治疗3个月左右瘀胀即可消退。同时，要调情志，使之心情舒畅，并忌食辛辣、油腻食物，宜食清淡食品。

[方解]　方中首用郁金，既破有形之血瘀，又散无形之气郁；伍以三棱、莪术之意，在于理气和血、化瘀消积；佐以丹参，功同四物，既可助三棱、莪术活血祛瘀，又可养血安神，佐以川大黄既可配合消积导滞，又可化瘀散结；为防攻伐太过，损伤正气，方中配用肉苁蓉、仙灵脾、巴戟天，意在补益命门之火，以壮元阳温煦五脏。诸药合用，寓破于补，使之破而不伤正气，补而不滞经脉，补破结合。针对主要表现之病症可收到调补阴阳、开郁散结、消肿除胀之功效。

[加减]　本方证虽临床表现较复杂，其发病总与气、血、痰、火、湿、食等六郁之邪与脾肾两虚密切相关，以全身瘀肿、胀满为主要见症。如胁肋胀痛、烦躁易怒、腹胀嗳气者，加柴胡、白芍、青皮、枳壳、半夏之类；脾胃虚寒、大便溏泄者，去川大黄，或改用川大黄炭；瘀肿较重者，加山药、薏苡仁、茯苓、泽泻；神疲胸闷、心悸气短者，加党参、麦冬、五味子；失眠健忘、心悸怔忡

者，加炒枣仁、柏子仁、何首乌；脘腹胀闷、纳食减少、嘈杂嗳气者，加砂仁、炒麦芽、鸡内金；头晕目眩者，加夏枯草、珍珠母、白芍、川芎、白附子；颜面潮红、五心烦热、烦躁出汗者，加知母、黄柏；舌有瘀斑、行经腹痛、经下瘀血者，加泽兰叶、川牛膝、桃仁、红花之类。

按语： 西医学认为妇女进入围绝经期以后，卵巢功能开始衰退，致机体调节功能难以适应而引起的下丘脑-垂体-卵巢之间的环路失调，使神经、精神、代谢等功能也受到影响，主要表现在心血管、自主神经系统失调，物质代谢及第二性征等方面的变化。该方作者经多年临床研究探索、发现本方证所表现症状与内分泌功能紊乱有关，查尿 17-羟、17-酮、血 T_3、T_4 等内分泌功能，多在正常值内的低水平范围，因此二者理论颇为吻合。故用于临床，收效亦颇佳。

典型病例

鲁某，女，40 岁，1988 年 6 月 29 日初诊。

患者全身肿胀 7 年，加重 2 年。来诊时全身瘀肿蹒跚、体重 80kg，肢体指压呈水肿样凹陷，但略有弹性，伴有腰腿酸软，动则汗出气短、失眠多梦、晨起腹泻，小腹发凉，经前面部发红、口唇紫绀，脉沉细涩，舌暗有瘀斑、苔白腻。经做肝功、尿常规等检查，均未发现器质性病变。询及患者早婚，且孕 4 次，已做了手术切除，辨证为生育不节、冲任损伤、肾阴阳俱亏，不能温煦五脏、正气不足、血瘀水停而为病。给予开郁消胀汤去大黄，加杞果、桑寄生、肉桂、白术、茯苓、泽泻、乌药等治疗 20 余天，月经来潮，虽仍量少色黑，但全身瘀肿、口唇紫绀诸症显著减轻。

在经期再予开瘀消胀汤加桃仁、红花、当归、川芎、香附、白芍之类通经活血，腹冷便溏加吴茱萸、肉桂等调治 3 个月余，瘀胀诸症消失，月经正常，体重减至 67.5kg，恢复工作。

益肾汤（凌绥百）

[**组成**] 沙参 20g，熟地 20g，山药 20g，枸杞 20g，菟丝子 20g，五味子 15g，女贞子 15g，桑椹子 15g，当归 10g，茺蔚子 20g，柏子仁 12g，夜交藤 20g。

[**功效**] 益肾补阴，养血安神，滋水涵木，平肝潜阳。

[**主治**] 妇女围绝经期综合征。常见月经异常（经期量不规则），精神倦

怠，头晕耳鸣，健忘失眠，情志不舒，烦躁易怒，心悸多梦，面部浮肿，手足心热，汗多口干，尿频，便溏等。

[用法] 每日 1 剂，每剂用水 800ml，大火煮沸，慢火煎煮 15 分钟，煎 2 次，1 日服 3 次，空腹温服。

[方解] 围绝经期综合征是妇女经绝前后出现的一组症候群，病理变化主要是肾气渐衰，天癸枯竭、冲任衰退、精血不足、阴阳平衡失调、肾阴亏损、阳不潜藏，经脉失于濡养温煦，导致心肝功能紊乱所致。"肾为先天之本"，"元气之根"，"水火之宅"，真阴真阳之所在，藏精、生髓、通胸、通脑、主生殖、主五液。肾虚则阴阳失调，必然影响心肝诸脏。肾属足少阴，心属手少阴，心肾关系密切，特别在肾阴虚的影响下，则髓海不足，元神之府失常，神明易虚守，出现心肾不交之症。肝藏血，月经紊乱，失血过多，形成肝血虚。血属肝无所养，而肾阴虚导致水不涵木，致肝肾阴虚，因此肾虚是本病之主因。

方中沙参甘平，益肾养肝，补五脏之阴；熟地味甘微温，滋肾补血、益髓填精；山药甘温，益肾补中；枸杞甘温，填精补髓；当归甘温，补血扶虚益损，配合茺蔚子加强活血化瘀作用；菟丝子、女贞子、五味子为滋肾强壮药，柏子仁、夜交藤，一心一肝，养心安神；桑椹子味甘，能除虚烦渴。

[加减] 若肾偏阴虚，去当归，加麦冬、知母各 15g，龟甲 20g；偏阳虚去茺蔚子、柏子仁，加山萸肉、附子各 10g，肉桂 5g；心肾不交加远志 10g，朱砂 0.3g；肝肾阴虚去当归、五味子、菟丝子，加石决明、旱莲草、夏枯草、珍珠母各 15g。

按语：妇女届近绝经前后，肾气渐衰，冲任亏虚，天癸将竭，精血不足，阴阳平衡失调，出现肾阴不足，阳失潜藏，或肾阳虚衰，经脉失于温煦等肾阴肾阳偏胜偏负现象，从而导致脏腑功能失常。故肾虚是致病之本。由于体质因素的差异，临床又有肾阳虚、肾阴虚或肾中阴阳俱虚之不同表现，而以肾阴虚最为多见。

因本病的发生，主要为肾气虚衰，冲任不足，治疗应以补肾气、调冲任。用药不宜辛温香燥，以防损耗津液，致犯"虚虚之戒"；此外还宜调情志、节嗜欲、适劳逸、慎起居等配合治疗，并应排除有无其他器质性疾病。

典型病例

范某，女，47 岁，1989 年 4 月 15 日来诊。

患者头晕胀痛，耳鸣失聪，心烦心悸，面部潮热，性躁易怒，四肢麻木，血压 210/120mmHg，经期紊乱，经少色紫夹血块，苔白腻中心黄，脉弦数。辨证属肾阴虚弱，肝阳上亢。治宜滋肾潜阳、平肝息风，以益肾汤去当归，加山茶花、石决明各 15g，水蛭、龙骨、夏枯草各 25g。6 剂后，血压 140/80mmHg，诸恙均减轻。续以上方去水蛭、五味子，加百合 30g、麦冬 20g 服 4 剂，诸症消除。

第八节　附　件　炎

止带固本汤（彭静山）

[**组成**]　山药 15g，白芍 20g，人参 15g，炙黄芪 20g，鹿角 30g，龟甲 15g，龙骨 30g，牡蛎 30g，五倍子 15g，升麻 3g。

[**功效**]　调理冲任，止带固本。

[**主治**]　妇女白带，久而不愈，渐致虚怯。

[**用法**]　每剂煎 2 次，早晚各服 1 次。

[**方解**]　白带过多且久与任、督、冲、带四脉关系甚密，名为"白淫"。久则气血皆虚，元气不固，经络失调，宜用通经活络、固本止带之法，以使阴阳平衡，补虚培元。

本方以鹿角益气补虚、散瘀活血，亦可制成鹿甲胶，其补督脉即补诸阳经也；龟甲能通任脉，养心益血，补肾调肝；人参、黄芪两味同可大补气血，使冲脉旺盛，十二经脉皆随之旺盛矣；加以山药、白芍入脾、肝、肾经，涩精气、敛阴血，补敛双施；龙骨、牡蛎、五倍子之强力收敛，可束带脉；升麻之升提中气可固冲脉。诸药合用，补、敛、固，何患带下之不止哉。

[**加减**]　凡因下元不固，致使白带多而日久耗损气血经络失调者，症见带下清冷量多，质稀薄或如锦丝状，终日淋漓不断，伴小溲清长、夜尿多、腰酸、舌淡、脉沉细宜用本方。如月经先期者，加当归、黄芩、黄连；月经后期者加香

附、丹参；有瘀血者，加桃仁、红花。

按语：本方药共 10 味，其义有三：①补可扶弱；②涩可固脱；③调整经络。山药、人参、黄芪补也；白芍、龙骨、牡蛎、五倍子涩也；鹿角、龟甲、升麻，升提任、督，约束带脉；经络平衡，可助培元固本止带之功。

典型病例

李某，34 岁。

月经素患不调，近尤白带绵绵不断、肤色白，精神疲倦，四肢清冷，腰部疼痛而有冷感，大便溏薄，小便清长，苔薄白，脉沉微细。此乃脾肾两虚，寒湿并重，冲任不固，带失约束，脉证如此，虚弱至极，师本方之义，法当健脾祛湿、温肾升阳，以固冲任而止带下。

处方：炙黄芪、炙党参各 15g，当归、大熟地、川杜仲各 10g，苍、白术各 12g，芡实 24g，乌贼骨、怀山药各 10g，煅龙、牡各 30g，木槿花 10g，鹿角霜 4.5g，补骨脂 10g，云茯苓 12g。

二诊：上方连服 8 剂，脉象较前略明，血气初得补养，虚象尚存，仍宜补益气血、温暖脾肾。

处方：炙党参、当归、杭芍各 15g，川芎 6g，熟地 12g，白术、杜仲、补骨脂、乌贼骨、茜草各 10g。

三诊：带下已止，经期亦随之正常，但经至头昏、色淡量少，脉犹虚缓，仍拟培养气血以调补之。

处方：当归、杭芍、炙黄芪、炙党参、茯神各 12g，阿胶（烊）6g，炒枣仁 4.5g，陈皮、炙草各 6g，蕲艾 10g，砂仁 4.5g，益母草 10g，大枣 3 枚。3 剂。

健脾止带方（许润三）

[**组成**]　白术 50g，泽泻 10g，女贞子 20g，乌贼骨 25g。

[**功效**]　健脾利湿，养阴止带。

[**主治**]　脾气虚弱（体虚）引起的白带症。

[**用法**]　药物用水浸泡后，文火煎 2 次，取汁 300ml，分 2 次服。

[**方解**]　古人认为带下病成因不离水湿，而湿又由脾虚而生。后世各家大

多遵此立法施治。湿多兼寒兼热，而本施治重点在脾虚之带病，并不兼寒兼热。故方中重用白术以健脾祛湿，复用泽泻以利湿扶脾，辅以女贞子养阴滋肾，乌贼骨固涩止带。诸药合用，共奏健脾止带之功。

[加减]　凡症见：带下色白或淡黄、质黏稠、无臭气、绵绵不断，面色萎黄，四肢不温，精神疲倦，纳少便溏或两足跗肿，舌淡苔白或腻，脉缓弱者可投用本方。若带下量多，清稀如水者可加鹿角霜 10g；兼浮肿者加益母草 30g；兼食欲不振者加陈皮 10g；兼血虚者可加当归 10g、白芍 10g。

按语：本方只适用于身体虚弱所引起的白带症，至于生殖器炎症或肿瘤引起的白带多则不宜用之。

典型病例

张某，女，43 岁。

苦于白带朝夕不止，已 10 余日，且面色白，身体倦怠，头晕腰痛，小便清长，诊其脉沉缓，舌苔薄白。此乃脾肾阳虚、气血下陷也。法宜温肾健脾，升阳固脱。

处方：白术 50g，党参 20g，泽泻 10g，柴胡 6g，升麻 3g，乌贼骨 20g，川断 10g，鹿角霜 10g，龙骨 15g，牡蛎 15g。

服 6 剂后，带下基本已止，诸症悉减。再续服 10 剂，巩固疗效。后随访未见复发。

清宫解毒饮（班秀文）

[组成]　土茯苓 30g，鸡血藤 20g，忍冬藤 20g，薏苡仁 20g，丹参 15g，车前草 10g，益母草 10g，甘草 6g。

[功效]　清热利湿，解毒化瘀。

[主治]　子宫颈炎。

[用法]　每日 1 剂，水煎分服。

[方解]　子宫颈炎有急、慢性之分。从临床症状看，急性时宫颈红肿，有大量的脓样分泌物，色白或黄、质稠黏而秽臭，腰及小腹胀疼，个别患者伴有发热、口渴，脉弦细数，苔黄腻、舌边尖红；慢性时则宫颈糜烂，带下量多，少，小腹胀疼，腰酸膝软，甚或性交时阴道辣痛或出血。证属湿热带下或湿瘀带下的

范畴。治之宜用清热利湿、解毒除秽、活血化瘀之法。本方重用甘淡平之土茯苓为主药，以利湿除秽、解毒杀虫；忍冬藤、车前草、薏苡仁之甘寒既能辅助土茯苓利湿解毒，又有清热之功，而且甘能入营养脾，虽清利而不伤正；鸡血藤之辛温，能补血行血，是以补血为主之品；益母草之辛苦微寒，能活血祛瘀、利尿解毒；丹参一味功同四物，有补有行，与鸡血藤、益母草同用，则补血化瘀之功益彰；甘草之甘，既能调和诸药，又能解毒。全方以甘、辛、苦为主，寒、温并用；甘则能补，辛则能开，苦则能燥，寒则能清，温则能行。故本方有热则能清，有湿则能利，有毒则能散能解，有瘀则能化能消。

[**加减**]　凡是湿热蕴结下焦，损伤冲、任脉和胞宫，以湿、瘀、热为患而导致带下量多、色白或黄，质稠秽浊，阴道灼痛或辣痛者，用本方连续煎服20～30剂，均可收到显著效果。如带下量多，色黄而质稠秽如脓者，加马鞭草15g、鱼腥草10g、黄柏10g；发热口渴者，加野菊花15g、连翘10g；阴道肿胀辣痛者，加紫花地丁15g、败酱草20g；带下夹血丝者，加海螵蛸10g、茜草10g、大蓟10g；阴道瘙痒者，加白鲜皮12g、苍耳子10g、苦参10g；带下量多而无臭秽、痒者，加蛇床子、槟榔各10g；带下色白，质稀如水者，减去忍冬藤、车前草，加补骨脂10g、桑螵蛸10g、白术10g、扁豆花6g；每于性交则阴道胀疼出血者，加赤芍12g、地骨皮10g、丹皮10g、田三七6g；腰脊酸痛，小腹坠胀而痛者，加桑寄生15g、川杜仲10g、川续断10g、骨碎补10g。

按语： 下焦为阴湿之处，是胞宫之所居，为奇经八脉之所属，其病变虽多端，但多与湿邪有关，盖因湿性趋下也，湿为阴邪，其性重浊黏腻，最易阻遏气机，以致阳气不伸，血行不畅，由湿而瘀，湿瘀久郁则化热生火，灼伤冲、任、胞宫，故阴道灼痛、带下不绝，色白黄或夹血丝，其气臭秽。本方之组成，凡湿瘀为患于下焦，以致胞宫和冲、任损伤，出现带下绵绵不绝，色白黄而臭秽者，用之随证灵活加减。

典型病例

　　秦某，女，43岁，家妇。

　　带下3个月余，带色黄绿如脓，其气臭秽难闻，阴痒肿痛。拒绝妇科检查要求服药治疗。诊舌红苔黄、脉滑数，且伴口苦咽干，溲赤，小腹胀痛。予清热利湿解毒法。

处方：土茯苓 30g，忍冬藤 20g，蒲公英 20g，败酱草 20g，白鲜皮 12g，苦参 10g，薏苡仁 20g，车前草 10g，鱼腥草 10g，牛膝 10g，益母草 10g。

用本方连续服用 24 剂，诸症悉失，唯自觉阴痒未除，遂为其拟一熏洗方，1 周后已愈。

益气导水汤（姚寓晨）

[组成]　潞党参 30g，焦白术 10g，云茯苓 12g，川桂枝 10g，莪术 10g，泽兰 12g，桃仁 10g，瞿麦 12g，温六散（包煎）12g。

[功效]　益气固带，逐瘀导水。

[主治]　赤白带下。

[用法]　水煎服，日 1 剂，分早晚 2 次服。

[方解]　带下赤白相兼，多属虚实夹杂之证。脾虚水湿不化，气虚血脉不和，津液不能上达则口干喜饮，水湿夹瘀浊下注则带下赤白。方用四君以健脾，桂枝以温阳，益母草《新修本草》云："主浮肿下水。"《本草纲目》谓："活血破血，治小便不通"，为水血兼治之品；另入莪术专治赤白带下以化瘀消滞，以通为补；与泽兰相伍，分利水湿；更以桃仁逐瘀，温六散导水故收佳效。

按语：张石顽指出："赤白带下，积久不愈，必有瘀血留着于内。"水湿内停，气机不畅，可以形成血液瘀滞；而瘀血内阻，又可促使气机阻滞，加重水湿潴留。带下失固水湿下流，夹瘀血大多呈赤白之色，临证需明审气、血、水病理机要，细辨虚实之轻重，参合现代理化检查。圆机活法，方能得心应手。

典型病例

赵某，女，42 岁，1985 年 12 月 8 日诊。

素禀体弱，带下绵注赤白相夹，时下红色黏块已 4 年，在某院诊为"附件炎"，经抗生素等治疗未见明显好转而来诊治。患者月经期量尚属正常，小便不利，近 2 年经常出现面浮肢肿，劳累后为甚，尿常规及生化未见异常，平常口干喜热饮，大便干结，面色白，周身乏力，苔薄舌胖淡边有瘀斑，脉细。妇科检查无异常。白带镜检未见霉菌、滴虫。子宫输卵管碘油造影提示左侧输卵管积水，余未见器质性病变。责之脾亏水血不调，带脉失约。拟予益气固带，逐瘀导水。

处方：潞党参30g，焦白术10g，云茯苓12g，鸡冠花12g，川桂枝10g，莪术10g，泽兰12g，益母草30g，温六散（包煎）12g，瞿麦12g。

服药5剂，带下面浮明显好转，惟仍感乏力，口干喜饮。上方加生黄芪、川芎、冬葵子出入调治1年，诸症悉平。1年后随访未见复发，"B超"未见输卵管有积水象。

第九节 阴 痒

老年阴痒方（姚寓晨）

[组成] 内服方：熟女贞15g，旱莲草15g，何首乌12g，山萸肉12g，炒赤白芍各10g，炙龟甲（先煎）20g，生熟苡仁各30g，土茯苓30g，老紫草15g，福泽泻10g。

外用方：仙灵脾、蛇床子、老紫草、覆盆子适量。

[功效] 育阴填精，渗湿清热。

[主治] 老妇阴痒。

[用法] 内服方水煎服，日1剂，早晚各1次。外用方可水煎熏洗，并另将此四药各50g为末，加凡士林调匀外用。

上二方15天为一疗程，停3天，再行第2个疗程。

[方解] 老年外阴瘙痒虚多实少，与青壮年以实为主有别。《素问·阴阳应象大论》有"年四十阴气自半"之说，下焦乃肝肾所司，肝肾精血亏损，累及任脉，故阴部枯萎瘙痒。方选山萸肉与何首乌相配以精血同补；炙龟甲滋阴填精与甘寒之紫草相伍，清润入下焦，对老妇阴痒尤宜。又以生熟苡仁同用，健脾渗湿，更配以外治药润肤止痒，径去邪毒。终以二精丸（黄精、杞子）伍以丹参助气固精，活血驻颜。

按语：阴痒一症，有湿浊郁火和精枯血燥之别，老年妇人尤以后者居多，姚氏辨老妇阴痒注重虚损而不忘虚实夹杂，在辨证中明察带下量之多寡，色之异常，细审局部有无灼热之感，并参合理化检查而立论。对老妇阴痒，倡导肖慎离之说："肝经血少、津液枯竭，致气不能荣运，则壅郁生湿。"在治疗中重在复阴津生化之机，参以燥湿之品。用药"柔"无呆补碍脾之忧，"燥"无苦寒沉降之弊，每获良效。

典型病例

　　董某，女，67岁，1985年6月5日诊。

　　患阴痒已3年余，入夜阴痒尤甚，叠进苦寒燥湿之品，未能奏效。西医检查，外阴皮肤和黏膜变薄而干，皮损是对称性，局部有萎缩和粘连，未见霉菌，诊为外阴硬萎伴瘙痒症。刻下外阴有轻度烧灼感，时欲搔抓，偶有少量黄带味腥，痛苦异常，口干耳鸣，胁肋隐痛，头昏目眩，苔薄腻、舌偏红，脉细，责之精血亏损，脉络失养，湿浊下注。拟予育阴填精，参以渗湿清热。用上二方连续6个疗程，带下瘙痒已消失，复查外阴局部皮肤黏膜损害好转，粘连明显减轻。嘱用黄精、杞子、丹参各1000g研末和蜜为丸缓调。1年后随访，外阴瘙痒未再复发，妇检外阴局部已基本正常，精力明显好转。

第十节　习惯性流产

固胎汤（刘云鹏）

[**组成**]　党参30g，炒白术30g，炒扁豆9g，山药15g，熟地30g，山茱萸9g，炒杜仲9g，续断9g，桑寄生15g，炒白芍18g，炙甘草3g，枸杞子9g。

[**功效**]　脾肾双补，止痛安胎。

[**主治**]　滑胎（习惯性流产，腰痛，小腹累坠累痛，脉沉弱无力，舌质淡，或有齿痕、苔薄）。

[**用法**]　用水浓煎2次，分2~3次温服，每日1剂，连续服用，须超过以往流产天数半月。

[**方解**]　凡滑胎患者，大都因脾肾双亏而致病。本方以党参、白术、扁豆、

山药、甘草健脾益气补后天；熟地、山茱萸、杜仲、枸杞养血益精补先天；续断、桑寄生补肾安胎治腹痛；白芍敛阴养血、缓挛急、止腹痛。本方主药量重是其特点，如重用白术、熟地，乃求其力专也。

[加减] 若小腹下坠加升麻9g、柴胡9g以升阳举陷；小腹掣痛或阵发性加剧者，白芍用至30g、甘草15g以缓急止痛；小腹胀痛加枳实9g以理气止痛；胎动下血加阿胶12g、旱莲草15g、棕榈炭9g以固冲止血；口干咽燥、舌红苔黄，去党参加太子参15g；或选用黄芩9g、麦冬12g、石斛12g、玄参12g以养阴清热安胎；胸闷纳差加砂仁9g、陈皮9g以芳香和胃；呕恶选加竹茹9g、陈皮9g、生姜9g以和胃止呕；畏寒肢冷，少腹发凉加肉桂6g、制附片9g以温阳暖胞。

按语：肾主藏精为先天之本，脾主运化为后天之源，胎元系于脾肾，肾精足则胎元得固，脾气旺则胎有所载、脾肾功能正常，胎孕自然无恙。若禀赋不足，或房事太过、劳倦内伤，或情志失调等，则往往导致肾气亏损，不能固胎。脾气虚弱，不能承载而滑胎。本方调补脾肾，确保孕育正常。刘氏数十年来，以此方治滑胎，疗效显著。临床除胚胎停止发育外，一般都能见效。甚至滑胎6～8次者，犹能获得正常分娩，且婴儿体格、智力发育良好。

典型病例

毛某，女，24岁，1986年7月6日初诊。

已妊娠3个月，头晕，睡眠不佳，有时呕吐，阴道流血已六七天，腰酸腿软，经注射止血药物仙鹤草素，口服维生素K等未效，某医院妇科诊为"先兆流产"，舌苔薄白，左脉大、右脉虚数。此脾肾两虚，治宜双补。方用党参30g、炒白术30g、云苓10g、甘草6g、熟地30g、山茱萸9g、黄芩炭10g、补骨脂15g，每日煎服1剂。于1988年6月因产后便血亦来诊曰：上次腹坠流血等症状服5剂即愈。于1987年1月顺产一女婴很好。

安胎防漏汤（班秀文）

[组成] 菟丝子20g，覆盆子10g，川杜仲10g，杭白芍6g，熟地黄15g，潞党参15g，炒白术10g，棉花根10g，炙甘草6g。

[功效] 温养气血，补肾固胎。

[**主治**] 习惯性流产。

[**用法**] 未孕之前，预先水煎服此方3～6个月；已孕之后，可以此方随证加减。

[**方解**] 菟丝子辛甘平、覆盆子甘酸微温，二子同用，有补肾生精、强腰固胎之功；杜仲甘温，补而不腻，温而不燥，为肝肾之要药，能补肾安胎；当归、白芍、熟地俱是补血养肝之品，肝阴血足，则能促进胎元的发生；党参、白术、棉花根甘温微苦，能健脾益气、升阳化湿，既有利于气血的化生，更能升健安胎；甘草甘平，不仅能调和诸药，而且能益气和中、缓急止痛。全方有温养气血、补肾益精、固胎防漏之功。

[**加减**] 若坠胎或小产连续发生3次以上，屡孕屡坠者，谓"滑胎"，亦即西医所称"习惯性流产"。《妇人良方大全》将其病理责之于"血气损，不能养胎"。腰者，为肾之外府，说明数坠胎之因，肾虚是其根本，故治疗此证当以补肾为主，但还需未雨先缪，防微杜渐，消灭其习惯性于萌芽状态，因此用药要随症加减，服药时间要提前。如腰脊及少、小腹胀坠疼痛，加桑寄生12g、川续断10g、砂仁壳3g、紫苏梗5g；阴道出血，量少色红，脉细数者，加荷叶蒂12g、苎麻根15g、黄芩10g、阿胶10g；如出血多色红，加鸡血藤20g、旱莲草20g、大叶紫珠10g；出血日久，淋漓暗淡，腹部不痛者，加桑螵蛸10g、鹿角霜20g、花生衣30g、党参加至30g；在未孕之前，要预服此方3～6个月，以培养其根蒂；已孕之后，以此方随证加减。只要符合补养气血、固肾壮腰之要旨，自能足月产矣。

按语：习惯性流产，属于中医学胎动不安、胎漏、滑胎的范畴。其起病原因，既有男女双方先天的因素，又有妇女本身虚、实不同，但以本病而言，由于多次流产之后，冲任及肾气多属亏损。故临床所见，以虚证为多。本方着眼于肾虚为主，肾、脾、肝并治。

典型病例

刘某，36岁。

以往曾孕5次，均流产。此次孕第6次，妊娠试验阳性，脉见微滑、两尺沉弱，舌淡、苔白。自述腰酸腿软，无阴道出血。因怕再度流产，精神极度紧张，据辨证确定为肾气虚损，遂投以上方。连服至孕3个月，后足月顺产一女婴。婴孩无畸形，唯头发稀少，色黄。

对于习惯性流产患者经保胎治疗后，多见婴儿发少，色黄。

《素问·五脏生成》谓："肾之合骨也，其荣发也。"肾之精华在于发，故肾虚而发不荣。上例经随访，3年后发已变多、变黑，与正常儿童无异，智力发育良好。

第十一节 妊娠中毒症

健脾和胃饮（裘笑梅）

[**组成**] 党参12g，白术9g，淡竹茹9g，炙枇杷叶9g，砂仁3g，苏梗2.4g，陈皮3g，法半夏9g，茯苓9g，煅石决明30g。

[**功效**] 健脾和胃，清金平肝。

[**主治**] 妊娠恶阻。

[**用法**] 水煎服，日1剂。

[**方解**] 党参、白术补气，气充则脾健胃强；淡竹茹、炙枇杷叶清肺和胃，肺金清则肝气易平；陈皮、法半夏、茯苓化痰止呕；煅石决明重以平肝镇逆。诸药合方，对妊娠恶阻中期患者，肝逆犯胃、肺气不降、脾胃虚弱者获效迅捷。

凡临床上症见：患者呕吐不食、胸闷作胀、精神倦懈，面色少华、面目浮肿，舌质淡、舌边有齿痕等脾胃虚弱证候，可选用本方。

对长期厌食，非但药入即吐，甚至闻味即吐。尿酮体阳性者，一方面采用葡萄糖、维生素等西药，纠正酸中毒，另一方面，用香开蒸气法，即用芫荽一把，苏叶、藿香各3g，砂仁1.5g，在屋内熏蒸，可宽胸降逆、悦脾醒胃。患者闻此香味自感舒服而呕止。能纳受，然后再用药物调理。

对于妊娠恶阻患者裘氏素爱配合揿针疗法，常用穴位为内关、足三里。早、中期患者埋针时间24小时，严重患者埋针48小时，启针后症状反复可再埋针。其主要功能调和气血、强健肝胃、镇静安神。

按语：胃虚痰滞、肝热乃恶阻主要病机病因。其中痰之作祟每多与肺有关，故治疗恶阻每多责之于胃、肝、肺之病理变化。恶阻早期多属肝胃气盛、肝脾不和的实证；如果迁延不愈，进食少，生化之源不足，逐渐转为脾胃虚弱气血不足之虚证。此时可以称为恶阻中期，就是本方的主要适应证候，亦是治疗妊娠恶阻的基本方剂。盖因其组成已兼顾到脾胃、肝、肺之生理、病理变化。若久吐不止、脾胃俱伤、津液受耗、水谷精微缺少，肝肾失养，肝火升动于上，气机逆乱、呕吐更剧，发展为气阴两虚之危证，则非本方之力所能及。

典型病例

　　汪某，26 岁。

　　妊娠 50 余天，呕吐少食，脘部作胀，神倦便溏，脉细滑，苔薄白、舌质淡红、边有齿印。服健脾和胃饮 3 剂及配内关埋针 1 天，腹部舒适、呕减思食。再宗前方，续服 2 剂，呕吐止、纳谷香。

第十二节　产后恶露不绝

缩宫逐瘀汤（许润三）

[**组成**]　当归 10g，川芎 10g，生蒲黄 10g，生五灵脂 10g，党参 20g，枳壳 10g，益母草 15g。

[**功效**]　缩宫逐瘀。

[**主治**]　产后恶露不绝，不全流产及痛经等病。

[**用法**]　冷水浸泡后文火煎煮 2 次，取汁 300ml，分 2 次服用。

[**方解**]　妇人产后冲任虚损，气血不足，瘀血往往内滞，致新血不得归经，引起产后恶露不绝，正如《胎产心法》所云："恶血不尽，好血难安。"故本方取当归、川芎养血活血，蒲黄、五灵脂逐瘀止血为主；辅以枳壳理气，使气行血畅，瘀血得以排出；复加益母草养阴活血，祛瘀生新。加党参者，意在补气，以增强胞宫收缩功能。它的性能虽与五灵脂相畏，但二药同用，往往能提高逐瘀之效，起到相反相成的作用。药理研究证明：益母草、枳壳和蒲黄对动物均有兴奋子宫平滑肌，使子宫收缩增强的作用，并且蒲黄还有止血作用，能使凝血时间和凝血酶原时间缩短，使血小板数目增加，故本方具有缩宫逐瘀之效。

[**加减**]　凡因瘀血内阻引起血不归经或血行不畅者，诸如产后恶露不绝、

不全流产及痛经等病，均适宜用本方。如血虚明显者，党参改用50g；出血量多者，党参改用100g；腹痛甚者，五灵脂改用15g；下瘀血块多者，加三七粉（分冲）3g；出血日久者，加桑叶20g；血气臭者，加黄柏10g；浮肿者，加生芪50g；食欲不振者，加生山楂15g。

按语：本方为缩宫逐瘀之剂，故凡产后胎盘残留、不全流产引起的子宫收缩不良、出血不止者，皆可用之。此外膜样痛经用之亦宜。

益气清宫固冲汤（姚寓晨）

[**组成**] 太子参15g，炙黄芪30g，生地15g，黄芩12g，贯众炭15g，乌贼骨15g，重楼30g。

[**功效**] 益气清宫，固冲止血。

[**主治**] 适用于月经过多，经间期出血，崩漏、胎漏以及人工流产术或产后恶露不绝等属气阴两虚，营热扰冲者。症见面色少华，头昏乏力，腰脊酸软，心烦口干，舌偏红、苔薄中剥，脉细数。

[**用法**] 先将药物用清水浸泡1小时，浸透后煎煮，煮煎沸后文火煎30分钟，二煎沸后文火煎30分钟，2次药液合并，分2次早晚空腹温服。每日1剂。

[**方解**] 妇科血证，其病机以气虚营热、虚实夹杂者居多。益气清宫固冲汤即据此而拟。方中炙黄芪补中益气、升举清阳，为益气摄血之要药；太子参甘苦微寒，既可补气，又能清热滋阴，为一味清补之品，两药合用共奏益气摄血、健脾固冲之功；生地黄功专清热凉血、滋阴降火，为营血分之要药；炒黄芩清热、安胎，两药相伍滋阴凉血、清热宁络；贯众炭为止血治崩漏之佳品，西医学研究，贯众煎出液有收缩子宫的作用，且收缩子宫而收止血之效可与麦角称雄；乌贼骨味咸性温，功专收敛止血，为止血之良剂，两药合伍共奏解毒固涩之功；重楼缩宫而止血，使塞流与澄源并举。诸药协奏，益气清宫固冲也。

[**加减**] 凡属气阴两虚，营热扰冲之妇科血证，使用本方均可收到明显效果。如夹瘀者，加煅花蕊石15g、参三七末5g；气虚较著者，用潞党参易太子参，加焦白术、炙升麻；阴虚较甚者，配合二至丸（女贞子、旱莲草）、阿胶；胎漏者，加苎麻根、桑寄生、菟丝子。

按语：本方乃姚氏治疗气阴两虚、营热扰冲之妇科血证的经验方。在治疗月经过多100余例患者，以及50多例产后恶露不绝者，均收到了满意的效果。

典型病例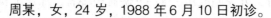

周某，女，24岁，1988年6月10日初诊。

产后40天恶露淋漓不断，西医诊断为子宫复旧不全。投宫缩剂及抗炎止血药不瘥。阴道下血色紫红小块，量不多，小腹隐痛，精神委顿，头昏腰酸，舌质微紫、薄白苔，脉细数。此乃气阴两亏、瘀热阻胞，拟予益气养营、化瘀止血。

处方：炙黄芪30g，潞党参15g，乌贼骨15g，贯众炭15g，生熟地各12g，炒黄芩12g，重楼30g，煅花蕊石15g，三七末5g，炒川断12g。

服药6剂，恶露得净，转拟健脾益肾、调补奇经。半月后，康复如常人。

第四章 儿 科

第一节 婴幼儿黄疸

退黄汤（王静安）

[组成] 茵陈 15～30g，栀子 6～9g，黄连 3g，郁金 12～15g，白蔻 6g，香附 15～30g，苏梗 9g，金钱草 30g，满天星 30g，花斑竹 30g。

[功效] 清热除湿，利胆祛痰。

[主治] 婴幼儿黄疸。

[用法] 将诸药浸泡 5～10 分钟后用文火煎 10 分钟，取汁，视小儿年龄给药，每日服 4 次，4 小时服 1 次。

[方解] 本方茵陈性苦微寒，苦燥脾湿，祛中焦湿邪、苦泄下降，又引湿邪从小便而出，其寒能清热，清泻肝胆之郁热，为治肝脾湿热之主药；栀子清湿中之热、黄连清中焦湿热，三药合用，使湿热分消，从下而解，为治黄疸之主药；配伍郁金、白蔻、香附、苏梗宣通气机，并可化湿祛瘀；金钱草、满天星、花斑竹利湿退黄，合而用之，使气化湿而化，湿去而邪无所留，则其热自退，其黄自消，堪谓清化湿热、退黄之效方。

[加减] 本方药组成以湿热发黄为主的黄疸较适宜，症见全身皮肤、面目发黄，颜色鲜明或紫暗，小便深黄而短，腹部膨胀，大便秘结或溏，舌苔黄腻、质红，指纹红紫等。若感受疫毒，黄疸初起，症见发黄、恶寒、身热不扬、纳呆或食少、恶心呕吐、溲黄赤、短少、大便不实，苔厚黄腻或微白，脉数沉细，纹红青紫，属脾湿过重者加苍术 9g、草果 10g；新生儿阻塞性黄疸，为气郁不畅，经络阻滞，隧道壅塞，加用疏肝破气之品，重用白蔻、香附，加青皮 10g、香橼 10g、槟榔 10g、炒麦芽 30g、炒谷芽 30g；大便干结者，加胖大海 10～15g，腑气得通，邪气得泄；如见腹部有痞块者，加紫丹参 15～30g、鸡内金 10～15g、酥

鳖甲 15g、粉山甲 15g，以活血软坚消痞；呕吐者加陈皮 6g、姜水汁竹茹 9g；素体虚弱，色黄晦暗，手足欠温、邪气虽盛，正气亦虚者，加明沙参 30g、黄芪 30g。

典型病例

韦某，男，2 个月。

住成都市南部省博物馆。患儿出生后 7 天全身发黄、腹部隆起，小便黄少。经省人民医院检查，诊断为胆管阻塞性黄疸。经住院治疗后，未见好转。初诊时全身发黄，腹胀如鼓，纳呆烦躁，溲黄赤少，舌苔白腻、纹紫淡红。诊断为婴幼儿黄疸。

辨证：湿热郁结、夹气滞血瘀。

治则：清热除湿，利疸祛瘀。

处方：退黄汤加滑石 15g、鸡内金 10g、鲜车前草 30g，服 3 剂，1 日 1 剂。

复诊：经服上方后，黄色退去大半，小便增多微黄，烦躁减轻，腹胀消退。再进上方加炒二芽各 30g、姜黄 6g，服 9 剂，1 日 1 剂，精神好转，饮食增加。经有关医院复查，患儿基本恢复正常。

阳黄清解汤（郑惠伯）

[组成] 绵茵陈 10g，白英 6g，生栀子 6g，黄柏 3g，川金钱草 15g，川郁金 3g。

[功效] 清热利湿，化瘀退黄。

[主治] 新生儿黄疸。常见于新生儿感染伴有发热及黄疸、新生儿肝炎综合征及部分新生儿阻塞性黄疸等。临床症状主要表现为阳黄者。

[用法] 每日 1 剂，水煎 2 次混合一起，分 2～3 次温服。

[方解] 新生儿阳黄。症见目黄、身黄颜色鲜明如橘皮、哭闹不安、呕吐、腹胀、不欲乳食、口干而渴，或大便秘结、小便短赤，或有发热、舌红苔黄腻，指纹紫滞。揆其病因，多由孕母受湿热传于胎儿，或婴儿于产时，出生之后，感受湿热邪毒、熏蒸肝胆，以致胆汁外泄而发黄疸，故又称"胎黄"或"胎疸"。方中茵陈、白英清热利湿、利胆退黄，共为主药；生栀子、黄柏、金钱草苦寒泄

火、清利湿热,均为辅药;郁金理气活血为佐。诸药协同共奏清热利湿、化瘀退黄之效。

[加减] 只要新生儿湿热俱盛出现阳黄症状者,皆可加减运用本方,每获良效。若身有发热者加柴胡、黄芩祛邪热;呕吐者,加鲜竹茹、陈皮和胃降逆;大便秘结者,加生大黄通腑泄热、釜底抽薪;小便欠利者,加滑石、车前草利水通淋;腹胀甚者,加枳壳、厚朴;食滞不化者,加神曲、麦芽以消食导滞;高热烦躁,身发斑疹,尿赤而暗者,此为湿热伤营入血,宜合犀角散以清热利湿、凉营解毒;伴神昏、抽搐则合用安宫牛黄丸或紫雪丹清热凉营、息风开窍。

按语:新生儿皮肤黏膜及巩膜明显黄染,根据其病因不同,临床表现不一。新生儿溶血性黄疸往往生后数小时或1~2天内出现黄疸逐渐加深。面色苍白、水肿、肝脾肿大,甚则嗜睡、惊厥、肢体强直。胆道阻塞:生后数日慢慢出现黄疸,持续不退或加深,大便灰白色,小便深黄,肝脾肿大。新生儿肝炎:黄疸逐渐加重,经过缓慢,持久不退,小便深黄,大便灰白,母有肝炎病史,或婴儿有肝炎接触史。败血症:部分患儿出现黄疸,伴有发热,精神萎靡,皮肤常见出血点或者有化脓病灶。以上诸症需详辨。本方的适应证,是以阳黄为主要表现者。

典型病例

龙某,男,3个月,初诊日期:1992年11月15日,门诊号1470。

患儿在2个月前出现身目俱黄,逐渐加深。曾住省医院儿科诊为"不完全阻塞性黄疸""肝炎综合征",经治2个月无效,特来就诊。刻下患儿症见全身及面目中度黄染、腹胀、便溏色似白陶土,尿短赤如浓茶、口干、纳呆,舌暗红苔黄,指纹青紫。辨证责在脾胃湿热蕴蒸,瘀热阻滞,胆汁被迫外溢而发黄——阳黄。治宜清热利湿、化瘀退黄,遂用前方治疗。服药12剂后,黄疸全部消退,二便均已见正常,胃纳转佳,精神振作,舌净而告愈。1年后随访未见复发。

按:本病例属于阻塞性黄疸,病过多日,瘀热阻滞,故取清利湿热与活血化瘀,双管齐下,药证合拍,故其诸证迎刃而解。此外本方还可治疗初生儿单纯性湿热黄疸、肝炎性黄疸等症。

第二节 百 日 咳

痉咳方（徐迪三）

[**组成**] 桑白皮9g，杏仁9g，生石膏30g，鱼腥草9g，黄芩9g，百部9g，天浆壳4只，天竺子9g，腊梅花9g。

[**功效**] 清肺降逆，化痰止咳。

[**主治**] 百日咳痉咳期。

[**用法**] 日1剂，水煎，分2次服。

[**方解**] 天竺子与腊梅花，为《本草纲目拾遗》三奇方中的主要药物，经常用于阵发性剧咳，为治疗久咳及顿咳的要药。现代药理研究已证明，天竺子中所含的南天竺碱，具有麻痹呼吸中枢的作用。因此对阵咳有较强的抑制作用。但在应用时必须掌握药量，用量不宜过大，以免引起中毒。桑白皮具有清泻肺热的作用。黄芩、石膏都能清肺胃之热，杏仁宣肺止咳，百部及天浆壳为治疗久咳及百日咳的要药。天浆壳宣肺平喘、止咳化痰，与百部同用，更能增强其止咳的作用。现代药理实验亦证明百部中所含的百部碱能降低呼吸中枢的兴奋作用。

[**加减**] 凡症见咳声连连，甚至达数十声不止，咳后有鸡鸣样吸气性回声，常于呕吐痰涎后方少定，并往往少住又作等百日咳痉咳期可选用本方。若热盛加板蓝根、射干、野菊花、芦根等；咳剧加紫菀、款冬花、桃仁等；气逆加葶苈子、白芍等；痰多加海浮石、海蛤壳、莱菔子等；干咳加川贝、黄精、人参等；咳血加墨旱莲、茜草根、藕节、仙鹤草、茅根等；阴虚舌剥加乌梅、南北沙参、天冬、麦冬等。

百日咳脑病变可应用下列药物：

高热可加用安宫牛黄丸、紫雪丹、牛黄清心丸之类；抽搐可加用羚羊角、至宝丹、牛黄抱龙丸、琥珀抱龙丸之类；神志昏者可用苏合香丸之类。

典型病例

粟某，女，2岁。病史号47767。

顿咳1个月，阵发性连续性痉咳，每日达20多次，每次5～10分钟，咳时弯腰屈背，颈项伸展，有深长的鸡叫样吸气声，咳剧时呕吐黏痰，甚至痰中带血，痛苦万分，在外院曾用胆汁片、氯霉素以及其他中西药物，均未见效。症见苔少舌红、脉滑数，治以清肺降逆、化痰止咳。

处方：桑白皮9g，杏仁9g，生石膏30g，炙款冬9g，黄芩9g，鱼腥草9g，炙百部9g，旱莲草20g，藕节9g，天浆壳4只，天竺子9g。

服药3剂，咳嗽已经大减，阵咳每日由20多次减少至10次以内，时间也从每次5~10分钟减至3~5分钟，痰已松畅，呕吐、咳血均止。再以原方连服4剂，咳嗽已基本控制，惟晚上偶有一二次阵咳，每次亦不超过2分钟，再以前方，佐以养阴清肺，连服4剂而愈。

百马汤（黎炳南）

[**组成**] 百部10g，马兜铃3g，炙甘草6g，大枣4枚。

[**功效**] 降气止咳，补益脾肺。

[**主治**] 百日咳。

[**用法**] 水煎服，日1剂。

[**方解**] 百部、马兜铃擅于降气止咳，对于痉咳连连之症颇有捷效。而证多起于体虚，久咳必伤肺气，若专于攻邪则重伤其气，此病势缠绵之因也，故对体虚者，能否恰如其分地运用攻补兼施之法，是速愈本病之关键。本方用大枣、炙甘草即示扶正之意，惟马兜铃性寒而味甚苦，婴儿服之易吐，当以轻剂取效（3~4g），配用枣、草可调其味。体若虚寒者，更助以温补之品，则量虽小而可获事半功倍之效。临证时，据其证候特点、加味调治。

[**加减**] 本方为治百日咳的基础方。若外感风邪、痰热束肺，症见发热、流涕、咳嗽阵作，夜间尤甚、痰黄，舌质略红、苔薄白，脉滑数，以百马汤选加麻黄、防风、前胡、桔梗、大青叶、连翘等；若痰浊互结、肺络受阻，症见痉咳连连，面赤发憋、涕泪俱出、痰黏难咯，咳甚呕吐黏痰或伴食物，可予百马汤选加苏子、葶苈子、鹅管石、沙参、地龙；偏热者再加毛冬青、蚤休；若肺阴不足，正虚邪恋，病久阴伤，余热留恋，症见低热不退，或五心烦热，咳嗽痰少，盗汗、口干、咽红，百马汤加青黛、海蛤粉、沙参、麦冬、五味子、花粉；若中运不健、肺脾两虚，素体虚弱，或病久正伤，症见面色萎黄、咳嗽无力、纳呆便溏、自汗盗汗，百马汤加党参、白术、陈皮、法夏、鹅管石、五

味子。

按语： 此方为黎氏经验方，其治百日咳之法，不论证属何型，皆以"百马汤"为基础方治之。

典型病例

邝某，男，3 岁半，1979 年 11 月 26 日初诊。

咳嗽 3 个多月，加剧月余，呈阵发性咳嗽，每晚 10 余次、痰多、时现气促，曾用多种西药未效。舌淡苔薄白，脉细数，双肺音稍粗，未闻啰音。血象：白细胞 $9.7 \times 10^9/L$，淋巴 0.65，中性 0.29，伊红 0.06。证属脾虚痰盛、肺络受阻。

处方：麻黄 4g，党参、沙参、鹅管石各 15g，白术、百部、茯苓各 10g，苏子、炙甘草、葶苈子各 6g，马兜铃 3g，大枣 4 枚。

共服 7 剂，咳嗽大减，偶尔晚间阵咳 1～2 次。以百合汤合六君子汤续进 4 剂，咳愈。

第三节　小儿病毒性肝炎

利肝汤（田成庆）

[**组成**]　茵陈 25g，板蓝根 10g，败酱草 15g，夏枯草 10g，尾连 10g，黄芩 10g，黄柏 10g，金钱草 10g，木通 6g，滑石 15g，胆草 3g，柴胡 6g。

[**功效**]　清热解毒，利湿退黄。

[**主治**]　黄疸型传染性肝炎。

[**用法**]　每日 1 剂，水煎分服。

[**方解**]　茵陈、黄芩、黄柏、胆草、滑石、木通、金钱草等都有清热利湿的作用；尾连、板蓝根有清热解毒之功；败酱草能解毒且可活血；夏枯草、柴胡均可清肝胆之热。综观本方组成适宜于肝胆湿热型肝炎。

[**加减**]　凡见主要症状：发热、口干、口苦、口渴、大便干、尿深黄如浓茶、身黄，巩膜、面部发黄，舌质红、苔黄或黄腻，脉弦数或弦滑等，属"黄疸型传染性肝炎"者可用本方，清利肝胆湿热。如兼有外感风热者，加银花 10g、

连翘 10g、大青叶 10g、薄荷 5g、生石膏 15g；并外感风寒者，加苏叶 10g、芥穗 5g；呕吐、恶心者，加陈皮 10g、竹茹 10g、生姜 5g；肝区痛者，加川楝子 10g、香附 10g、乌药 10g、赤芍 10g；纳差者加焦三仙各 10g、鸡内金 10g、炒稻谷芽 10g、扁豆 10g；便秘者加熟大黄 3g。

按语：根据病毒性肝炎的有关发病因素及临床表现，其治法当以清热利湿为治疗该病的主要方法。湿热蕴伏是本病发病的主要因素，湿热可持续于病程的始终。本方证系肝胆湿热、疫毒蕴结，再进一步分当属热重于湿者，用之奏效甚佳。

典型病例

孙某，男，12 岁，学生，1989 年 6 月 10 日初诊。

患儿 8 天前身热，呕吐，不欲食，大便稀、小便黄，乏力、精神差、巩膜发黄，肝肋下 3cm，脾不大，脉弦滑，舌有黄苔，化验肝功能，各项均不正常（略）。观其脉症属"肝胆湿热"。拟清肝胆湿热为法，遂用上方去夏枯草、木通，加车前草 10g、焦三仙各 10g、陈皮 10g。

二诊：服 7 剂后来诊，身热已退，饮食渐佳，大便仍稀，小便变淡黄，呕吐消失，巩膜黄染渐退，乏力与精神好转，脉弦滑，舌苔仍黄。又与前方去陈皮加夏枯草 10g。

三诊：上方又进 7 剂后复诊，饮食转佳，大便已不稀，小便转清，精神已正常，已无乏力，巩膜黄染已退。惟有时尚有轻微的恶心、腹胀、舌苔变薄黄、脉弦滑。上方去滑石、胆草、金钱草、车前草，加陈皮 10g、竹茹 10g、蚤休 10g、丹皮 10g。

四诊：又服 7 剂后再复诊，饮食尚好，又时有恶心、腹胀、大便干、小便黄、苔仍薄黄、脉弦滑。前方去蚤休、丹皮，加藿香 10g、法夏 6g。

五诊：又进 7 剂后前来开药，诉饮食如前，二便正常，恶心已除，时腹稍有胀痛，舌淡黄薄苔，脉弦缓，肝脾已不能触及。前方去陈皮、竹茹、法夏，加腹皮 10g、川楝子 10g，再进 7 剂。

前后共服药 30 余剂，症状始消失，肝功能化验方正常。停药 1 个月余再复查肝功能仍正常，且无临床表现。

第四节　小儿外感、肺炎

新加正气汤（王传吉）

[**组成**]　苏叶10g，藿香10g，连翘15g，薄荷5g，白芷10g，川连10g，黄芩10g，甘草5g。

[**功效**]　解表化湿，清热和中。

[**主治**]　小儿外感表证，风邪夹湿、阻中化热者。

[**用法**]　水煎服，1日1剂，水煎约150ml。1岁以内1次服20ml，2岁以内服30ml，3岁以内服40ml，隔2小时服1次，日服4次。3岁以上150ml，日分3次服之。

[**方解**]　临床所见小儿外感表证以风夹湿邪、阻中化热型较为多见。应用本方疗效较好，且取效迅速。方中主以藿香芳香化湿、理气和中而能解表；辅以苏叶、白芷、薄荷解表而化湿邪，四味合用解表化湿之功相得益彰；佐以黄连、黄芩、连翘、甘草清热解毒。综观全方具有解表化湿、清热和中之效。

[**加减**]　本方适宜于症见：发热汗少、头痛身重、困倦嗜睡、纳呆便溏、胸闷泛恶，或呕吐腹壅，或鼻塞流涕，咳嗽不甚、口渴而不多饮、苔白苔多或滑腻，舌质偏红，脉浮濡而数等风邪夹湿、阻中化热的外感表证。咳嗽可加前胡10g、杏仁5g；恶心呕吐加半夏10g、陈皮5g；腹泻加滑石12g、炒薏苡仁10g。

按语：本方系于《和剂局方》藿香正气散的基础上加减而成。

典型病例

> 左某，男，5岁。
>
> 患儿发热4天，曾用西药治疗，热仍不解，来本科门诊治疗。
>
> 体温39.5℃，倦怠，身热无汗，头痛，鼻塞流涕，咳嗽纳少，口苦恶心，大便稀，日1~2次，舌苔厚腻，脉濡数。诊为风邪夹湿、阻中化热。应用本方加板蓝根10g。服药1剂，体温降至36.8℃，余症悉减。食欲尚差。于上方加陈皮5g，继服1剂而愈。

清宣导滞汤（王静安）

[**组成**] 石膏 30～60g，青蒿 15～30g，白薇 30g，桑叶 10g，赤芍 3～6g，柴胡 6～10g，荆芥 9g，黄连 3～6g，山楂 10～15g，神曲 10～15g，槟榔 6～9g，花粉 9～15g，大青叶 15～30g。

[**功效**] 清热解毒，透邪导滞。

[**主治**] 小儿高热。

[**用法**] 将上药用凉水浸泡 5～10 分钟后煎煮，水量以超过浸泡药面为度，文火将药煮沸后 10 分钟取汁，视病儿大小给药。患儿饮药后，放至床、盖被，待儿微汗出，用热毛巾或干毛巾擦汗，日服 3～4 次。

[**方解**] 石膏气味辛甘，大寒无毒，有透表解肌之力，为清阳明实热之圣药，故有"温病之实热，非石膏莫解"之说。石膏"除时气头痛身热，三焦火热，皮肤热，肠胃中结气，解肌发汗、止消渴烦逆"（《别录》）。赤芍其功专入血分，善清血分之热，行血中之滞，使邪不凝于血分。所以伤寒阳明病，或温病邪在气分，见壮热汗出，烦躁口渴、脉洪大等症，以石膏为主。方中石膏得青蒿、白薇、桑叶之助，对高热迫血妄行者，用之甚佳；大青叶具有清热解毒、凉血泻热之功；柴胡、荆芥发散郁热，透营转气，引邪外出，给邪以出路，堪称王道用药；花粉养阴清热，顾其津液耗损。配伍山楂、神曲、槟榔消食导滞，保中土，且制约它药伐之弊，使邪去正安。全方诸药共奏清热解毒、透邪导滞之功，使体微汗出，大便通，鸱张之热毒去矣。

[**加减**] 本方适宜于小儿高热。若高热引动肝风，选加羚羊角、犀角、钩藤；热入营血，选加丹皮、玄参、生地、麦冬；鼻衄，选加荷叶、白茅根、焦栀子；因湿热所致，选加黄芩、滑石；对小儿年龄不足周岁者去石膏，视其病情缓急使用紫雪丹每晚八、九点分 2 次服。

按语： 小儿高热是儿科常见症状之一。由于小儿为纯阳之体，"稚阴稚阳"最易感受病邪，邪气最易枭张，邪正交争急剧，则易于出现高热。因小儿患病后，既有变化迅速，易寒易热、易虚易实的病理转变，又有脏气清灵，易趋康复的特点，故治疗时应做到及时、果敢、准确。对本证只要辨证准，大可不必因其年少而不敢用药，放胆用本方，使其直达病所，方可却敌。否则，杯水车薪，药轻病重，终难取效。

典型病例

郭某，男，1岁，1990年2月7日就诊。

患儿5天前因外感导致发烧，最高体温达40℃。曾到其他医院治疗，口服螺旋霉素，肌内注射青霉素80万单位，但疗效不佳，于我科就诊，体温39℃，神倦纳呆，唇赤面红，舌红苔少，指纹紫滞。

处方：荆芥9g，柴胡10g，黄连9g，石膏30g，青蒿30g，赤芍9g，栀子9g，芦根30g，山楂12g，神曲12g，花粉15g，连翘9g，黄芩10g，板蓝根30g。

上方服1剂后，热即退，精神恢复。随善后调理，即告病愈。

苦降辛开汤（刘弼臣）

[**组成**]　黄连1g（或用马尾连3g），黄芩10g，干姜1g，半夏3g，枳壳5g，川郁金5g，莱菔子3g。

[**功能**]　苦辛开降，豁痰宣闭。

[**主治**]　小儿肺炎，症见高热，喉中痰鸣，咳逆喘急，胸满腹胀，痰壅泛吐，舌苔白腻，脉象弦滑等。

[**用法**]　每日1剂，水煎3次分服。

[**方解**]　本方以芩、连之苦降，治疗肺胃郁热，解除内闭之邪；姜、夏之辛开，祛除胸中痞满，宣通内郁痰浊；枳壳、郁金、莱菔子逐痰水，破结实，直导胸中之滞，使里结客邪，无所依附而自解，每收开中焦疾实、通宣肺气之闭的功效。

[**加减**]　当小儿肺炎出现痰壅泛吐，胸满腹胀，舌苔白腻，脉象弦滑，属于痰热内郁的指征，方可应用本方。如果喘咳痰鸣，面色青紫，泛吐痰沫，脉象沉细，则属寒痰上泛，法专温振胃阳、化痰除饮，就非本方适应证了。临床运用时，还要注意不宜过量，因为大苦沉寒能使脾胃受伤；辛温大热，有导致口燥咽干之弊。所以《临证指南医案》谆谆告诫我们："微苦以清降"，"微辛以宣通"，其主要关键在一"微"字。使用本方时若能同时根据临床不同证情，分别酌加杏仁、山栀、淡豆豉、炙杷叶、南沙参、地骨皮、桑白皮、黛蛤散、生姜等药，灵活配伍，辨证论治，往往可获更佳疗效。

按语：肺炎是小儿肺部疾患中常见的一种病证，其发病机制多因肺气郁闭，化热生痰，痰随气逆，所以喘咳多痰。因此，治疗小儿肺炎，解除热、痰、喘是临证诊治的关键，常能及时控制病情发展，防止变证丛生。

有些肺炎因外邪犯于肺，肺气郁阻生热，熏蒸津液成痰，痰热闭阻，壅塞气道，不能宣通，升降失常，往往出现发热较高，喉中痰鸣，咳逆喘急泛吐，胸闷胀满，舌苔白腻，脉象弦滑等症。这种外感非时之气，拥有大量胶固之痰，以致热毒壅盛、痰闭肺窍的病证，绝非麻杏石甘汤所能奏效。因其肺胃同病，必须苦辛开降，豁痰宣闭，上病中取。故常给以苦降辛开汤用以治疗小儿肺炎，每获良效。因为辛先入肺，肺主气，气为血之帅，气行则血行，故凡肺气郁阻，气化不利，应用辛药则可通其闭，畅其气，开其毛窍，祛邪外出。所谓"辛能疏通，宜导而行之"正合"辛通其闭"之旨。苦先入心，心主血，统管一身之火，火性炎上，故凡邪火有余之证，应用苦药则可降邪火，平其火盛，泄邪于内，正所谓"苦降其逆"。邪火无以逗留，阴阳自然调燮，而气化功能畅通，病当痊愈。

典型病例

洪某，男，10个月。于1986年7月23日就诊。

曾因发热2天于7月17日入院诊治。自入院后体温逐渐自38.4℃上升到40.4℃，发热无汗，查白细胞8×10^9/L、中性粒细胞0.37、淋巴细胞0.6、大单核细胞0.01、嗜酸性粒细胞0.02、X线等查之诊为"肺炎"。入院5天来经用青、链霉素，四环素加氢考点滴、中药清热解毒剂，大便干燥3天未排，舌苔薄白腻、指纹稍紫，两肺布满干啰音及哮鸣音。随改处方为：黄连1g、黄芩5g、干姜0.5g、半夏1g、枳壳3g、杏仁6g、生石膏20g、大黄1.5g。服2剂后汗出、便通、体温下降到37.8℃。随后以此方为主加减出入，因其体质较差，复加用5%G·S300ml、维生素C100mg静点。又服3剂后，体温逐渐降至正常，诸症消失。于28日出院后，未再发。

宣肺化痰汤（王静安）

[组成]　炙麻绒12g，荆芥6g，炙百部12g，炙覆花15g，芦根30g，炙前胡12g，橘络15g，黄连6g，桔梗9g，山楂10g，神曲10g，枳壳6g。

[功效]　宣肺透邪，降气化痰。

[**主治**]　小儿肺炎咳嗽。

[**用法**]　将方中诸药先用温水浸泡15分钟，待药煎沸后，用细火再煎5～10分钟，滤药取汁，每日服4～5次，适量。服药期间，忌生冷油腻之品。若需用中成药"蛇胆陈皮末"、用温开水调服，每日1支、2次分服；若需配草药，先将草药清水洗净，晾干后，放入热水锅内加30g蜂蜜炙，然后与它药共煎。

[**方解**]　临床上小儿咳嗽的致病因素很多，但不论何种原因，咳嗽总不离乎肺。肺气壅遏、宣降失常为产生咳嗽的主要机制，因此对咳嗽的治疗强调宣降肺气。方中炙麻绒其性较麻绒缓和，但宣肺止咳功效不变，并具有解表祛邪之功，据现代药理研究，麻黄碱有舒张支气管平滑肌的作用，为方中主药；荆芥祛风解表，其性平和，使表邪去，咳嗽自平；配以百部、覆花、前胡降气止咳，则止咳力量更强；用山楂、神曲、枳壳"健脾开胃，调五脏，下气，止呕逆，消痰"（《日华子本草》），具有消食导滞通腑，以增进纳食，使腑气通畅之功，肺气赖六腑以通气，六腑通则肺气亦降，是以六腑以通为用，肺气亦以降为和，肺气顺降咳自平矣。此即通腑即所以泻肺之理也；小儿乃纯阳之体，感邪易于化热，故兼热者多见，方中芦根、黄连以清热泻肺，枳壳、桔梗、橘络相配，理气化痰。以上诸药配伍，共奏宣肺透邪、降气化痰之效。治疗小儿咳嗽疗效确佳。

[**加减**]　本方组成以小儿生理病理特点为宗旨，以何种咳嗽总离不开肺为契机。概言之肺失清肃是咳嗽产生的基本病机，治疗时应重在宣肺顺气化痰，用药须考虑小儿肺脏娇嫩特点，相机行之。兼见厌油者，去黄连，加紫苏；咳嗽痰黄，大便秘结者，去黄连加黄芩、石膏；热痰甚者，加瓜蒌，配合中成药"蛇胆陈皮末"，咽喉红肿，干咳不断，舌质红者，加射干、腊梅花、银花，去枳壳；久咳伤阴，干咳痰少，少苔者，去芦根、黄连、枳壳，加沙参、桑叶、花粉、麦冬、炙杷叶；咳吼气紧痰多者，加胖大海、苏子、葶苈、丝瓜络；久咳痰少，数月不止，加配草药五皮草、青蛙草、肺经草、六月雪、兔耳风、炙杷叶各15g；舌苔厚腻属湿热者，加冬瓜仁、木通、滑石；咳嗽声嘶加射干、银花、蝉蜕；兼咳者加苏梗、姜制竹茹；脾虚便溏者，去芦根，枳壳，加陈皮；兼发疹者，去枳壳，加银花、丹皮、蝉蜕、大青叶，不一而足，堪称辨病用药精细。

按语：小儿咳嗽系常见病、多发病。该方立意缜密全面，已为临床印证，急待剂型改革以造福于患者。

典型病例

　　江某，女，5岁。就诊时间1990年2月4日。

　　患儿1个月前因不慎外感，反复咳嗽、哮喘，曾在多处医院治疗，效果不佳。今日来我科就诊，患儿咳嗽，精神欠佳，纳差，舌质红、苔黄厚、指纹紫滞。

　　处方：苏叶10g，前胡10g，黄连10g，木通10g，滑石30g，芦根30g，炙麻绒12g，炙覆花15g，炙冬花12g，炙百部12g，冬瓜仁30g，炙紫菀12g，炒麦芽30g，炒谷芽30g。

　　上方服2剂后，患儿于7日来复诊。咳嗽明显减轻，精神好转、食欲增加，苔白、舌质淡红，指纹紫。即于上方去前胡，加白蔻3g、连翘9g，服2剂后，即告痊愈。

清肺化痰汤（郭中元）

　　[**组成**] 板蓝根20g，黄芩10g，浙贝母10g，橘红10g，天竺黄15g，元参12g，炒杏仁10g，白前10g，鱼腥草15g，芦根20g，炙紫菀12g，甘草10g。

　　[**功效**] 清热化痰，降逆止咳。

　　[**主治**] 温邪犯肺所致的咳喘（风温、春温、冬温）

　　[**用法**] 加水煎服。轻者，日服1剂，早晚2次分服；重者，日服2剂，分4~6次服完。

　　[**方解**] 方中以芦根、板蓝根、天竺黄三药为君：芦根性味甘寒，清肺胃之热，生津止渴，并能透邪外出；板蓝根性味苦寒，功能清热解毒，近代药理实验研究证实其对多种革兰阴性、阳性细菌及流感病毒均有抑制作用；天竺黄性味甘寒，为清热化痰要药，对于痰热壅盛的喘咳尤为擅长；辅以黄芩、元参、鱼腥草清肺泻火；紫菀、杏仁、白前降逆止咳；浙贝母清热化痰，橘红理气化痰，甘草泻火和中。全方用药以清热化痰为主，佐以降气止咳之品，邪热得清，肺金清肃，气机通畅，咳喘自宁，故适用于温邪犯肺之咳喘。随症加减得当，常获卓效。

　　[**加减**] 凡症见咳嗽气喘、声高息涌，痰液浓稠或黄，发热面赤，烦躁口渴，大便或干或秘，小便短赤，舌苔中心黄腻，脉滑数者，即为本方的适应证。

若病初起具有表证者，应根据发热情况酌加解表药，使邪从外解。如发热轻、微恶风寒、有汗，加薄荷、蝉蜕、芥穗，疏风解表；如发热较重，少汗、口苦，加柴胡、葛根，发表解肌；如连日阴雨，天气潮湿，表为湿郁，热虽不甚，但肢体酸困拘急，加浮萍、桑枝，解表祛湿；邪入气分后，高热汗出而热不解，加生石膏、知母、银花，清气透热；热痰壅肺、高热喘促，加生石膏、麻黄，清热宣肺平喘；如患者汗多或平素肝阳上亢不宜使用麻黄，加地龙、桑白皮，泻肺平喘；热邪灼液痰稠不易咯出，加桔梗、海浮石祛痰软坚；热邪伤津，口干欲饮，加花粉、麦冬生津润肺；如肺移热于大肠，肠腑热结，大便数日不通，加大黄、元明粉、瓜蒌，泻热通便，肺与大肠相表里，腑结通，热得外泄，肺热亦常随之减轻。

按语： 本方系从《千金方》苇茎汤、《温病条辨》桑菊饮、《清太医院配方》太极丸等方化裁制成。

典型病例

常某，男，5周岁。

于1987年春节前，因起居不慎发病。初起发热咳嗽，鼻流清涕，当地医生按感冒予以治疗。后因热不解，经当地的卫生院化验、胸透，诊为肺炎，改用青、链霉素治疗。连续用药4天，病情不见好转。农历正月初四邀郭氏往诊。当时，患儿壮热（体温39℃），有汗而热不解，喘促咳嗽，喉间痰鸣，唇色紫绀，鼻翼煽动，舌苔焦黄而燥，脉滑数有力。询之已5日未大便，遂诊之为：风温，邪在气分，痰热阻肺，肠腑热结。按照上方酌减用量，并减去紫菀，加地龙、大黄、元明粉，令一昼夜服药2剂，分6次服完。服后，当晚泻下燥粪五六枚，次日体温降至37.5℃，痰喘明显减轻。遂依原方改为每日服药1剂。又服2剂后，体温降至正常，喘促痰鸣消失，但仍时有干咳。再依原方减去大黄、元明粉、地龙，加紫菀，又连服3剂，诸症消失而治愈。

第五节　小儿肾炎、肾病

五草汤（刘弼臣）

[组成]　倒叩草30g，鱼腥草15g，半枝莲15g，益母草15g，车前草15g，

白茅根 30g，灯心草 1g。

[**功效**]　清热解毒，利尿渗湿，活血降压。

[**主治**]　小儿急、慢性肾炎，肾病综合征，泌尿系感染。

[**用法**]　每日 1 剂，水煎，2 次分服。

[**方解**]　方中鱼腥草、半枝莲性味辛寒，功能清热解毒、活血渗湿；倒叩草、灯心草清热解毒，利水消肿；益母草可活血通络，去瘀生新（现代实验证明有明显的利尿降压作用）；车前草甘寒滑利，可清热渗湿、利水消肿（现代实验证明有抗菌消炎、利尿降压作用）；白茅根清热凉血止血。诸药合伍，有很强的清热利水、活血解毒作用。同时根据临床不同证候，分别配合以传统的"发汗、利尿、逐水、燥湿、理气、清解、健脾、温化"等八法，灵活配伍，辨证论治。

[**加减**]　五草汤不仅对小儿肾炎疗效卓著，而且对泌尿系感染及肾病综合征亦常收到满意的效果。如血尿严重，可加用女贞子 10g、旱莲草 15g，止血效果更佳。

按语：小儿肾炎，中医将其归于"水肿病""水气"的范畴。临床应用辨治水肿的方法治疗小儿肾炎，有些病例往往迁延不愈，说明须在传统辨证的基础上，结合现代药理研究，探索新的治疗途径。

临床症状表明，小儿肾炎除水肿外，尚有高血压、蛋血尿或蛋白尿等临床表现。部分病例出现高热、头痛、恶心等；部分病例水肿不明显，或水肿消失而肾炎未愈。故小儿肾炎一病，与中医的"水肿病"虽相近似，但也不尽相同。西医学认为，该病病因与感染有关，其病理变化过程中，有免疫复合物沉积，血管通透性改变而造成血尿、蛋白尿等变化，故中医在治疗上，应该配合清热解毒、活血化瘀之品。

五草汤系刘氏从民间单验方中筛选、验证并加以充实而成。通过临床验证，90% 以上的肾炎患儿，服用 7 天左右，浮肿明显消失，血压下降；服用 2 周左右，肉眼血尿消失。

典型病例

于某，男，10 岁，1986 年 3 月 1 日初诊。

半月来下肢生疮，多为脓疱疮，日渐增多，继而逐渐浮肿，尿少色黄，食少神疲、头晕头痛，舌苔黄腻、脉滑数。化验尿蛋白（++），红细胞 15～20 个、白细胞 10～15 个，证系毒热内郁，湿毒内陷营分，血郁气滞，毒湿外发于肌肤腠理则为疮疡肿胀，内蓄于膀胱则尿短色赤。治宜：清热解毒，利湿消肿。

处方：倒叩草30g，鱼腥草15g，半枝莲15g，益母草15g，车前草15g，白茅根30g，灯心草1g，连翘15g，泽泻10g，胆草3g。

二诊：上药加减服6剂后，症有好转，周身面部浮肿渐消，脓疱渐少，大便干、小便少黄、饮食、神疲、头晕、头痛均有好转，舌质稍红、苔薄黄，脉弦滑，化验尿：蛋白（+）、红细胞1～2个、白细胞3～4个，湿热渐除。

处方：苍术、黄柏各5g，银花10g，连翘6g，旱莲草10g，白鲜皮10g，蝉蜕3g，炒栀子5g，炒黄芩5g，泽泻6g，猪苓6g，云苓6g，姜皮3g，防风3g，生草3g。

此方加减又进12剂后，症状均减，化验尿常规正常。

小儿肾病合剂（李少川）

[组成]　嫩苏梗9g，制厚朴10g，广陈皮6g，炒白术6g，肥知母9g，云苓9g，抽葫芦10g，炒枳壳9g，麦冬9g，猪苓5g，泽泻10g，甘草6g。

[功效]　健脾化湿，调整脾胃。

[主治]　小儿肾病综合征，及脾虚不运所致的肿胀。

[用法]　将上药放入容器内，先用冷水浸泡20分钟，然后用微火煎30分钟，取120～150ml，分2次温服。

[方解]　"开鬼门""洁净腑""去宛陈莝"为治水肿之宗旨、医家治水肿之法，多遵《内经》此古训化裁而成，故其源一也。开鬼门即发其汗，方中苏梗能开腠疏表以发其汗，远比麻、桂辛温过燥为妥；洁净腑即利其便，方中抽葫芦、泽泻，皆有甘淡利温之功，又比过投栀子、木通苦燥伤阴为佳；去宛陈莝即涤肠胃之郁，使脾胃得以维持正常的受纳腐熟，俾漫渍之水可以归经，方中厚朴、陈皮、白术、枳壳，借其辛香苦燥，以调达脾胃升降枢机；加知母、麦冬者，一则可佐白术之燥，二则又可顾胃之阴。动物实验表明：此方对提高血浆蛋白、降低尿蛋白、胆固醇均有一定效果。

[加减]　本方治疗因脾虚湿困，三焦气化失司所致之小儿肾病水肿。若感

受风热，出现发热、咳嗽、咽痛时，可去方中苏梗、白术，加薄荷、芥穗、连翘、银花；感受风寒而见畏寒、身热、肢冷者，可加羌活、防风、苏叶；正气偏虚，兼受时邪者，可加太子参、葛根、柴胡，仿人参败毒散意，以扶正祛邪；病久气阴两虚，或久服激素，出现面赤火升、阴虚阳亢时，可去白术、猪苓，重用知母、麦冬或配生地以甘润滋阴。小儿肾病综合征所致水肿，证情复杂棘手，且湿性黏腻，难获速效。故用此方时，守法守方还须通权达变，方可收到预期效果。

按语： 小儿肾病综合征，当属中医"水肿"范畴。其病机固然与肺的肃降、肾的开合温煦有关，但小儿"脾常不足"，故主要病因为脾气不足，中焦湿困，运化失司所致。因此，如何促使脾胃功能健运，维护其脏腑升降气化作用，调和阴阳，增强体质，防止继发感染，已成为治疗小儿肾病的中心环节。

小儿肾病乃因脾受湿困为病，但感受时邪，或湿邪蕴久化热，也每多出现变证，故在治疗中，均不可"胶柱鼓瑟，刻舟求剑"一成不变。既要掌握健脾化湿的原则性，又要考虑到"见是证用是药"的灵活性，阴阳表里，寒热虚实，辨证确切，庶不致误。

典型病例

王某，女，13岁，学生。1984年5月20日来诊。

自1984年4月15日感冒低热咽痛，继之面及全身浮肿，4月20日诊为"急性肾炎""小儿肾病综合征"。经某医院用中、西药与泼尼松10mg每日3次，尿蛋白自（+++）降为（+），后持续不降，经常呕吐、面部及腿仍有浮肿。于5月20日来诊，患者面色苍白，舌苔薄腻，脉象稍滑。随嘱其递减停用泼尼松，处方：太子参20g、苏梗9g、云苓15g、猪苓10g、泽泻12g、白术10g、白茅根10g，每日煮服1剂。服用10剂后，浮肿消失，食欲转佳，尿蛋白微量~（-），前方加藿香10g、佩兰10g，又服7剂，先后复查3次尿蛋白（-），而治愈。

第六节 小 儿 腹 泻

六味止泻散（张介安）

[组成] 白术200g，泽泻150g，云苓200g，猪苓150g，车前子100g，木

瓜 50g。

[功效] 健脾渗湿，分清止泻。

[主治] 大便泻下清谷，或食后则便，或稍进油腻生冷之物则泻次增多，饮食减少，神疲倦怠，睡眠露睛，小便短少，面色萎黄，舌苔薄白、质淡。

[用法] 以上诸药，按质分炒，共研细末，瓶装备用，开水泡服。用量：1岁以内每次 10g，每日 2 次；1～3 岁，每次 15g，每日 2 次；4～7 岁以上，每次 15～20g，每日 3 次。

[方解] 小儿"脾常不足"是泄泻发病的内在因素。中医学认为："泄泻之本，无不由于脾胃。"脾主运化，其气宜升；胃主受纳，其气宜降。升降失调，纳运失职，致使清浊不分，则生泄泻。故调理脾胃是治疗泄泻的基本法则。利尿止泻之法常为临床所用，《景岳全书》指出："治湿不利小便，非其治也。"所以择其健脾利湿之意则寓在此中。方中以白术健脾燥湿为主，辅以泽泻利水渗湿，直达下焦膀胱；猪苓、云苓、车前增强利水之功为佐，使以木瓜酸收而固涩。六药合方，则脾健湿除，其泻自止。

[加减] 本方适宜脾土亏虚，清浊不分之泄泻。若乳食不化，加山楂、神曲；久泄不止，加诃子、石榴皮。

按语：本方源于四苓散加车前与木瓜而成。一是增强利尿之功，意在利小便以实大便；二是妙用木瓜一味乃借其酸收涩肠，既止泻而又防利水太过。验之临床确是治疗脾虚泄泻的有效方剂。

典型病例

梁某，男，7 个月。

腹泻 5 个月，每日 10 余次，泻下清谷，伴纳谷不香，睡眠露睛、汗多、小便短少。曾连续 3 次住院，中西药治疗，时有好转，终未根除。初诊：患儿神疲倦怠，面色白，舌质淡红、苔薄白、指纹淡。治宜健脾渗湿，分清止泻。方用六味止泻散 20g，每日分 2 次开水泡，澄清取汁加少许白糖频服。连服 2 日症减，服 4 日而愈。

滞泻方（李今庸）

[组成] 党参 10g，白术 6g，茯苓 10g，甘草 5g，苡仁 10g，陈皮 5g，麦芽

10g，黄连 3g，石榴皮 6g，马齿苋 10g，神曲 6g。

[**功效**]　健脾和胃，清热化滞。

[**主治**]　小儿积滞腹泻。

[**用法**]　水煎服。1 日 1 剂，药汁稍浓缩，加糖，半岁以内，一次服 15ml，每隔 2～3 小时 1 次；半岁至一岁，一次 20ml，2～3 小时 1 次；一岁以上，一次 25～30ml，2～3 小时 1 次。

[**方解**]　本方的基础是四君子汤，以补脾健运为主；加苡仁甘淡利湿，亦是为了健脾；其次为神曲、麦芽、陈皮等，其主要作用为和胃化滞；余下黄连、马齿苋、石榴皮主要用于清湿热，清湿热而不伤阴而利于脾的健运，而马齿苋、石榴皮虽味酸，但却无留邪之弊，此三药均有良好的清湿热、治泻痢的效果，不论脾虚结滞或单纯湿热泄泻都有显著疗效。

[**加减**]　小儿泄泻，伤于饮食者，最为常见。诚如《素问》所论"饮食自倍，肠胃乃伤"。小儿又"脾常不足"，内因与外因合而为一，构成本病好发年龄多在 2 岁以下。故本病治疗要点以健脾祛湿为主，扶正重在健脾，祛邪重在利湿。本方旨意亦在此也。若呕恶加砂仁；发热加银花；积重者加槟榔；腹痛加白芍。

按语：幼儿腹泻的特点，既见脾虚，又有积滞。脾愈虚乳食愈难运化而愈积滞；反之，积滞愈久，愈妨脾健运而脾愈虚，形成恶性循环，为解开这一怪圈，故本方补脾又兼导滞。还应注意的是，蕴久化热，而脾虚积滞最易蕴生湿热或易感湿热，故清湿热之品，诸如黄连、马齿苋等常不可少。

典型病例

　　患儿刘某，男，1 岁半。

　　由于喂养失调，致消化功能紊乱。生后 15 天开始吐泻，少者 4～5 次，多至 10 余次。经服西药吐止，但仍泄泻，初泻水样便，后有乳块，曾在某医院住院治疗月余未效。于 1989 年 9 月初来我处就诊，望患儿眼窝下陷，呈严重脱水状，二目无光、精神不振、表情淡漠，但手足心热，舌红苔光嫩、舌尖尤赤，指纹紫红色。其母代诉患儿近来每日大便 10 余次，泻下物如豆瓣，有时精神萎靡，有时烦躁不安，口渴欲饮，乳食不香。此证乃久积化热，脾阴受损，宜清不宜补，宜凉不宜温，以清热化滞、育阴健脾为治。

处方：以太子参9g、茯苓6g、甘草3g、苡仁9g、石斛9g、山药9g、连翘3g、焦三仙10g、黄连1.5g、桔梗3g、车前子3g，水煎频服，1日5次，2日1剂。

服药3剂，泄泻明显好转，每日4~5次，精神好转，乳食香，手足心热大减，舌质由红变淡。又服3剂，泻全止，每日大便1次，一切恢复正常。以参苓白术丸和黄精丹善后，至今随访8个月，患儿健康无恙。

加味益脾镇惊散（周炳文）

[组成]　党参9g，白术5g，茯苓6g，甘草3g，钩藤5g，朱砂0.3g，琥珀1g。

[功效]　益气镇惊，理脾养血。

[主治]　惊吓泄泻。症见惊惕不宁，睡中时惊醒，泄泻粪便如水或粪青如苔，目珠淡蓝，指纹淡红，或青色。

[用法]　每日1剂，水煎分服。

[方解]　党参、白术、茯苓、甘草健脾益气化湿；钩藤平肝祛风；朱砂、琥珀镇惊安神，诸药合用为扶脾抑肝镇惊之剂。

[加减]　惊泻是婴幼儿泄泻中的一个类型。惊泻粪青如苔，泻色青，发热有味，睡卧不安，大便日行四五次，多则十余次，平素胆怯易惊，寐时多汗、胃纳欠佳、紫纹多淡红，若调治不当，往往缠绵难愈。本方宜于以上诸症治疗，如兼肠热食滞，腹胀，大便次数无度，黏如胶、矢气者，加黄连、木香、砂仁、焦三仙、陈米。另外还要强调饮食忌口，饮食需择清淡易消化之品，忌食生冷瓜果、肥甘厚味。

按语： 小儿稚阴稚阳，脾常不足，肝常有余，故脾易虚肝易旺，加之小儿神气怯弱，易受惊恐，每易导致肝旺侮脾，脾失健运，乳食不化而成泄泻。因此，婴幼儿惊泻主要是肝脾功能失调所致，脾虚肝旺乃惊泻病机关键，本方药组成与之甚为合拍。

消食散（张介安）

[组成]　厚朴200g，建曲、槟榔、二芽、茯苓各100g，内金、陈皮各60g。

[**功效**] 行气消积，导滞和胃。

[**主治**] 小儿消化不良，纳呆。

[**用法**] 以上诸药按质分炒共研细末，瓶装备用，开水泡服。1 岁以内，每次 5g；1~3 岁，每次 10g；4~7 岁，每次 15g；7 岁以上每次 20g；每日 2~3 次，或以上诸药，取常用量煎服，每日 1 剂。

[**方解**] 厚朴辛苦温，行气宽中、消除膨胀为主药；辅以内金、槟榔去宛陈莝而消宿积；建曲、二芽消食化滞为佐；茯苓、陈皮健脾和中为使。全方功能消宿食而化滞、行气破积而和中，以期宛陈除，肠胃洁，饮食自进。

消食散是以六腑生理功能出发而制定。盖胃属六腑之一，《内经》云："六腑者，传化物而不藏，故实而不能满也。"正常时，六腑纳运饮食、传导水谷，虚实更替，通而不滞。后世更提出："六腑以通为用，腑病以通为补。"以此为理论根据，张氏认为：胃气既有通降下行为顺，以滞塞上逆为病，今饮食内伤，阻滞于胃腑，胃气不畅，气血违和，故而百病丛生，消除积滞，是疏通胃腑的根本，腑通则诸症悉除。

[**加减**] 凡因内有积滞而致纳呆、嗳腐吞酸、腹胀肠鸣，口渴喜饮，手足心热、头顶汗多、夜寝不宁，大便干结或便溏不爽，舌苔白厚腻者皆宜本方。兼有风寒咳嗽者，加苏叶、姜半夏；兼风热者，加银花、连翘；兼暑湿者，加藿香、佩兰；兼发热者，加地骨皮；口干甚者，加石斛；口臭者，加生石膏。

按语：使用本方宽中通利气机，导其积滞从大便而解，则诸症可除，但小儿脾胃薄弱，运化未健，故运用本方中病即止。用时还须确审其内有积滞，若用之不当，反致真元耗损。

典型病例

陶某，男，2 岁。

发热 10 天，手足心热，便结 2~3 日一行。曾口服感冒清及静脉滴注青霉素、氨苄西林 1 周无效。初诊：体温 39℃，面黄颧赤，精神不振，舌苔白厚腻。证属内伤（食滞）发热，治拟导滞清热。方用消食散加地骨皮、生石膏、石斛煎服，3 剂后治愈。

第七节 食欲不振

温中运脾汤（蒋仰三）

[**组成**] 制附子3g，肉桂1g，干姜2g，炒白术6g，炒苍术5g，茯苓6g，鸡内金5g，焦山楂10g，神曲10g，炒枳实6g，青陈皮各5g，甘草3g。

[**功效**] 温中运脾。

[**主治**] 寒湿困中、脾失健运之厌食症。

[**用法**] 水煎服，每日1剂，日2次服，其中鸡内金应研末冲服方不破坏其有效消化酶素。

[**方解**] 小儿厌食症，一般病程较长，多以不思饮食为主要症状，究其原因，不外乎先天脾胃虚弱，加之后天调理失当，如恣啖生冷之物等等，而致寒湿阻困，脾虚食滞，导致运化失司。《名医方论》云："阳气始动于温，温气得而谷精运。"方中附子、肉桂去脏腑之寒湿，补火暖土；配干姜以增强暖中除寒之功；苍术、白术皆可升可降，一为阳，一为阴中之阳；一为补中除湿，一为益气和中，且能强脾土，伍茯苓共奏燥湿健脾之功而温运脾胃；枳实能消胃中之虚痞，逐心下之停水；青、陈皮破滞气，削坚积，且消食宽胃，相伍而行气导滞；鸡内金、焦山楂、神曲皆为消食开胃之品。诸药相伍，中宫得温，脾土始运，磨谷消滞，升降调和，恙疾皆除矣。

[**加减**] 本方加减后还可疗寒湿中阻之泄泻、呕吐、积滞等脾胃运化失司之证。兼泄泻者加砂仁3g、苡仁30g；兼呕吐者加姜半夏6g、苏叶梗各6g、旋覆花（包）6g、蔻仁3g；兼积滞者加槟榔5g、莱菔子6g、谷麦芽各10g。

按语：厌食，是指小儿较长时期内食欲不振，甚至拒食的一种病症，病久则可转为积滞或疳证。如果小儿的发育营养比较好，只是偶有食欲低下的情况，则不视为厌食症；正在患病的小儿而出现的食欲不振，亦不属此范围。厌食症在城市的小儿较为多见。由于部分家长，缺乏喂养知识，盲目增加过多的营养物质，特别是一些滋补食品，或偏食、挑食影响了小儿脾胃的腐熟运化能力，损伤脾胃而引起本证。但小儿脾常不足，若恣啖生食冷饮，常导致寒湿困中，脾土失运而厌食，久之则有碍健康，这在独生子女中每每易见，故蒋氏拟"温中健脾汤"

可谓独具匠心。

典型病例

蒋某，女，4岁，1985年初诊。

患儿经常不欲食，伴有腹痛、溏泻，睡喜俯卧，有时呕吐，舌苔薄白，脉沉弦。证属脾失健运，胃有寒湿。治宜健脾和胃，祛湿散寒。方用温中运脾汤略加减。上方服6剂后食欲好转，腹已不痛，诸症都有所减轻。又以上方加减，并服肥儿丸—丸日2次，进7剂证愈。

磨积散（陆石如）

[组成] 鸡内金30g，生谷芽30g，焦麦芽30g，生黄芪25g，胡连12g，五谷虫30g，蜣螂30g。

[功效] 扶脾健胃，磨积消食清热。

[主治] 小儿疳积症见：尿如米泔，经常发热，继之面黄肌瘦，腹大青筋，嗜凉多饮，小便清长，皮肤干燥，毛发稀疏竖立，结膜干燥，角膜软化，困倦多眠，肢体浮肿，大便稀溏或干如羊粪。

[用法] 上药共研成细面，每晚服3~6g，用红糖水调服之。

[方解] 鸡内金能磨积，消食；黄芪助气；胡连反佐黄芪之甘温，同时有消积、清虚热之功；生谷芽能生发胃气；焦麦芽能清导化滞；五谷虫、蜣螂有消疳积之功。全方药味不杂、配伍精炼，一补一消，一升一降，补而不过，消而毋伐，从而使脾胃运化功能逐渐恢复正常，疳积亦日趋消失。

[加减] 疳积是一个虚实互见的病，治疗原则总以调理脾胃为主：胃滞宜消，脾虚宜补；脾胃损伤还不甚而积滞重者，祛邪消积为主；脾胃虚弱禀赋不足，当补其不足为主；体壮者先去其积，后补其虚；体弱者，先补其虚，而后消积，或攻补兼施；其他兼证，亦随证辨治。本方立意亦即此也。如有结膜干燥、角膜软化时可加谷精草、菟丝子；重者可加枸杞子；如系脾虚泄泻可酌加茯苓、白术等，此外还可加用当归补血。

按语：疳积即西医学的"营养不良"。疳者，干也，即津液干涸之意。"乳贵有时，食贵有节"。小儿乳食不节，恣食肥甘生冷，或父母过于溺爱，妄投高级营养滋补食品，损伤脾胃，食而不化，壅滞中焦，脾气不运，形成积滞，积滞日久，郁而化热，灼伤津液，脏腑肌肉无以濡养，身体消瘦，形成此证。疾病初起，病情较轻，多为积滞伤脾之初。病情发展脾失健运，积滞内停，虚多实少而为疳积。总之，脾胃虚损、亡津耗液是本证的主要病理，调理脾胃则是其总的治疗原则。磨积散的药物组成与此意甚为贴切，故疗效颇佳。

典型病例

王某，男，2岁，1989年10月4日初诊。

其母代诉，患儿为第三代唯一的男子，在奶奶家扶养，奶奶十分喜爱，经常任性而食。近2个月来患儿腹部逐渐增大，夜哭不止，对欲吃食品食则不止，身体明显消瘦，大便不成形，常有不消化之食物，伴轻度咳嗽。诊之，小儿面枯肌瘦、舌苔白腻夹黄，胸部肋骨明显，腹大如蛙，叩诊鼓音较多，四肢消瘦、全身皮肤干燥，脉象滑细而数。此疳积为患，遂处以磨积散，照法服之，并嘱其饮食忌宜。1个月后访其母曰，我儿愈后一切正常，活泼可爱。

第八节 小儿肠麻痹、肠套叠、疝气

温脐散（董廷瑶）

[**组成**] 肉桂1.5g，公丁香1.5g，广木香1.5g，麝香0.15g。

[**功效**] 温阳导滞。

[**主治**] 小儿肠麻痹。

[**用法**] 本方共研细末，熟鸡蛋去壳，对剖去黄。纳药末于半个蛋白凹处，复敷脐上，外扎纱布。2小时后如能肠鸣蠕动，矢气频转，则为生机已得，便畅腹软，转危为安。如未见转气，可再敷1次，必可见功，屡用屡验。

[**方解**] 用本方药敷脐孔上，治疗小儿肠麻痹症。该症是起于患儿泄泻后脾气虚惫，导致腹胀如鼓，叩之嘭嘭，呼吸短促，食入即吐，而便稀不畅，次多量少，常有黏液，其小溲尚通，形神困疲，病情严重。西医学认为此系因腹泻所致低血钾或"停滞性"缺氧而导致肠麻痹。若不及时治疗，可危及生命。由于药入即吐，因此另辟蹊径，制"温脐散"外敷法以弥补之，使即转矢气，

拯危为安。本方为温香之品，借麝香的渗透之力，深入肠腔，旋运气机。若得频转矢气，为脾阳复苏之机，即是向愈之兆。婴幼儿泄泻，常遇肠麻痹，其势危急，病情严重者，多系脾惫气窒，中焦阻滞，升降失职，遂致气阻于下而大便不畅，胃气上逆而呕恶吸促，药入即吐，汤剂不纳，内治不易，施此外治、治效颇彰。

按语：本证在《幼幼集成》中已有记载："虚胀者，或因吐泻之后……致成腹胀者，宜温中调气，厚朴温中汤。若虚而兼寒者，加附桂。"症治似略接近。《内经》已知本证为逆证，《灵枢·玉版》云："其腹大胀，四末清、脱形、泄甚，是一逆也。……咳呕，腹胀且飧泄，其脉绝，是五逆也。如是者，不及一时（一天之意）而死矣。"由此可见，泄泻而现腹大胀鼓，类似肠麻痹者，以小儿为多见，须及早注意。其病机久泻脾惫，中焦窒滞，升降紊乱，胃气上逆，治当振奋脾阳，复其升降，可用附桂理中汤加木香、砂仁。及至重而吐，胃不受药时，则须另觅途径，急予"温脐散"外敷之法，历试不爽。可旋运气机，使升降复常而获生机。此类病患，每多脾阳不振，故应以附子理中善后为妥。

典型病例

陶某，男，11个月。

因脾常不足，泄利6天，脾更虚惫，腹部胀满，西医诊断为肠麻痹症。高热干渴，恶心呕吐，气促如鼓，叩之嘭嘭，舌红口燥，药入即吐。此属脾气虚惫，症情危急，急予外敷"温脐散"，希获转机。2小时后肠鸣连连，矢气频转，腹部稍软，续敷1次。

次日复诊：患儿气机舒缓，便下稀溏而通畅，腹部柔软，形神转佳，热度退净，舌质转淡，苔薄腻。但泄利尚多、小溲短少，睡时露睛。是为脾阳虚衰，即予附子理中汤主之。药用米炒党参5g、土炒白术6g、炮姜2g、焦甘草3g、淡附片4.5g、广木香3g、茯苓9g、车前子（包）9g，2剂。

三诊：泄利已瘥，腹软溲长，便仍溏软，舌淡而洁。中焦阳气未复，尚须温扶。药用米炒党参5g、土炒白术6g、炮姜2g、焦甘草3g、煨木香3g、炒石榴皮6g、淡附片4.5g、炒扁豆9g，3剂。药后便下转原、纳和神振，续予温扶而安。

活血利气汤（董廷瑶）

[**组成**]　小茴香3g，干姜3g，官桂3g，延胡索6g，没药3g，蒲黄9g，五灵脂9g，川芎3g，当归6g，赤芍6g。

[**功效**]　活血利气，通络止痛。

[**主治**]　小儿肠套叠。

[**用法**]　水煎服，日1剂。

[**方解**]　本方治疗小儿复发性肠套叠。从患儿腹痛阵阵，痛而拒按，有的伴面色晦暗、舌质色青等症状推理而论，此为肠道局部血分瘀结。乃仿王清任少腹逐瘀法，活血利气、通络止痛，灵活运用，疗效显著，且可根除不发。

少腹逐瘀汤原方以小茴香、干姜、官桂温经散寒，通达下焦；延胡索、没药利气散瘀，消肿定痛；蒲黄、五灵脂活血祛瘀，散结止痛；川芎为血中之气药，配合当归、赤芍以活血行气。全方主要在于温经散寒，活血利气，化瘀止痛，通达下焦。在实践中可根据临床情况，随症加减化裁。

[**加减**]　凡症见痛如针刺，固定不移或有包块、按之则痛、得温较舒，遇冷加重，舌有瘀点，口唇紫暗，脉象细涩者宜使用本方。若寒甚必重用姜、桂；气滞血瘀需选用木香、乳香、桃仁、红花、枳壳、川楝子等活血利气；腹部包块者可加三棱、莪术、山甲片化瘀消癥；随宜而施，疗效显著，且可根治。

按语： 小儿腹痛首当辨清儿内与儿外疾患。大抵而言，起病缓慢，疼痛性质较轻，常自行缓解、腹部柔软，少有伴随症，多属儿内疾病；起病急暴、病情较重、腹痛阵作或持续剧痛，腹肌紧张，板硬拒按，或按即离手有阵击剧痛，或见腹部包块、肿物、肠型，或常伴随发热、呕吐、大便不通，多属外科性疾病。小儿肠套叠为西医儿外科常见病，急性发作时，常在X线下以空气或钡液加压灌肠使之整复。但患儿每多反复发作，甚至上午复位，下午又发，若手术治疗，病家每多顾虑。从中医辨证分析，认为本病腹部剧痛，是由血络瘀滞，运行失常，局部麻痹而形成。如果通过空气灌肠复位后，这部分的血行仍不通畅，就形成反复发作。方书谓痛久在络，络主血，胸腹之痛，痞积之壅，肢体之痛，均在络，皆宜治血。但血之与气，如影随形，故治血必须顾气。从临床治疗小儿肠套叠的疗效来看，本病均为局部血瘀气滞，采用活血利气之法，灵活化裁，使血活气行，通则不痛，且能绝根。

典型病例

傅某，男，6 岁。

经常腹痛，已有年余，时作时止，舌苔薄白，面色萎黄，有 11 次肠套叠史，证属络瘀，兼夹虚寒。治以温通活血。

处方：桂枝 2.4g，白芍 9g，归尾 9g，桃仁泥 9g，红花 4.5g，延胡索 4.5g，炙甘草 3g，淡干姜 1.5g，饴糖（冲入）30g。3 剂。

二诊：腹痛尚有，痛连脘腹，舌苔白腻，面色萎黄，虽有寒湿夹杂，究与肠套叠有关。再以治血行气之法。

处方：归尾 9g，醋炒五灵脂 9g，桃仁泥 9g，红花 4.5g，赤芍 6g，炒枳壳 4.5g，延胡索 6g，广木香 2.4g，陈皮 3g，官桂 3g。4 剂。

三诊：腹痛已减，且已轻松，就诊前一天曾下蛔虫 1 条，舌苔薄润，便下通调。再以活血为主，参以杀虫之品。

处方：当归 9g，桃仁泥 9g，川楝子 9g，槟榔 9g，红花 4.5g，延胡索 4.5g，炒枳壳 4.5g，赤芍 6g，炒柴胡 3g。4 剂。

四诊：血活络通，腹痛不作，胃纳正常，便下通调。再拟调气活血，以善其后。

处方：党参 6g，广木香 3g，赤芍 6g，当归 6g，延胡索 6g，炙甘草 3g，陈皮 3g，炒枳壳 4.5g，台乌药 9g，焦白术 9g。5 剂。

以后随访从未复发。

完疝汤（李孔定）

[**组成**] 柴胡 6g，白芍 15g，枳实 12g，甘草 6g，黄芪 12g，北五味子 6g，荔枝核 12g，黄芩 10g，萱草根 10g。

[**功效**] 升陷降气。

[**主治**] 小儿疝气。

[**用法**] 诸药纳陶罐内，清水浸泡 1 小时，煮沸 10 分钟，取汁 150ml，煎 3 次取汁混匀，分 4 次温服。本病冬天皮肤收缩，治疗较易；夏天皮肤松弛，治疗较难。服药期间，忌剧烈活动。食勿过饱。疝已全消，则去黄芩，减枳实、荔枝核量为各 4g，续服 5 剂，巩固疗效。

[方解]　本病病机为中气下陷，小肠等腹腔脏器下坠腹股沟，局部气血运行受阻而成。以气陷为夺，气滞为标。气滞由气陷而成，但气滞又可反过来阻碍气陷的升复。故治以升陷治本，降气治标。方中柴胡、黄芪、甘草、萱草根益气升提以治气陷；枳实、荔枝核、黄芩苦辛通降，以治气滞；白芍、五味子酸敛收气，以固既升之脏。如中气完全升复、疝气已全部消失，则重在补中益气，自当减苦降之味。

第九节　小儿夏季热

清暑生津汤（孟仲法）

[组成]　生石膏20g，知母4.5g，竹叶4.5g，甘草4.5g，西洋参3g，鲜石斛6g（干品减半），鲜芦根20g，鲜生地（干品减半）12g，黄芩3g，粳米15g。

[功效]　益气清热，养阴生津。

[主治]　小儿暑热证，又名夏季热，与中医学中的"疰夏""消渴""暑温"等证类似。其病机由于暑气蕴遏肺胃，熏灼皮毛、腠理闭塞，耗气伤津而致，婴幼儿为多见。临床上以夏季长期发热不退，口渴多饮、多尿、汗闭为主要症状。似与某些小儿对高热气候适应不良有关，尤以出生后过第一个夏季的婴儿最为多见。一次发生后，常可连续发生数年。

[用法]　每日1剂，以水煎服，热重时1日可服2剂，可连续服用数周。

[方解]　本方从白虎加人参汤化裁而来。在原方清热、益气、生津的基础上，以西洋参替代人参，使其在益气的同时加强清热养阴之功；石膏、知母、竹叶、黄芩清肺胃之热；生地、石斛、芦根可凉血滋阴，在清热之中更增生津益液之功；粳米、甘草和胃以保护胃气。因此本方对暑伤肺胃的患者最为有效。

[加减]　若热重不退者可加银花9g、连翘6g；口渴多饮、多尿者，可加蚕茧3枚、天花粉4.5g；舌红口干、烦躁不安者，可加西瓜翠衣6g、莲肉6g、玄参4.5g；纳呆、大便不实者可加生山楂9g、白术6g、白扁豆9g，而去知母、石斛及生地；高热已退而有低热缠绵者，可加银柴胡6g、地骨皮9g，去石膏、知母；乏力倦怠，精神不振者，可加孩儿参10g、黄芪10g。

按语：夏季热是婴幼儿所发生的一种特有的季节性疾病。疾病渐起发热，持续不退、无固定热型，体温常在 38～40℃ 之间，一般午后较高，早晨较低，其体温与气候关系密切，天气愈热、体温愈高，天气转凉、体温亦随之下降，病程一般可达二三个月，甚则更长，但秋凉后多能自愈。本病初起口渴不甚明显，病延日久，体温愈高则口渴愈甚，一昼夜可饮水 4～5L，甚则更多。小便一昼夜可达数十次，饮水愈多，小便亦多，其色清而长，体温虽高，但大都不见汗出，甚则毫无汗泄。疾病初起，多不显病容，或偶有消化不良、多饮等症状。本方正适宜于此病的初中期，亦即清暑益气之治则，暑伤肺胃之病机。

典型病例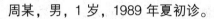

> 周某，男，1岁，1989年夏初诊。
>
> 平素体弱，入夏后发热不退，发热将近1个月，已用抗生素和解热药无效。来诊时患儿苍白少华，略显疲乏，测得体温为39.5℃，皮肤及手足心灼热，口渴频饮而少汗，纳呆、大便干结，尿多而频，舌红苔黄腻，脉数，指纹紫红。证属暑热郁阻，肺胃受损，久则气阴不足。拟以益气养阴、清肺胃郁热治之，给清暑生津汤4剂。
>
> 二诊：服药后热降，仍有余热徘徊在38℃上下，口渴多饮多尿已有改善，皮肤、手足心已不感灼热，舌红、苔薄黄，指纹显紫。拟前方去石膏、黄芩，加西瓜翠衣9g、银柴胡6g、地骨皮9g，再予4剂。
>
> 三诊：患儿一般情况良好，面色转红润，舌淡红苔薄白，指纹显紫，上午无热而下午偶有低热，以二诊方加孩儿参10g、陈皮3g，复予4剂。
>
> 四诊：已无热数天，患儿精神食欲良好。停药而仅给六一散每日9g，泡茶饮服。后未来诊，经访问已愈而未再发热。

第十节 小 儿 癫 痫

除痫散 （林夏泉）

[**组成**] 天麻72g，淡全虫60g，当归150g，炙甘草60g，胆星21g。

[**功效**] 祛风，化痰，养血。

[**主治**] 小儿癫痫。

[用法] 以上各药共为细末，重者日服 2~3 次，轻者日服 1~2 次，每次 3g，以开水送服。

[方解] 先贤曾云："治疗小儿癫痫，不外乎清肝、养血、清心、豁痰，如有虚损，则须补益。清肝，在于清肝经之热而达到息风定搐，佐以养血，则血和风灭。清心，在于泻心经之火而安神开窍。肝热心火，皆能使气血不顺，炼液成痰，火升痰壅，肝失条达，肝风内动，而作抽搐，痰阻清窍，则神识不清，而出现昏倒，所以必须着重于祛痰。如有亏损，自当于缓解后进行补益。"方中天麻甘平入肝经，为祛风镇静之主药，且有疏痰气、清血脉之功。淡全虫入肝经，搜风以定搐，与天麻相得益彰。风之由来，是肝血少，血少而生风，肝风内动则眩晕抽搐，所以用当归以养血、活血，而得到血行风自灭的效果。治痫之法，首先治痰，胆南星，性味苦凉，清热化痰、息风定惊，化痰而不温，息风而不燥。并以炙甘草解毒调和诸药，且固中而助当归之补养。

[加减] 在治疗癫痫过程中，常以汤剂与除痫散配合应用，以散剂长期服用，汤剂则间断服用，一般在发作时配合使用以增强药效。汤剂亦以除痫散为基础，分量加以调整，改：天麻6g、淡全虫4.5g、当归15g、炙甘草4.5g。如痰多，舌白腻，脉滑者加法半夏9g；顽痰不化者加礞石4.5g、乌豆花9g；肝火旺而心烦善怒，舌质红，脉弦者加干地黄15g、白芍12g、生石决15g或珍珠母30g；肾虚耳鸣，腰酸者加女贞子9g、菟丝子9g、川断15g；血虚面色苍白，舌淡，脉细者加何首乌15g、桑寄生15g、鸡血藤15g；心悸惊恐，睡眠不宁者加麦冬9g、五味子4.5g、生龙齿15g；大便稀薄者加茯苓15g、蚕沙15g；大便秘结者加肉苁蓉15g、秦艽12g。

按语： 小儿癫痫之因，先天多由胎惊、遗传等因素有关；后天则多由痰、热、风、惊、食滞、血瘀等因素所致。而其所发生，主要由于体内气血虚弱，脏气不平，而造成风、痰、虚交错为患。由此可见，癫痫之发作总不离在本为虚，在标为实，虚者正气虚，脏腑气血虚弱；实者，邪气实，风盛痰壅，故其治疗应抓住风、痰、虚之理，而立祛风、化痰、养血之法。"除痫散"一方用于临床颇有效验即缘于此也。

典型病例

患者，男，10岁。

于1973年5月在发热后10余天，即出现全身阵发性不自主抽动，日10余次不等，在某医院曾做脑电图等检查诊断为癫痫。1973年8月上旬来诊时亦曾发作1次。病孩面色萎黄、喉间痰多，舌淡，脉细滑。此为正虚外感，邪与痰郁于络脉。治以补虚、祛风、化痰、镇痉。

处方：天麻6g，淡全虫4.5g，当归15g，炙甘草4.5g，胆星6g，法半夏6g，党参12g，菟丝子9g。

进服2剂后，随症加减礞石、茯苓、乌豆衣等味，共进20剂，抽搐完全消失。遂以除痫散日1次，每次3g以巩固疗效。至当年9月25日复诊，一直没有发作。

第五章 皮 肤 科

第一节 皮 炎

皮炎汤（朱仁康）

[组成] 生地30g，丹皮10g，赤芍10g，知母10g，生石膏30g，银花10g，连翘10g，竹叶10g，生甘草6g。

[功效] 清营凉血，泄热化毒。

[主治] 药物性皮炎、接触性皮炎（包括漆性皮炎、油彩性皮炎），植物-日光性皮炎。

[用法] 水煎服，每日1剂。

[方解] 生地、丹皮、赤芍清营凉血、散瘀化斑；知母、生石膏清肺胃与肌肤之热，泻火除烦而不伤胃气；银花、连翘辛散表邪，清热解毒而不伤阴；竹叶轻清透散、除烦热利尿；生甘草解毒和中。综观全方，取其白虎化斑之意，类清瘟败毒之功，具有清营凉血、泄热化毒、化斑保津之用。

[加减] 此证缘由内中药毒，毒热入营，血热沸腾，外走肌肤而致肌肤赤肿。毒热上蒸则面部赤肿。故应投以清营凉血、解毒化斑之剂。本方即为此而设也。若热重，舌苔黄厚者，加用黄芩10g、马尾连10g，加强清热除湿解毒之功；湿重、皮损渗出者，加用茯苓10g、泽泻10g；阴部有皮损者，可以导赤散意加用木通6g；如浮肿者，同时行水消肿，可加冬瓜皮30g、茯苓皮30g。

按语：本方临床治疗范围除上述主治外，凡辨证只要符合血热外壅证的，症见口渴咽干，小便黄赤短少，舌质红绛，苔净或薄黄，脉细滑或数，皮肤潮红，红斑明显，触之灼热者，病机属于热入营血，血热沸腾，外走肌腠者，均可使用本方化裁治疗而取效。如过敏性紫癜、痤疮、玫瑰糠疹、银屑病进行期、色素性紫癜性苔藓样皮炎等，尤其头面部急性红斑明显的病证，其疗效更佳。

典型病例

冯某，男，12岁。

3天前口唇周围及前臂两侧出现红斑水疱，以往有2次类似情况，逐次加重。本次发病前2天，曾因脚痛服用过去痛片。检查：口唇周围、下颌、两臂远端、两手背可见钱币大小红斑皮疹，中心见有水疱，境界清晰，呈对称性，口腔黏膜糜烂，脉细滑，舌质红、苔剥。诊断：固定性药疹。证属药热入于营血，化为风毒，治拟凉营清热解毒。用皮炎汤2剂后皮损显轻，红斑渐退，水疱干涸结痂。继服3剂，手背、前臂皮损消退，口唇周围皮损趋轻，留有色素沉着。再服3剂后治愈。

凉血清肺饮（顾伯华）

[组成]　生地15g，元参12g，川石斛12g，生石膏30g，寒水石12g，白花蛇舌草30g，桑白皮12g，黄芩9g，生山楂15g，虎杖15g，生甘草13g。

[功效]　养阴除湿清热。

[主治]　脂溢性皮炎、痤疮、酒渣鼻。

[用法]　先将上药用水浸泡30分钟，再煎煮30分钟，每剂煎2次，将2次煎出的药液混合。每日1剂，分2次服。2周为1个疗程，根据症情可以连续用三四个疗程。

[方解]　上述病症好发于青春发育期男女和成年后的男子，西医学认为多与激素代谢紊乱有关。从中医辨证来看，患者多表现阴虚湿热。故本方投以生地、玄参、石斛、生石膏、白花蛇舌草等以养阴清热；山楂一味，取其清除肠胃湿热积滞作用。

[加减]　使用本方时，若病者皮疹糜烂及伴油腻性脱屑者，加茵陈15g、生苡仁15g；鼻翼潮红者，加制大黄9g、苦参片15g；皮损呈结节囊肿，加益母草15g、莪术12g以活血化瘀；大便干结者加全瓜蒌12g、枳实9g。

按语：在服用此方治疗的同时，在饮食上忌食辛辣，少食油腻和甜食，多食蔬菜和水果，保持大便通畅，局部经常用温水硫黄肥皂洗涤，亦是防治的重要环节。

刘某，男，27 岁。

面部垢腻，见颜面鼻部赤疹累累，症已七八年，舌苔薄黄腻，脉弦滑，病程缠绵，迁延不愈。以上方稍事加减，服用 2 周后，面部赤疹逐渐隐退，巩固治疗近半年。间断服用本方加减，并配合外用颠倒散洗剂（硫黄、生大黄各 7.5g 研极细末，加入生石灰水 100ml）涂搽患处，未见复发。

第二节　湿　疹

滋阴除湿汤（朱仁康）

[组成]　生地 30g，元参 10g，丹参 15g，当归 10g，茯苓 10g，泽泻 10g，地肤子 10g，蛇床子 10g。

[功效]　滋阴养血，除湿润燥。

[主治]　慢性湿疹、亚急性湿疹、脂溢性皮炎、异位性皮炎反复发作者。

[用法]　水煎服，日 1 剂，分 2 次服。

[方解]　慢性湿疹多由急性湿疹反复发作转化而来，临床表现及病理变化甚为复杂。年高体弱者，精血渐衰，加之渗水日久，伤阴耗血，遂更致阴虚。阴虚为本，理当滋阴培本扶正，但纯用滋阴则有助湿恋邪之虑。湿为重浊有质之邪，性黏腻，湿邪偏盛，蕴郁肌肤，则发而为湿疹。邪盛为标，理当利湿治标祛邪，但纯用利湿则有伤阴伐正之忧，本病辨证属阴虚湿恋之证，故治拟滋阴除湿之法，滋阴扶正可以抵邪外出，除湿祛邪亦有利于正复，故滋阴除湿，并用不悖，俾湿去阴复，病安而愈。方中以生地、元参、丹参、当归滋阴养血和营，补阴血之不足，防渗利诸药之伤阴；茯苓、泽泻利湿健脾，祛湿邪之有余，制滋补诸品之腻滞，俾湿去而无伤阴之弊，阴复而无助湿之嫌；蛇床子祛湿止痒，合而为剂，有滋阴养血、祛湿止痒功能。故慢性湿疹，证属阴虚湿恋者，用之每收

显效。

按语： 凡由于渗液日久，阴伤血耗，皮肤干燥，脱屑发痒，舌红少苔，或舌淡苔光等证属阴虚湿恋者，均可投用本方。

典型病例

赵某，男，年近八旬。

双膝下至足背泛起湿疹 6 年余，反复发作，皮肤呈暗褐色，表面粗糙，覆有干痂皱皮，下腿紧胀刺痒，瘙痒处糜烂渗水。某医院诊为慢性湿疹，经中西药调治，疗效不显。初诊时，自述刺痒难忍，反复搔抓，糜烂渗水增加，结痂连片，干燥脱落，此起彼伏，痛苦异常，伴有咽干口渴、大便干、舌红苔薄黄、脉沉滑。诸症杂沓纷纭，虚实相兼，然以湿热诸症较为突出。初予龙胆泻肝汤化裁以清热利湿，外用生地榆、黄柏水煎温敷患处。

二诊（5 日后）：诸症同前。虑其湿热久羁，非数日所能清利，仍投原方内服外敷，续用 10 日。

三诊：诸症仍有增无减，口燥便干，痂皮脱落更甚。患处湿敷，敷则渗水止，停则水湿出，刺痒难忍，夜不能寐。利湿而湿不除，清热而热反甚。治不中的，必有因未审。细观察其形羸体弱，肌肤干燥失润，虽口咽干燥但饮水不多，舌红绛少津，脉沉滑细无力。辨证为阴虚于内，湿盛于外，本虚标实之证，法当滋阴除湿。

处方：生地30g，当归 12g，丹参 15g，玄参 12g，茯苓 10g，泽泻 10g，白鲜皮 10g，蛇床子 10g。水煎服，每日 1 剂。

四诊（7 日后）：咽干口燥好转，刺痒稍减。效不更方，连服半月，瘙痒明显减轻，夜卧转安，患处糜烂渐收，大片痂皮脱落，唯肤色变化较慢。遂在原方基础上加红花、牛膝、黄柏以活血化瘀，清利湿热；酌配砂仁、陈皮理气调胃，而防生地、玄参久用滞脾碍胃之弊。

坚持治疗半年多，基本治愈：双下肢皮肤恢复正常，唯色素沉着未去。

龙蚤清渗汤（金起凤）

[组成] 龙胆草10g，蚤休 30g，黄芩 10g，炒山栀 10g，丹皮 15g，鲜生地 30g，赤芍 12g，白鲜皮 30g，地肤子 30g，苦参 15g，六一散（包）15g。

[**功效**]　清热利湿，凉血解毒，佐以祛风止痒。

[**主治**]　急性湿疹、脂溢性皮炎、药物性皮炎等证属湿热型者。

[**用法**]　每日 1 剂，水煎 2 次，早晚饭后各服 1 次。如局部皮肤大片潮红，或外布密集丘疹，红斑群集成片，灼热痒剧，可将药渣煎汤待凉后，用口罩浸透药液冷湿敷于患处，以清热燥湿止痒。

[**方解**]　本型病机由于湿热内感，侵及营血，壅搏肌肤而发。故方用龙胆草、黄芩、蚤休、炒山栀、六一散清热利湿解毒；鲜生地、赤芍、丹皮凉血活血；苦参、白鲜皮、地肤子清热渗湿，祛风止痒。

[**加减**]　使用本方应证属湿热型者方适宜。症见皮损肿胀，潮红、水疱、糜烂、渗出，并伴有胸闷、纳呆、小便短少，大便干结或溏，苔白腻或黄腻，脉滑数等。临证时，如渴喜凉饮、脉滑数，加生石膏 30g、知母 10g；瘙痒剧烈加全蝎 6g、海桐皮 15g；苔黄舌绛，血热偏盛，加玳瑁 10g；大便干结加生大黄 6～9g（后下）；药后大便溏薄加山药 18g。

按语：本方主要针对因湿热俱盛，肝失疏泄而引起的各种急性皮肤病属湿热型者，故法取清热利湿、凉血解毒、祛风止痒，使邪热清彻，则病可告愈。

典型病例

王某，女，9 岁，住院号 4785，入院日期：1983 年 6 月 7 日。

病史：患儿于 1983 年 5 月 23 日发现左下颌部结块，肿痛，伴有畏寒、发热、咽喉疼痛，于 5 月 26 日来本院外科门诊。当时体温 37.3℃，左颌下结块肿大如鸡卵，皮色不红，按之疼痛，咽喉充血，扁桃体轻度肿大。给以中药疏风清热化痰之剂内服。药后咽喉疼痛消失，左颌下肿胀反甚，体温增至 39.3℃，故于 6 月 1 日又来复诊。除继服中药外，另加服金霉素 125mg，每日 4 次，口服 2 天量。药后局部疼痛更剧，皮色转红。6 月 7 日下午 8 时许，两下肢突然发出成批鲜红斑片及瘀斑，自感轻度灼热，瘙痒，并伴有两膝关节酸楚，予当晚 9 时 30 分急诊入院。

入院时体温 37.4℃，脉搏 84 次/分，呼吸 20 次/分，血压 94/52mmHg。颈项转侧不利，甲状腺不肿大，肺部（－），心前区有Ⅰ～Ⅱ级柔和吹风样杂音，腹部柔软，肝脾未触及，四肢关节正常，膝腱反射正常，无病理反射。局部：左下颌部有一肿块约 4cm×5cm，皮色微红，按之灼热，中软有波动感，触痛明显，两大腿下 1/3、小腿及足背等处有大小不等的 100 余个鲜红色斑片，上有水疱渗出，疱内含有清亮液体，用手压之，斑疹退色，皮损边界清楚，在两足背部并有约 3cm×4cm 大小之瘀斑，压之不退色，有压痛。诊断：①多形红斑样药疹（金霉素引起）。②左下颌部急性淋巴结炎。入院后当晚，给予凉血清热、解毒利尿之剂内服。

处方：鲜生地 30g，赤芍 10g，丹皮 10g，连翘 10g，金银花 10g，草薢 12g，泽泻 10g，车前子（包）12g，制川大黄 10g，茯苓皮 12g，生甘草 3g。

当晚服第 1 剂后，次日两下肢皮损未见减轻，两膝关节仍感酸楚，左颌下痰毒波动明显，给以切开引流，仍以原方再服。第 2 日红斑颜色由鲜红转为粉红色，部分水疱结有薄痂，两足背瘀斑由紫转为青紫，膝关节酸楚消失，皮损仍有轻度瘙痒。第 3 日红斑转为淡黄色，红斑上水疱消失，灼热、瘙痒亦除。第 4 日皮疹全部消失，仅色素沉着出院。

小儿化湿汤（朱仁康）

[**组成**] 苍白术、陈皮、茯苓、泽泻、炒麦芽、六一散各 6g。

[**功效**] 健脾除湿。

[**主治**] 小儿湿疹。

[**用法**] 水煎服，日 1 剂。

[**方解**] 小儿湿疹常伴形体消瘦、面色萎黄、纳呆便溏、舌淡苔腻者，此乃脾虚湿盛之证，须以健脾除湿为大法。本方中二术、茯苓、陈皮、麦芽健脾助运；泽泻、六一散淡渗利湿，俟脾健湿除，湿疹则愈矣。

按语：婴幼儿湿疹，中医称胎瘀疮、奶癣，与脂热、乳食有关，证属脾湿心火，湿热为患。如胎前母食五辛，则儿生后易患此证。病初可以清热利湿治之；久病多为脾运不周，湿从内生而发于肌肤，当以治脾为本。盖小儿生长发育，全赖脾胃运化之精微以营养，若将养失宜，恣食口腹，脾胃积损，则健运失职而湿病生焉。故小儿湿疹，更以调理脾胃为要。过服苦寒清利之品，戕伐脾胃之气常会导致病情缠绵难愈。

典型病例

患者，男，7岁。

1979年春节前，一妇人携7岁男孩从外地来京求医。

称此儿生后不久，即患婴儿湿疹，虽经一度治愈，但反复发作，时轻时重，延缠至今，屡医少效。近半年来，日渐加重，抓痕累累，体无完肤，瘙痒，夜间尤甚，影响睡眠，精神萎靡，学习成绩不佳，素日纳差大便溏薄，诊其脉细弱无力，舌质淡、苔薄根腻，面色萎黄，肢体瘦弱。此系脾虚健运不周，湿邪外发肌肤所致。拟投小儿化湿汤5剂。

处方：苍白术、陈皮、茯苓、泽泻、炒麦芽、六一散各6g。

其母嫌药味少用量轻，疑病重药轻难以收效。出示以前所服处方，多系龙胆泻肝汤化裁之剂。朱氏告之中医治病，不在药多量重，贵在把握病机。其母犹疑，取药试服，5剂服完后，复诊时喜称药后孩儿瘙痒减轻，夜可安卧，饮食增加。效不更方，继续调治。先后共服20剂，疹消痒除，欣然返乡。

第三节　扁平苔藓

乌蛇驱风汤（朱仁康）

[组成]　乌蛇10g，蝉蜕6g，荆芥10g，防风10g，白芷10g，羌活10g，黄连8g，黄芩10g，银花10g，连翘10g，生甘草6g。

[功效]　搜风剔邪，清热解毒。

[主治]　扁平苔藓，以及慢性荨麻疹，泛发性神经性皮炎，皮肤瘙痒症，结节性痒疹等顽固瘙痒性皮肤病。

[用法]　水煎服，日1剂，2次分服。

[方解]　中医学认为本病多由风湿蕴聚，郁久化毒，阻于肌腠，气滞血瘀所致，治疗原则以搜风燥湿、清热解毒为主。故本方的组成有以下3个特点：一是用虫类药搜剔隐伏之邪，乌蛇甘平无毒善行走窜，《开宝本草》谓其"治诸风顽疾，皮肤不仁，风瘙瘾疹、疥癣"，蝉蜕甘寒灵动透发，《本草纲目》言其

"治皮肤风热，痘疹作痒"。两药配伍，相辅相成，以搜剔隐伏之邪；二是重用风药疏风透邪，荆芥、防风、白芷、羌活辛能散透，辅助乌蛇、蝉蜕使久郁之邪复从肌表外驱；三是配用黄连、黄芩、银花、连翘以清解郁热，甘草既能调和诸药，亦有清热解毒之功效。诸药相合，配伍默契，功效颇著。

[加减] 凡属风邪久羁，郁久化热之证，舌质红、苔黄而腻者均可使用本方。

按语：扁平苔藓属于中医"乌癞风"或"紫癜风"范畴，临床上典型损害可见多角形表面常有光泽之紫红色扁平丘疹，其大小从针头大至黄豆大小，往往多发，皮疹成片呈苔藓化。

典型病例

魏某，男，50岁，工人。

全身皮肤出现紫红色斑片，瘙痒已5年，从1974年开始在双下肢出现散在红斑、微痒，日渐延及胸前腰背。近2个月来，瘙痒更甚，夜难入眠。曾服泼尼松、氯苯那敏及中药未见显效。检查：全身可见散在黄豆大小紫斑点，间或融合成片，偶见血疱或水疱，抓痕累累以双下肢及胸腹为多，舌后边有瘀点、苔薄黄，脉弦滑。西医诊断：扁平苔藓；中医辨证：风邪久羁，蕴郁化热。先用生地、丹皮、赤芍、银花、连翘、白芷、羌活、白鲜皮等药以清热凉血，祛风止痒。连治半月，除血疱水疱消失，余症同前。故改用搜风清热法，投乌蛇驱风汤治之，药用乌蛇10g、白芷6g、黄连6、黄芩10g、银花10g、连翘10g、生草6g，又连服半月，瘙痒明显减轻，夜能安卧，皮损部分消退。前方加桃仁10g、红花10g以活血消斑，又治月余皮损全部消退。半年后追访，愈后未复发。

第四节 荨 麻 疹

消荨汤（任继学）

[组成] 葛根30g，桑白皮15g，蝉蜕20g，白芷10g，白鲜皮10g，栀子10g，地骨皮10g，苦参10g，竹叶10g，大黄2~3g。

[功效] 祛风止痒，清热解毒。

[主治] 风疹块成粟粒状丘疹，瘙痒难忍，搔抓成片，即西医学所称之荨麻疹。

[用法] 先将药物用冷水浸泡1小时，浸透后煎煮。首煎沸后文火煎40分钟，二煎沸后文火煎20分钟。煎好后两煎混匀，总量以250～300ml为宜，每日1剂，分2次温服。

[方解] 肺居胸中，上连气道，开窍于鼻，外合皮毛，主表，以桑白皮、地骨皮、白鲜皮清宣肺卫；蝉蜕、白芷祛风止痒；《内经》云："诸痛疮疡，皆属于心。"用苦参、栀子、竹叶清心热而利小便，使邪从前阴排出；重用葛根调理肌腠，退热散风；大黄泻火通便解毒，使邪从后阴而去。综观本方有祛风止痒、清热解毒、和调营卫的作用。

[加减] 症状以皮肤作痒为主，病因与风、湿、热有关的荨麻疹适宜本方。如风热盛疹色赤，遇热加剧，脉浮数，舌质红、舌苔薄白者，加生地、丹皮、薄荷以祛风清热；如风湿盛疹色瘀红，遇冷或受潮湿加重，脉浮缓，舌质淡、苔白腻者，加苍术、黄柏以祛风利湿；如风毒盛者（感染），身热头痛，瘙痒，局部溃破流水，脉弦数，舌质红，加金银花、蒲公英、地丁以祛风清热解毒。本方大黄用量，必须斟酌使用，随症加减。如便秘、身热、口渴、脉数，大黄可用10～30g，以荡热解毒；如大便溏，微热不渴，可酌减至2～5g，借以清理湿热。本方加减对过敏性紫癜同样有效。

按语：荨麻疹系西医学名称，中医学称瘾疹、风疹块。多由汗出当风，露外受凉，风邪袭虚，或阴虚血燥，胃肠湿热蕴结，复感湿邪而发。本病特点是以皮肤作痒为主要症状；在病因上与风、湿、热有关；在病变脏腑上与太阴脾、肺及阳明胃、大肠有关；在治疗时以祛风解毒为主；并注意衣物清洁，饮食素淡，大便通畅，定能收到良好效果。

典型病例

孔某，女，23岁，1985年2月19日初诊。

患者全身起散发性大片红色疹块，高出皮肤，遇热加重，瘙痒2年余，时轻时重，反复发作，发作时影响工作。患者无其他宿疾、营养好，体格健康，脉浮数，舌质红。此为风热袭虚所致，予消荨汤加生地15g、薄荷10g、赤芍10g，取5剂，1个月后来信告知病愈。

第五节 过敏性紫癜

消风宁络饮（曹向平）

[**组成**] 炒防风10g，炙黄芪15g，炒赤芍10g，大生地15g，炒丹皮10g，牛角腮5g，生槐花15g，炙甘草5g，红枣10枚。

[**功效**] 消风凉血，散瘀宁络，佐调卫气。

[**主治**] 肌衄（过敏性紫癜）。

[**用法**] 一般服用15剂即可。如反复发作者则须连进本方30剂。服药期间忌海鲜、辛辣食物。若发肾小球肾炎者当视具体证候按肾炎辨治。

[**方解**] 肌衄，在中医学中属血证发斑范畴。缪仲淳论血证要诀指出："宜行血不宜止血"，实寓血活瘀化之深意。本方之目的为消风凉血、散瘀宁络并举，辅以调整卫气，使其风祛瘀散络宁，血循常道而自止。方中防风为祛风主要药，可祛头面及周身之风邪，生槐花功能凉血，祛血中之风热，两药相伍共奏消风宁络之功；赤芍为清热凉血、活血散瘀之佳品，生地滋阴清热、凉血止血，丹皮功专散瘀，牛角腮为黄牛或水牛角中的骨质角髓，味苦性温，为止血祛瘀之品，疗血证之要药，上药合伍，共奏凉血散瘀之功；黄芪、炙甘草、红枣和营血，配防风更益卫气。

[**加减**] 《小儿卫生总微论方·血溢论》中所论的"血溢"，"血随经络虚处著溢，自皮孔出"当系本病。是血液溢于皮肤，黏膜之下，而出现青紫色瘀点、瘀斑，压之不退色为特征的病证。使用本方时，若伴有明显腹痛者，去赤芍改白芍15g，去丹皮加木香10g；下肢伴水肿者，加黑大豆15g。

按语：过敏性紫癜，又称"出血性毛细血管中毒症"，是一种变态反应性疾病，主要累及毛细血管壁而发生出血症状。本病多由细菌（β-溶血性链球菌）感染、寄生虫感染，食物或药物过敏等所致，好发于儿童和青年，尤以儿童居多。在中医学中属血证发斑范围，称之为"肌衄"。其因有五：一为风热袭络，脉络受损，血溢肌肤而为紫癜；二为湿热交阻，脉络灼伤，血失常道，溢于肌肤而为紫癜；三为热盛化火动血，迫血妄行，致血溢脉外而为紫癜；四为阴虚火动，内扰血分，血不循经，外溢肌肤而为紫癜；五为脾气虚弱，摄血无权，血不循经，外溢肌肤而为紫癜等等。本病以单纯型为多见。此外，尚有以关节肿痛为主的"关节型"，有以腹痛、便血为主的"腹型"，有以血尿、蛋白尿为主的"肾型"等。本病实验室检查血小板计数、出凝血时间及血块退缩时间均正常，这是与血小板减少性紫癜鉴别之要点。

消风宁络饮是以单纯型"肌衄"而拟，立法、拟方、用药皆有独到之处，是曹氏数十年临证中治过敏性紫癜之经验方，有较好之疗效。消风宁络饮，既注重了消风宁络，又重视了凉血散瘀，更重视和调卫气，以提高患者机体的抗敏能力，实乃体现了"调节整体，修复局部"的曹氏一贯治学主张。

典型病例

　　王某，女，11 岁，1985 年 11 月 6 日初诊。

　　自 7 岁时患"过敏性紫癜"，经治而愈。于今年 8 月因活动过累后，全身又出现出血性紫色斑点，关节疼痛，便血，住某医院经用激素治疗 23 天后，紫斑虽消，但腰膝关节疼痛，腹痛及大便潜血不消，舌苔薄白，脉虚大，面色白，血小板计数，出、凝血时间及血尿常规均正常，大便潜血反应阳性。处方以消风宁络饮为基础方，去赤芍改白芍 15g，去丹皮加木香 6g，另加党参 10g、地榆 10g、台乌药 6g，每日煎服 1 剂。服用 18 剂后，大便潜血转（-），腹痛及关节痛消失。泼尼松自每日 30mg 逐渐减少并停药 1 周，患者体力增加，一般情况尚好，脉象缓和，舌苔薄白。嘱其服归脾丸以善其后，追访至今未复发。

第六节　过　敏　症

过敏煎（祝谌予）

[**组成**]　防风、银柴胡、乌梅、五味子各 10g。

[**功效**]　御卫固表，抗过敏。

[**主治**]　凡过敏试验阳性者，均可采用本方。

[**用法**]　水煎，每日 1 剂，早晚服。

[**方解**]　防风辛温解表、散风胜湿；银柴胡甘寒益阴，清热凉血；乌梅酸

涩收敛，化阴生津；五味子酸甘而温，益气敛肺，补肾养阴。本方药味平平淡淡，但立方确有巧思，四药组合，有收有散，有补有泄，有升有降，阴阳并调。盖过敏性疾患，虽证情不同，但其病理则一，皆由过敏所致，系外邪侵扰之证，故治疗如过敏所致者，皆可用本方治之，体现异病同治之真谛。

[**加减**] 凡过敏试验阳性者，均可采用本方，随症加减：如过敏性荨麻疹属于风寒者，加桂枝、麻黄、升麻、荆芥；风热者加菊花、蝉蜕、银花、薄荷；血热者加丹皮、紫草、白茅根；热毒内盛加连翘、银花、甘草、蒲公英、紫花地丁、板蓝根；过敏性哮喘，常加莱菔子、白芥子、苏子、葶苈子、杏仁；过敏性紫癜，常加藕节炭、血余炭、荆芥炭、茜草根、旱莲草、仙鹤草；过敏性鼻炎，常加白芷、菖蒲、辛夷、菊花、细辛、生地、苍耳子、葛根；冷空气过敏症，常加桂枝、白芍、生姜等。

典型病例

例1：过敏性哮喘。

徐某，男，29岁。1986年11月16日初诊。

主诉哮喘10余年，经常反复发作，经某医院过敏试验阳性。确诊为过敏性哮喘，经服泼尼松、异丙嗪、氯苯那敏等西药无效，每逢感冒后发作频繁，咳喘不能平卧。胸透两肺未见异常。近1个月来，咳嗽气喘，胸闷憋气加重，舌质淡红、苔白而腻，脉滑小数。证属痰湿中阻，肺失宣降。

处方：苏子、白芥子、莱菔子、银柴胡、乌梅、防风、五味子、杏仁、百部、沙参各10g，葶苈子15g，甘草3g。

6剂后，咳喘减轻、胸胁舒适，余症好转。效不更方，原方3剂，共研细末，炼蜜为丸，每丸重9~10g，1日2~3次，每次1丸。服完后，诸症悉除，半年后随访未见复发。

例2：过敏性荨麻疹。

商某，女，26岁，1988年2月10日初诊。

全身经常起风团，瘙痒，反复发作，已1年余，经某医院确诊为过敏性荨麻疹。近几天来，风团、瘙痒加重，皮肤划痕呈阳性反应，伴有轻度腰痛，腹泻，苔薄白，脉细数。属表虚受风。

处方：银柴胡12g，五味子10g，防风12g，乌梅15g，黄芪15g，荆芥10g，白蒺藜15g，炙甘草5g。3剂。

服药后，症状减轻，续服6剂后，此疾告瘳。

按：中医称此病为瘾疹，常因过敏导致皮肤的组织小血管扩张，管壁的渗透性增加，形成局限性水肿，即风团，故用过敏煎抗过敏，再加以黄芪、荆芥、白蒺藜固表祛风获效。

例3：过敏性鼻炎。

魏某，女，52岁，1990年10月15日初诊。

患者过敏性鼻炎已三载，反复发作，颇感痛苦。1周前感冒后，至今鼻塞鼻痒，清涕不绝，喷嚏连作，苔薄白，脉细无力。五官科检查：鼻腔黏膜水肿，下鼻甲肿大，鼻道见清稀分泌物。此为肺卫不固，外邪侵袭。

处方：银柴胡15g，防风12g，五味子10g，乌梅15g，黄芪20g，炙甘草5g。3剂。

药后，嚏涕已止，稍有鼻塞鼻痒感。续守上方15剂，诸症悉失。

按：过敏性鼻炎，中医谓之鼻鼽，常反复发作，不易根治。用过敏煎抗过敏，加黄芪、白术、黄精、荆芥、辛夷扶正固表、疏风祛邪，合为益气解表，抗敏止涕。

第七节 银 屑 病

银屑汤（周鸣岐）

[组成] 白鲜皮30g，金银花（单煎）40g，连翘15g，土茯苓30g，生地30g，白茅根50g，苦参15g，防风10g，地肤子15g，丹参15g，鸡血藤25g，当归15g。

[功效] 清热解毒，活血祛风。

[主治] 银屑病。

[用法] 水煎，煮沸后改文火，继煎20分钟，每剂药可煎服2次。方中金银花宜单煎，煮沸后煎煮时间不超过10分钟，滤汁加入前汤药中同服之。

[方解] 银屑病是一种常见的容易复发的顽固性皮肤病。中医对本病早有丰富记载，多属"松皮癣""风癣""干癣""蛇虱"等病范畴。临床症状为周

身泛发红色皮疹，呈点滴状、斑块状、地图状或混合状，表面覆有银白色鳞屑，大量脱屑，皮屑易于剥离，剥离后有点状出血，新发皮疹不断出现，伴瘙痒，或见心烦口渴，便秘溲赤，舌质红、苔黄，脉数。多由素体血热蕴毒，燔灼营血；复由外感风、热、温、燥、毒诸邪，伤人肌肤，内外合邪，发为银屑顽疾。诚如《医学入门》所言："疥癣皆血分热燥，以致风毒客于皮肤。"方中白鲜皮、防风祛风解毒止痒；金银花、连翘清热解毒；生地、白茅根清热凉血；土茯苓、苦参、地肤子清热祛湿解毒；丹参、鸡血藤、当归活血化瘀，养血润燥。诸药合用，相得益彰，既可外散肌表之风毒，又能内清血中之热毒，以收攻邪祛病之功。

[**加减**] 银屑病是一种顽固性皮肤病，多呈慢性病变过程，故治疗一般以3个月为一疗程，一定要坚持治疗，不可中断，以冀全功。在使用本方时，如血热盛者，加紫草15g、生槐花30g、黄芩10g；挟有湿邪者，加茵陈20g、生黄柏15g、薏苡仁20g；血瘀重者，加赤芍15g、红花10g、莪术10g；如风盛痒甚者，加刺蒺藜30g、乌梢蛇15g、牛蒡子15g；若皮损头部甚者，加全蝎10g（研末分服）、川芎10g、藁本10g；若久病阴血亏虚，内燥甚者，加玄参20g、生首乌20g、熟地20g、生黄芪15g。

按语：银屑病的疗效与能否忌口关系甚大，有些患者疗效不明显，与其服药期间饮酒、嗜食辛辣腥膻等食物有关。尤其是部分患者对某些刺激性饮食特别敏感，食后银屑病必发作或加重，临床则更应告诫其严格忌口，方可收功。又因上呼吸道感染亦是本病诱发因素，故治疗时要预防上呼吸道感染，病重者还要适当休息。

典型病例

刘某，女，52岁。

寻常型银屑病，18年来反复发作，初冬重夏轻，以后皮损夏季也不消退，曾经多方治疗，效果均不明显。1988年2月住院，全身遍发红斑，先服凉血清热解毒之剂。

处方：生地30g，丹参15g，丹皮12g，紫草12g，银花40g，连翘15g，蒲公英30g，苦参15g，草河车15g，生甘草10g，山豆根10g。

3周后皮损变平，瘙痒减轻，苔薄舌体胖，脉濡，前方去草河车、山豆根，加补肝肾之肉苁蓉、菟丝子、白蒺藜各15g。

又服 2 个月，皮损几乎全退，仅留少数损害。苔薄舌红，脉濡细，拟养阴清热、调补肝肾兼顾：生地 30g、肥玉竹、胡麻仁各 12g，紫草 10g，白花蛇舌草 30g，补骨脂 12g，肉苁蓉 10g，锁阳 12g，以巩固疗效。

第八节 红斑狼疮

消毒灵（韩百灵）

[组成] 生地 20g，赤芍 15g，丹皮 15g，怀牛膝 15g，苦参 15g，蒲公英 20g，紫花地丁 20g，花粉 15g，当归 15g，连翘 15g，黄芩 15g，甘草 10g。

[功效] 清心火，凉血热，解热毒。

[主治] 红斑狼疮。

[用法] 先将上药用适量水浸泡 30 分钟，再放文火上煎煮 30 分钟，每剂煎 2 次，将 2 次煎出的药液混合，每日 1 剂，早晚各服 1 次。

[方解] 方中用药多偏苦寒，此为正治之法，热者寒之之意，以生地、赤芍、丹皮凉血中之热以治标。当归、牛膝活血逐瘀，引血下行。苦参、连翘清心泻火以断热之源，公英、地丁解已成之热毒，花粉、甘草生津泻火以润燥。全方共奏清心火、凉血热、解热毒之功效。

[加减] 本方适用于肝郁化热，心火内炽，血热成瘀而致的该病患者。症见：皮损为水肿性鲜红色斑片，或有瘀点、瘀斑、血疱，甲下及眼结膜出血点，甚或伴高热、烦躁，热度持续不退，神昏，谵语，抽搐，肌肉酸痛，关节疼痛，舌质红绛或紫暗，脉洪滑或洪数等。

典型病例

王某，女，24 岁。

患红斑狼疮 4 年，西药治疗无效。于 1979 年来诊，诊见面部有紫斑，唇色深红，手足干热，心烦少寐，月经提前，形体消瘦，舌质深红，脉弦而有力。服用上方 30 余剂病愈。

第九节 疔 疮

芩连消毒饮（顾伯华）

[**组成**] 黄芩10g，黄连6g，生山栀10g，制川大黄9g，野菊花10g，半枝莲10g，银花12g，赤芍9g，连翘15g，紫花地丁15g，生甘草6g。

[**功效**] 清热凉血，解毒护心。

[**主治**] 颜面疔疮，手足疔疮，红丝疔。

[**用法**] 水煎服，日1剂。

[**方解**] 本方以《外科正宗》方"七星剑"与《医宗金鉴》方"五味消毒饮"、《外台秘要》方"黄连解毒汤"化裁制方。芩连消毒饮以芩连为君，直折上焦心火；银花合野菊花为治疗之对药，连翘清上焦诸热，解毒疗疮；紫花地丁入心肝二经，凉血解毒、清热消肿，合半枝莲消解疗毒，力专功宏。

[**加减**] 颜面疔疮，每易动火，野菊花合草河车、僵蚕，有入肝经，息肝风之功；脓成者加苍耳子、桔梗、角针透脓泄毒；邪热伤阴者，去芩连苦寒，加沙参、麦冬、芦根甘寒清热；神谵昏迷，加神犀丹1粒冲服，紫雪散4.5g分3次吞服，或安宫牛黄丸2粒，分2次化服；热毒炽盛加广犀角15g、鲜生地60g凉血解毒；咳吐痰血者，加象贝母、天花粉、藕节、鲜茅根；高热痉厥加羚羊角粉、钩藤、龙齿。疔疮外治可用外科蟾酥丸磨散醋调，围敷于疔头四周，箍围聚毒，疔头上置放药制苍耳子虫并用千锤膏覆盖，疮头溃后外用二宝丹药线引毒外泄。

按语：疔疮系火毒为患，是一种急性疾病。而颜面部疔疮西医又有三角区危险标志之说，故治疗此症若不及时，往往预后不良。治疗大法：在初中期表实者，宜解表达邪，但忌用辛热之药；里实者宜用攻法，使毒从下泄，抽薪才能熄火；表里俱实者，宜表里兼顾，攻解兼施；无表里证者，宜清热解毒为主；至毒邪已经内陷，则宜大剂清心解毒，以清余邪。外用宜消肿止痛，束毒提脓。

另，疔疮初起，不能切开及针挑，也不能妄加挤压，不然可能造成疔毒扩散走黄。疔疮病发有全身症状时宜卧床休息，饮食忌荤腥发物及甜腻食品，更忌饮酒及辛辣，应多饮水、瓜汁、菊花露等。患部应防护，避免碰跌损伤而致毒邪扩散入营。

典型病例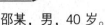

邵某，男，40岁。

初诊：颧骨疔毒走黄，疮顶低陷，紫黑无脓，坚硬木痛，头面皆肿，左眼突出，身热气盛，神昏谵语，口干引饮，舌苔灰黄，脉象弦数。平素喜食厚味，蕴结阳明，火毒上攻，症势严重。

处方：犀角（研粉冲服）3g，鲜生地30g，粉丹皮10g，赤芍12g，大青叶10g，川连3g，地丁18g，野菊花10g，生石膏30g，草河车10g，银花20g，连翘20g，甘草3g，皂角针2g，外科蟾酥丸5粒（吞）。

外用：拔疔散加疔疮虫（苍耳子草中的蛀虫），放在红膏药中贴于疮口上，再用芙蓉叶粉30g，鲜菊花叶连根打汁调，放四周肿处，干则用汁润。

复诊：昨服上方及佐以清解托毒之法后，颧骨疔漫肿较聚，疮顶渐起，但依然无脓，坚硬木痛。热度已减，神志略清，惟手足蠕动，时有泛恶，大便不爽。脉弦洪数，苔黄中灰，此火毒扰动肝阳，防其攻心。再与原法加平肝通腑之品。

处方：犀角（磨粉，吞服）3g，羚羊角（磨粉，冲服）1.5g，鲜生地30g，丹皮10g，赤芍12g，大青叶10g，地丁草18g，野菊花10g、生大黄（后下）10g，川连3g，银花20g，生甘草3g，皂角刺2g，外科蟾酥丸5粒（吞）。

外敷药：同初诊。

三诊：连进上方后，颧骨疔根盘逐渐收缩，疮顶渐高，尚未得脓，坚硬作痛。身热渐退，神志也清，便下色黑。苔腻渐化，脉象弦数。证有转机，原方出入。

处方：犀角（磨粉，吞）2.5g，鲜生地30g，粉丹皮10g，赤芍12g，川连3g，紫地丁18g，野菊花10g，半枝莲10g，银花20g，连翘15g，皂角针2g，生甘草3g。

外敷药：用红膏药加疔疮虫2条，贴于疮口上。敷药照前法。

四诊：颧骨疔根束顶高，得脓不多，肿痛已减，热度也退，能进饮食，惟夜寐不安，苔化舌红，脉象弦数。热伤津液，拟生津解毒。

处方：鲜石斛 18g，鲜生地 18g，粉丹皮 10g，地丁草 12g，蒲公英 12g，赤芍 10g，银花 15g，连翘 15g，山栀 6g，朱茯神 15g，辰灯心 2 束，甘中黄（包）3g，卷心竹叶 20 片，鲜芦根（去节）30g。

外敷药：用九黄丹放在膏药中，贴于疮口。

五诊：颧骨疔得脓较多，腐肉取出，肿退痛止。左眼突出已经收缩，纳食也香，能安寐，脉息渐平，舌红稍润。原方出入。

处方：鲜石斛 24g，鲜生地 18g，麦冬 18g，银花 10g，连翘 10g，赤芍 10g，地丁草 12g，蒲公英 12g，粉丹皮 10g，竹叶 20 片，鲜芦根（去节）30g，甘中黄（包）3g。

外敷药：同四诊，日换一二次。

六诊：颧骨疔腐肉已化，新肌渐生，脓水也少，肿消痛止，清解余毒。

处方：小生地 12g，麦冬 10g，天花粉 12g，紫地丁 12g，蒲公英 10g，土贝母 10g，银花 10g，连翘 10g，赤芍 10g，甘中黄（包）3g，鲜芦根（去节）30g。

外敷药：仍用原法。

六诊之后，诸症已除，惟疮口未收，乃以本方加减调理而愈。

按：本例症势严重，非用大剂清心解毒、兼施攻下之法，则不能克敌制胜。综观之，顾氏既恒守治疗原则，每诊又对症用药丝丝扣入。

第十节 脱 发

生发饮（周鸣岐）

[组成] 生地 20g，熟地 20g，当归 20g，侧柏叶 15g，黑芝麻 30g，制首乌 25g，旱莲草 20g。

[功效] 滋补肝肾，乌须生发。

[主治] 脱发及须发早白。

[用法] 先将药物冷水浸泡约 1 小时后即行煎煮，煮沸后改文火，继煎 30

分钟，每剂药可煎服 3 次。

[方解] 脱发是由多种原因导致精血不能畅荣毛发所致。追其源，盖因肾藏精，其华在发，肝藏血，发为血之余，是以脱发与肝肾二脏关系最密切，当为临床调护之重点。方中制首乌、熟地黄、黑芝麻，皆入肝肾二经，以滋补肝肾、生精养血，为生发乌发之主药，治斑秃尤为必不可少之品；旱莲草、生地黄滋阴清热，助养血生发之能，为方中辅药；当归祛瘀生新、养血活血，以其温通之性，以助滋养药物畅荣毛发；侧柏叶为"补阴之要药"，其性多燥，久得之，最益脾土，大滋其肺，能生须发，并可防前药过于阴柔滋腻碍脾之弊，同为方中佐使。诸药合用，相辅相成，共收补肝益肾、益精养血、乌须生发之功。

[加减] 脱发是常见皮肤病。临床上最常见的是斑秃和脂溢性脱发。斑秃症状为头发迅速脱落，呈圆形或不规则形，少数人头发可全部脱落称全秃；脂溢性脱发症状为头皮多屑多油，瘙痒明显，前额及头顶部头发稀疏变细，逐渐脱落。此皆为本方使用范围。若肝肾亏虚甚者多为斑秃，加枸杞20g、菟丝子 20g、女贞子 20g、五味子 10g；风盛血热者多为脂溢性脱发，去熟地、黑芝麻，加蝉蜕 10g、白鲜皮 20g、地肤子 10g、苦参 15g、丹皮10g、川芎 10g、蜈蚣 3 条（研末服）；兼气滞血瘀者，加红花 10g、桃仁10g、赤芍 15g、鸡血藤 30g。

按语：精神紧张、焦虑及过度操劳是脱发的重要原因，故治疗脱发一定要调摄情志，注意休息，避免过劳。斑秃患者病变局部可配用生发酊或生姜涂擦；脂溢性脱发要忌辛辣油腻食物及烟酒，并保持大便畅通。

典型病例

田某，女，23 岁，1984 年 7 月 2 日初诊。

去年 6 月发现脱发，每晨理发时就有很多头发脱落，头皮多而痒，牙龈易出血，心跳心慌乏力，饮食不佳，二便尚可，舌质稍红净无苔，脉细滑无力。证属"肝肾不足，荣卫失调"，治宜"调补肝肾，养荣凉血"法。

处方：生熟地各 20g，白芍 10g，何首乌 10g，当归 12g，丹参 12g，栀子 10g，丹皮 10g，生侧柏 10g。

上方加减服 15 剂后头发不再脱落，又拟人参归脾丸善后。

第十一节 尖 锐 湿 疣

消疣汤（彭显光）

[**组成**] 土茯苓 30g，黄连 10g，黄柏 15g，山慈菇 15g，虎杖 15g，败酱草 20g，桃仁 10g，牛膝 10g，赤白芍各 15g，穿山甲 10g，赤小豆 10g，白术 15g，甘草 6g。

[**功效**] 清热解毒，化浊利湿，活血化瘀。

[**主治**] 肛门尖锐湿疣。

[**用法**] 穿山甲先煎 30 分钟，再放入其他药煎 20 分钟，去渣留汁内服，每日 3 次。

[**方解**] 土茯苓甘淡，入肝胃，气薄味浓，走表达里，善升提搜毒外泄，渗湿利导以攻毒邪，能清血毒，剔毒邪，清毒疮，除痈肿为本方主药；辅之以黄连、黄柏、虎杖、败酱草清热燥湿，泻火解毒；山慈菇消肿、散结、化毒疾、解毒，治痈肿疔毒；赤芍、桃仁、牛膝、穿山甲等活血消瘀，消肿排脓止痛；赤小豆利水消肿，解毒排脓，为补利兼施之渗湿药；白术、甘草健脾益气，燥湿解毒。故诸药合用有清热解毒、化浊利湿、活血化瘀之功效。

[**加减**] 临证如伴大便秘结者可加熟大黄 12g、大枳实 12g。

外用洗疣汤：苦参 30g，银花藤 30g，川椒 20g，马齿苋 20g，五倍子 30g，乌梅 20g，白僵蚕 20g，黄柏 30g，白鲜皮 30g，明矾 15g，煎汤每日早晚熏洗 1 次，继用鸦胆子末配凡士林外敷，则效果更佳。

按语：肛门尖锐湿疣是发于肛门周围表浅皮肤的小赘生物。彭氏认为该病的发生主要是湿热毒邪壅滞，浊瘀互结于肛门所致，故予此方治之。患者痛苦少，病程短，无复发，收效颇佳。

典型病例

患者杨某，男，37 岁，技术员。

因肛缘潮湿瘙痒 1 年，异物感 1 个月入院。自诉 1 年前无明显原因，肛门周围潮湿、瘙痒，未作任何治疗。1 个月前发现肛门异物突起，生长迅速，肛门部奇痒难忍，分泌物多，黏稠而臭，轻微刺痛。素日嗜好烟酒。检查：舌质淡红、苔黄厚腻，脉滑数。膝胸位：肛门周围满布灰白色米粒状物，其中3~6点有拇指大小菜花状突起物，分泌物多，呈红黄色，恶臭。病理检查：良性乳头状瘤，诊断为肛门尖锐湿疣。证属下焦湿热、浊瘀壅滞，治以清热解毒、化浊利湿、活血化瘀之法，予消疣汤内服3日，洗疣汤熏洗3日后，肛门刺痛及瘙痒明显减轻，分泌物减少，故续用内服方，熏洗方各10剂，并用鸦胆子末配凡士林外敷。7天后肛门周围米粒物脱落，其中最大的菜花状物明显缩小，为了缩短疗程，予手术切除，1周后痊愈出院，追踪3年无复发。

第六章 五 官 科

第一节 结 膜 炎

茵陈防己汤（朱洪文）

[**组成**] 茯苓皮 10g，茵陈 12g，防己 12g，薏苡仁 30g，防风 10g，白芷 10g，地肤子 30g，金银花 12g，连翘 12g，鱼腥草 30g，焦山栀 6g，乌梢蛇 15g，老鹳草 20g。

[**功效**] 祛风除湿，清热解毒止痒。

[**主治**] 春季卡他性结膜炎及一切过敏性眼炎、眼睑湿疹等。

[**用法**] 水煎服，1 日 1 剂。

[**方解**] 茯苓皮、茵陈、防己、苡仁除湿利水；防风、老鹳草、乌梢蛇等疏风除湿；连翘、焦山栀、鱼腥草清热解毒；白芷清热止痒。

[**加减**] 使用本方时，要因症而用，随症加减。若痒甚者，加苦参 12g；睑皮湿烂、体壮者，加石膏 30g。

按语：本病为一种季节性过敏性眼结膜炎，其眼部表现类似中医的"目痒症""椒疮"或"粟疮"症等。《审视瑶函》中的"时复症"，所载症状也与此相似。多为双眼发病，常见于春夏季节，秋凉时好转，儿童及青少年多见，中年偶有患者。其病愈后不留痕迹，一般认为是对热或某些物质过敏。临床上多以脾肺湿热外夹风邪，即脾肺风热夹湿毒所致。治以祛风除湿、清热解毒，常能获效。

典型病例

余某，女，5 岁，1987 年 2 月 23 日初诊。

家属代诉，眼红，发痒，反复发作 2 年。病史：2 年前春天，患儿眼红发痒，经用抗生素眼药水以及可的松眼液点眼后症状缓解，经年反复发作，不能治愈。此次发作，发痒，畏光，流泪较前更甚，眼分泌物呈丝状，已半月余。

检查：双眼结膜充血呈暗红色，睑结膜可见扁平状大小不等的乳头，边缘清晰，角膜缘无血管翳，此可与沙眼区别。

诊断：春季卡他性结膜炎。此为脾经湿热蕴结，外感风邪，风热湿毒相搏所致。

治以祛风除湿，清热解毒。以茵陈防己汤服10余剂，痒止红退，2年来未复发。

第二节　口腔疾病

牙痛得效方（陈谨）

[**组成**]　生地15～30g，怀山药15g，杭萸肉6g，云苓10g，泽泻10g，丹皮12g，丹参30g，骨碎补15g，银花12g。

[**功效**]　养肾清肾固齿，滋阴降火。

[**主治**]　各种牙痛。

[**用法**]　每日1剂，早晚各一煎，食后服。

[**方解**]　本方以肾主骨，齿为骨之余的理论为指导，制治牙病须以治肾为主乃能固齿的治疗原则，组方以六味地黄丸为基础而成。方中六味地黄丸养肾清肾固齿、滋阴降火以治其本。骨碎补益肾气，降浮火，强筋骨，疗齿痛，治牙齿松动，为治牙痛之要药。丹参去瘀生新，用以行瘀血，除血热，消邪定痛，与既清气分又清血分清热解毒之品银花相伍，其效益彰。

[**加减**]　症见牙齿隐隐作痛或微痛，牙齿浮动，咬物无力，午后疼痛加重，兼见眩晕耳鸣失眠，咽干舌燥，腰膝酸痛，五心烦热，舌质红嫩、无浊苔，脉细数者，可投以本方，兼有外感风热之邪者，重用银花，加连翘、知母、生石膏。另外，服药期间应忌烟、酒、辛辣等对口腔有刺激的食物。

按语：牙痛是一种常见病、多发病，虽然不至于危及生命。却也是"痛起来要命"。临床上以风火牙痛和虚火牙痛为多见。虽本方以治肾固齿为要而统治各种牙痛，但其方药组成仍以治虚火牙痛贴切。其他各种牙痛仍须辨证施治。

胡连汤 (许公岩)

[**组成**]　胡黄连 12g，当归 10g，生甘草 12g。

[**功效**]　推化湿浊。

[**主治**]　口腔糜烂、持续不断或长期反复发作，舌苔厚腻或黄腻，大便不爽等。

[**用法**]　水煎服，日 1 剂，早晚 2 次服。

[**方解**]　胡黄连苦寒，清热燥湿力强，依消化道长期水肿之病理，取其燥湿力大之特性，用以化湿消肿，则水湿即去。又以其服后有里急腹痛感觉，故辅当归、生甘草权为缓解，则腹痛即减。待肿消水去，疮面即行愈合。

[**加减**]　本方适宜于因湿浊蕴结于肠胃，气机不畅所致的湿浊内阻之证。凡患者素嗜茶酒，积湿较甚而致口舌生疮，大便干燥不爽，均可使用本方。若舌苔白厚腻，可加泽泻 30g，以驱除蕴积之水；若其人下唇红肿或舌质红，可加公英 15g；痰涎壅盛，则加入半夏曲 15g、桔梗 12g；脾湿偏重者加苍术 12g；如服后腹泻不畅，可酌情胡黄连加量至 15g，直至口疮愈合。大便转为正常，则说明水肿已消。口疮根除后，须严加忌口，不饮茶酒，不食生冷，以防反复。

按语：本方系长期临床实践所创，主要取胡黄连苦寒，走血分，善除湿热，厚肠胃，解毒邪，消肿痛之力；当归与之配合似有"连芍白头翁汤"之义，其效验可明矣。

典型病例

赵某，男，33 岁。

现病史：患口腔溃疡 8 年，口腔黏膜及舌面经常多处溃烂，伴有疲乏身重。近来口舌溃疡加重，连续不已，经服多种中西药均无起色。现口疮影响进食，舌面及口腔黏膜多处溃烂，脉沉滑。

辨证：寒湿伤脾，积湿滞肠。

治法：健脾化湿，推降导滞。

处方：苍术 10g，麻黄 6g，胡连 10g，生甘草 10g，当归 10g。

此药服 7 剂后，口腔溃疡痊愈。经访，至今未复发。

养阴清热汤（徐治鸿）

[**组成**]　生地 15g，熟地 15g，白芍 12g，天冬 10g，麦冬 10g，黄芩 12g，丹皮 12g，玄参 12g，栀子 10g，桔梗 12g，山药 12g，地骨皮 12g，女贞子 12g，生甘草 12g。

[**功效**]　滋阴清热。

[**主治**]　复发性口疮，口腔扁平苔藓，干燥综合征，白塞综合征，盘状红斑狼疮属阴虚火旺型者。除局部病损外，常伴有口燥咽干，口渴喜冷饮，头晕目眩，心烦急躁，手足心热，失眠多梦，腰膝酸软，便干尿黄，舌质偏红或舌尖红、舌苔薄黄，脉细弦或细数等症状。

[**用法**]　水煎服，日1剂，分2次服。

[**方解**]　本方由六味地黄汤和甘露饮化裁而成。以生熟地、女贞子、二冬补益胃肾之阴，润肺生津，养血填精，滋阴凉血；黄芩、栀子苦寒清热燥湿，降火除烦；丹皮清肝胆之火，凉血活血；山药补脾益肾；白芍柔肝养血；玄参滋阴降火，解毒散结；桔梗清热利咽，载药上行；地骨皮清热凉血，透除虚热；生甘草清热解毒，调和诸药。

[**加减**]　临证时可选用生龙骨、生牡蛎以加强平肝潜阳收敛之功；知母、黄柏加强滋阴降火之力，并清中下焦之热；或加茯苓、泽泻以增加健脾淡渗利湿之效；加升麻升举清阳并解毒。

按语：本方养阴与清热相辅相成，滋阴血而清热，阴得滋而火降，液得润而燥除，滋阴与清热并施，功可扶正祛邪，攻补兼施。实验证明，滋阴与清热药均有一定的抑菌抗炎作用，可增强巨噬细胞的吞噬能力。滋阴与清热合用，其作用又可优于单独滋阴或清热。因此，滋阴清热不只直接作用于病邪所在，清除病因缓解症状，而且可以增强机体抗病和修复能力；是攻补结合、标本兼治的一个有效的方法。

典型病例

王某，男，31岁，工人，入院日期1988年2月1日。

初诊：自诉3年前夏季，阴部和肛周发痒，以后生殖器处溃烂疼痛，经某医院服维生素 B、C 等而痊愈。之后，每隔几个月发作一次，且伴有口腔黏膜溃疡，两手背大小形状不同的红斑。曾在我院门诊，诊断为"白塞综合

征"，服中药痊愈。3 日前又发作，伴有食欲减退，口燥咽干，大便不畅，心烦急躁，失眠多梦，头晕目眩。

检查：口腔黏膜有溃疡数个，多 0.3cm×1cm 左右，上覆白色腐物，四周红晕。阴部有 0.18cm×0.8cm 溃疡数个，四周色素沉着。两手背散发十数个大小不同、形态多样的红斑。苔薄黄、舌尖红，脉滑数，心脾积热，肝胃火旺，有灼津伤阴之象，拟养阴泄热，保存津液，清肝胃火，利二便，祛脾湿。

处方：鲜生地 15g，黑玄参 12g，金石斛 10g，川黄连 4.5g，炒黄柏 10g，肥知母 10g，生石膏 20g，丹皮 10g，白芍 10g，制大黄 10g，泽泻 10g，生甘草 6g。水煎服，日 1 剂。

外用：①青吹口散油膏搽唇部。②苦参 90g、地肤子 15g，每日 1 剂，水煎外洗生殖器及手背脓点处。

二诊：1988 年 2 月 8 日。口腔黏膜、生殖器溃疡基本愈合，仅唇部尚有点状糜烂。脾热未清。仿前方减其量。

处方：鲜生地 10g，黑玄参 10g，金石斛 10g，肥知母 10g，黄柏 10g，银花 10g，连翘 15g，黄芩 10g，生苡仁 10g，生甘草 3g。

外用：青吹口散内搽唇部。

又经 1 周，痊愈出院。后随访 2 次，愈后未发。

第三节　咽喉疾病

清咽解毒汤（吕同杰）

[**组成**]　生地 30g，元参 24g，麦冬 30g，黄芩 15g，板蓝根 45g，白芍 15g，丹皮 15g，蝉蜕 15g，薄荷 6g，甘草 6g，山豆根 15g，桔梗 9g，牛蒡子 15g，浙贝 15g。

[**功效**]　养阴清热，泻火解毒，消肿止痛。

[**主治**]　急性咽炎、扁桃体炎。

[用法]　水煎2次分服，日1剂，病重者可日服2剂。急性扁桃体炎、咽炎等一般1~3剂即愈。小儿或年老体弱者酌减剂量。

[方解]　方中重用生地、麦冬、元参等养阴泻火；黄芩、丹皮、板蓝根清热凉血解毒；蝉蜕、薄荷轻扬上行，疏风散郁；桔梗、牛蒡子、浙贝、山豆根等宣肺利咽、消肿止痛，直达病所；白芍、甘草酸甘化阴，缓急止痛。

[加减]　本方以吕氏多年临床经验结晶，即"治热首求救阴"的理论所创制。其认为急性扁桃体炎、急性咽喉炎及白喉等属外感热病或阴虚感冒、热毒炽盛所表现者，多系邪毒内侵、消烁阴津、水亏不能制火之缘故。运用本方时，若素体阴虚，起病急骤者，多属虚火上炎，可加肉桂2~3g以引火归元；若脾胃素虚，不耐寒凉者，亦可稍佐肉桂或干姜。

按语：本方经药理实验研究，结果表明：对由伤寒、副伤寒甲乙三联菌苗所致的家兔发热，有明显的解热作用；对甲型链球菌、乙型链球菌、金黄色葡萄球菌、白色葡萄球菌均有抑制作用，高浓度时对肺炎球菌、脑膜炎球菌也有抑制作用；对炎症的渗出、水肿有抑制作用，可改善症状。

典型病例

高某，女，3岁。1990年2月3日初诊。

高热3天，体温持续在38.5~39.5℃，咽痛，口渴，进食时哭闹，睡眠不安，舌红苔黄而干，脉细数。咽部充血，双侧扁桃体Ⅱ°肿大无化脓，血常规：白细胞15×10^9/L、中性粒细胞0.78、淋巴细胞0.22。曾服用"感冒清""板蓝根冲剂""麦迪霉素""螺旋霉素"等不效，遂改用清咽解毒汤，日1剂，分2次服，1剂热退，3剂余症悉除。

丹栀射郁汤（耿鉴庭）

[组成]　牡丹花瓣10g，栀子花10g，射干10g，郁金10g，连翘10g，七叶一枝花12g，甘草6g，枇杷叶12g，陈萝卜缨12g。

[功效]　通经络，活血脉，行水理气。

[主治]　急性关下喉痹（急性会厌炎）。

[用法]　上方用冷水浸泡后煎服，煎时以水量淹没全药为度，细火煎煮2次，首煎30分钟，二煎15分钟，取汁为300ml，分2次服用。

[**方解**]　此方以牡丹花瓣、栀子花为主，重在入心包与三焦，但需用红色牡丹花瓣与栀子花。如一时无着，可用丹皮与栀子。取射干、郁金为辅，主在散结开郁，射干取金黄色长杆者为佳，郁金则需用川郁金；连翘、七叶一枝花为佐，连翘入心，长于清热败毒，七叶一枝花入肝，但以去脓、解毒为优；甘草、枇杷叶、陈萝卜缨为使，甘草和中，调和诸药；枇杷叶走阳明入太阴，止呕下气，定咳消痰；陈萝卜缨，经特殊炮制后亦能下气消痰。数者配合，可起散肿解结、清理食道之作用。若一时不能解，可先用金锁银开，漱喉、通血脉、消水肿。亦可加前胡、马勃之类，以通窍散结。此方本非耿家所制，乃来自东阿刘氏，每年春夏之交，受当地刘老医家指定，采此药数种，及红牡丹花瓣、栀子花、射干（金杆蝴蝶花根）、陈萝卜缨等。知之既久，乃以秘不传人之法，告其先始祖，即丹栀射郁汤之来源。但不固定，直至其先伯祖始固定成为这一形式，毕竟能生卓效。

本方之有效适应证为：凡急病而不肿者，其肿必在关下，水谷难于吞咽，即是轻者也有爬坡之感，重者则不能下咽。

典型病例

侯某，男，40岁，颐和园保卫处干部。于1989年4月5日就诊。

患者主诉，4日晚5点左右，咽有疼痛及堵闷感，咽物困难。晚10点急诊治疗，确诊为上呼吸道感染，给予抗生素治疗。按医嘱服用。至5日晨，咽部疼痛及堵闷感加剧，家属用鸡蛋冲汤、患者不得下咽。上午9点来此就诊，除述有以上症状，尚有恶寒、脉象两寸均大、舌苔黏厚。诊查咽部不见病变，及查至关下，会厌部红肿，间有水肿，即诊为急性会厌炎，乃出丹栀射郁汤。因恶寒加豆豉；炎症重，故加金莲花、金果榄、藏青果。同时命其单位做好抢救准备，以防突变。次日清晨大见好转，遂加马勃、通草，服3剂后即告痊愈。3日后检查症状全部消失，经随访至今未见反复。

金灯山根汤（张赞臣）

[**组成**]　挂金灯4.5~9.0g，山豆根4.5~6.0g，嫩射干3.0~4.5g，牛蒡子4.5~9.0g，白桔梗3.0~4.5g，生甘草1.5~3.0g。

[**功效**]　疏风化痰，清热解毒，消肿利咽。

[**主治**]　急性喉痹、乳蛾、喉痛、喉风、咽喉肿痛（咽部各种急性感染）。

[**用法**]　上方诸药以清水 600ml，浸泡 20 分钟后煎，每剂煎 2 次，共取汁约 300ml，待药稍凉后分 2 次服用，以饭后 1～2 小时缓缓咽下为宜。

[**方解**]　本方以挂金灯、山豆根为主药，两者皆性味苦寒，挂金灯亦名锦灯笼，善清肺胃之热，为消喉肿、止喉痛之要药；山豆根对咽喉红肿疼痛亦具良好的清热解毒、利咽消肿作用；再辅以牛蒡子、射干疏风散热、化痰利咽；桔梗宣肺利咽，为手太阴之引经药，咽喉系肺胃上口，借其升扬之力，可引药力至病所而奏速效；配甘草调和诸药，亦起甘缓利咽止痛作用，符合《内经》"病生于咽喉，治之以甘药"的原则。

按语：运用本方时，若遇畏寒发热、脉浮数、表邪重者，加荆芥、薄荷、蝉蜕；痰涎多、苔浊腻者，酌加僵蚕、瓜蒌皮、地枯萝；身发高热，邪热炽盛者，酌加川连、黄芩、山栀、银花；口干舌红，苔少或剥，属阴虚火旺者，酌加生地、元参、麦冬；大便干涩不爽者，酌加瓜蒌仁、火麻仁、芦根；肝经火旺者，酌加冬桑叶、白菊花、生白芍等；咽喉红肿甚者，酌加赤芍、丹皮；热毒久壅，脓成未溃者，酌加皂角刺、芙蓉花；惟见舌苔黏腻，痰多中满者，甘草以少用或不用为宜；便溏者，射干、牛蒡子不宜多用。

养阴利咽汤（张赞臣）

[**组成**]　大白芍 9g，川百合 10g，南北沙参（各）10g，天花粉 9g，白桔梗 4.5g，生甘草 2.5g，嫩射干 4.5g。

[**功效**]　滋养肺胃，清热利咽。

[**主治**]　阴虚喉痹（慢性咽喉炎）。

[**用法**]　水煎服，日 1 剂。

[**方解**]　咽喉是肺胃之门户，肺胃阴虚往往引起喉痹，出现咽部异物梗阻感、咽红干燥作痛、音哑等证候，故方中滋养肺胃阴液之南北沙参、川百合、天花粉等就成为治疗本病的主药；而桔梗、甘草、射干乃治咽喉部位之要方要约；方中白芍一味，虽不入肺胃二经，而其味苦酸，与甘润之品相配，可增加敛阴养津之力。此外，治疗阴虚喉痹要避免使用辛燥伤阴耗津之品，益气不可升阳，健脾不用温燥，这对素体阴虚者，尤应注意，故用药总在甘寒清润、酸甘敛阴、养胃生津的范围，以缓缓图功。

[**加减**] 如喉头无痰而音哑者，加玉蝴蝶、凤凰衣、藏青果润肺开音；头晕目眩者，加稽豆衣、嫩钩藤、杭菊花以平肝益阴；两目红丝缠绕者，加粉丹皮、杭菊花凉肝明目；失眠者，酌加炙远志、淮小麦、合欢花、忘忧草养心安神；胸闷者，加广郁金、麸炒枳壳、野蔷薇花理气解郁开胸；痰黏喉头，加川贝粉、地枯萝，以清化痰热；纳少、腹痛者，加广木香、土炒白术、台乌药理气健脾和中；肾虚遗尿者，加益智仁、制首乌、山萸肉益肾养阴；大便干燥者，选加瓜蒌仁、制首乌、桑椹子滋阴润肠通便；咽部嫩红、赤脉纹粗面色红者，加粉丹皮、赤芍清热凉血，并配制球黄青吹口散、珍珠、牛黄、薄荷叶、尿浸石膏（煅、水飞）、人中白（水分）、老月石、天竺黄、川连、西瓜霜、冰片、飞青黛、生甘草，诸药适量，共研极细末，吹喉。咽底壁结节色淡而肥厚者，加生苡仁、茯苓、泽泻等淡渗利湿；对阴虚喉痹恢复期患者，常用珠儿参、白桔梗、生甘草、嫩射干等药适量，以开水泡，代茶常饮之，巩固其疗效。

按语： 以咽部异物梗阻感、咽干、咽痛和声音嘶哑乃是阴虚喉痹，亦即西医学所谓"慢性咽喉炎"相近似的主要临床表现。咽部异物梗阻感，与"梅核气"相近似，多由肝气郁结所致。若兼有痰黏难咯或痰厚色黑成块，则属痰阻。咽干作痛之证，每于午后或夜间为甚者，多系阴液不足之故，应结合其他见症进行辨证，若语声无力，动则气急，属肺阴虚挟有郁热；兼见纳少，食后脘腹满闷或大便溏泻者，为脾胃失运，津液不得上承；见有头晕目眩，两目红丝缭绕的，属阴虚肝旺。声音嘶哑者，多属肺热阴亏，亦有的兼见痰堵喉头，为痰热互阻所致。失眠者，为心神不宁。大便干者，为阴液不足，腑气失于滋润。至于咽红总归于火，不过其色暗红者属虚火，鲜红者属实火。红点又称"小瘰"，赤脉又叫"哥密纹"。哥密纹粗而色鲜红者，属虚火与实火相参；纹细而色暗红者为虚；小瘰细而色红者属虚火上炎；小瘰形大，斜视之如水晶泡状，其色透明者，往往挟湿。若是咽底壁结节色红而高实者，为火盛；色淡而肥厚者，为痰湿内阻。这些对辨证用药有一定的参考价值。

参梅含片（干祖望）

[**组成**] 沙参100g，元参100g，乌梅100g，生地100g，花粉100g，薄荷60g，甘草30g（以上一料，可供半个月用）。

[**功效**] 养阴生津，润咽止痛。

[**主治**]　慢性咽炎及干燥综合征。

[**用法**]　采用片剂制备工艺，将以上诸药制作成片剂，约150片左右，瓶贮待用。虽无明确失效期，但最好不超过1年。

此药为含化剂，每次含1片，随它化为水液，慢慢吞咽，每天6～10片。

[**方解**]　此方源于《温病条辨》的增液汤，取其滋养肺肾、生津增液。但原方仅仅有利于急性病的"劫津"，对慢性病的"耗液"作用不大。于是辅以乌梅，其味酸，能强力收敛生津，此正补"耗液"的需要。而且还有抗菌、抗过敏作用，更适合于慢性咽炎。喉科曾有盐梅一方，方中加以改进以适今用。取用元参清燥热而利咽，薄荷疏风热而利咽，花粉消痰结而利咽，甘草调味而利咽。诸药合用，直达病所，相得益彰。

按语：中医中药讲究辨证论治，一味成药，面面应付，势难兼顾。考慢性咽炎有肾亏者、肺怯者、脾衰者、五志之火者，不一而足。成药是无法加减的，好在食药同源，在用药的同时，佐以食疗法来弥补：属肾亏者，可吃核桃，每天3个，临睡前生吃；肺虚者，可吃百合汤或白木耳；脾虚者，用山药粉与白米以1：3比例煮粥吃，甜、咸均可；五志之火者，可吃绿豆粥或绿豆汤。

第七章 肿　瘤

加减参赭培气汤（段风舞）

[**组成**]　生赭石 15g，太子参 10g，生怀山药 15g，天花粉 10g，天冬 10g，鳖甲 15g，赤芍药 10g，桃仁 10g，红花 10g，夏枯草 15g，生黄芪 30g，枸杞子 30g，焦山楂 30g，泽泻 15g，猪苓 15g，龙葵 15g，白英 15g，白芍 10g，焦六曲 30g，三七粉（分冲）3g。

[**功效**]　调气，化瘀，利水。

[**主治**]　肝癌。

[**用法**]　水煎服，视病情增减日服量。

[**方解**]　段氏认为，肝癌一病是由于长期情志不舒，肝郁气滞，血行不畅，致使瘀血内停所致。瘀血阻滞气机，进一步加剧血瘀，瘀久则水湿内停，水瘀互结、阻塞脉络，而成痞块、积聚。或因肝郁化火，或因嗜酒无度，湿热毒邪内生，阻塞脉道，瘀血内停，水毒内生，水瘀互结，痞积而成。所以治病求本，需调气、化瘀、利水，使瘀血去水湿利而气调积消。

方中生赭石生新凉血，镇逆降气，祛痰止呕通便，引瘀下行；太子参、山药培中养胃，防止开破之药损伤脾胃；用天冬、花粉，其药理实验既有抗癌作用，且能护胃液，以防开破之药其力猛峻；桃仁、红花、鳖甲、赤芍活血化瘀，消肿止痛兼以通络；泽泻、猪苓利水化瘀；生芪、枸杞益气滋补肝肾；焦山楂、焦六曲健脾和胃；龙葵、白英清热解毒，凉血利尿。

[**加减**]　有黄疸者，加茵陈 30g；有腹水者，加商陆 10g、牛膝 10g、大腹皮 10g；局部疼痛剧烈者，加郁金 10g、延胡索 10g、凌霄花 15g、八月札 10g；腹胀甚者，加大腹皮 6g、厚朴 10g、木香 6g；呕逆者，加旋覆花 10g、柿蒂 10g；口干渴甚者，加沙参 10g、麦冬 10g；大便干燥，数日不行者，加瓜蒌 20g、郁李仁 12g。

按语：据有关资料统计，死于肝癌者，绝大多数与乙型肝炎病毒（HBV）

感染有关。所以，积极防治乙肝，尤其切断乙型慢性活动性肝炎（慢性活肝）向肝癌发展是治疗上的突破口。通过中医治疗如果湿热蕴结不致化生痰瘀、脾肾两虚不致三焦水道不通，则"痰、瘀、水"三者不致互相成为"瘀积"，最终不能形成肝癌。

典型病例

冯某，女，56 岁，门诊号 46675。

据述有肝肿大史，曾怀疑慢性肝炎及胆囊炎，后因反复发热，肝区作痛而来院就诊。体检：肝肋下 8cm，剑突下 11cm、质硬表面不光滑，左锁骨上可扪及淋巴结。1988 年 7 月 22 日同位素扫描提示：肝大，肝左右叶间占位病变。超声波示：肝明显肿大，以左叶为主，肝波较多，肝右叶较密微波，剑突下较密微小波，伴囊状 2 束。9 月 28 日查甲胎蛋白火箭电泳，定量大于 1000μg/L，碱性磷酸酶大于 51 单位。拟诊：原发性肝癌，可能由慢性肝炎发展而来。

治疗经过：1988 年 5 月 18 日初诊，主诉数年前因丧偶，长期抑郁，经常有胁隐痛，近来反复发热，体温常在 38～39℃之间，纳谷不香，神疲乏力，化验转氨酶 76 单位，苔白腻，脉细弦。辨证为肝气郁结、血行不畅。授以本方，治疗 1 个月，转氨酶恢复正常，以后经过一系列检查、肝癌诊断逐渐明确。辨证主要抓住 2 个重点：①巨大的块（肝脏肿大明显）坚硬如石，推之不移，为气滞血瘀成积；②患者反复发热，乃热毒内蕴之象，故治当行气化瘀、利水解毒。守方连续服用 3 个月余，症状改善，病情稳定。1989 年 1 月查甲胎蛋白火箭电泳，定量<31μg/L。

1989～1991 年 3 年间陆续以本方加减，伍以一贯煎等方剂。目前患者一般情况尚可，偶有发热、肝区隐痛、腹部癥块依然，1991 年 6 月 B 超提示肝癌，已存活 3 年余，现仍用中药治疗观察。

化瘀消癥汤（周霭祥）

[组成] 桃仁 10g，红花 10g，当归 15g，赤芍 10g，川芎 12g，丹参 20g，鸡血藤 20g，三棱 12g，莪术 12g，青黛 12g，香附 12g，郁金 10g，鳖甲 20g。

[功效] 活血化瘀，消癥散结。

[**主治**]　①各种骨髓增生性疾患，如慢性粒细胞白血病、真性红细胞增多症、血小板增多症等。②各种血瘀证。但对非骨髓增生性疾患的血瘀证不宜。

[**用法**]　每日1剂，水煎2次，日服2次，其中青黛布包入煎。

[**方解**]　骨髓增生性疾患，多合并腹中癥积，乃因气滞血瘀所致。中医认为气行血亦行，气滞血亦滞，故治疗此类疾病，须用行气、活血、化瘀、消磨之品组成方剂。方中前九味药有活血化瘀、消癥散结作用；青黛可解毒、消肿、散瘀，对白细胞高者适宜；鳖甲软坚消痞，香附、郁金行气，可增强活血化瘀作用。诸药合用可治多种血瘀证。

按语：在运用本方时，如瘀血严重，红细胞或血小板显著增多者，可加水蛭、土鳖虫、虻虫，加强破血散瘀作用；白细胞明显增多者，青黛剂量加大至15～20g，并加雄黄1g入煎，因雄黄可解毒，消积聚，化腹中之瘀血，但此药有毒，不宜久用。有肝肾疾患者禁忌。

典型病例

　　谢某，女，41岁。1985年11月来诊。

　　近2个月来患者感到疲乏，逐渐消瘦、盗汗、胁胀，偶有低热，并扪到腹有痞块，经西医院验血及骨髓穿刺诊断为慢性粒细胞白血病。因慕名而来我院就诊。查体：贫血面容，浅表淋巴结不肿大，巩膜无黄染，心肺（－）、肝在肋下1cm，脾在肋下11cm，脐右2cm，脉弦细，舌质暗、苔黄。化验：血红蛋白70g/L，白细胞$63×10^9$/L、早幼粒0.2，中、晚幼粒0.27，杆状核0.2，分叶核0.2，嗜酸0.03，嗜碱0.03，单核0.04，淋巴0.21，血小板$380×10^9$/L，骨髓增生极度活跃，粒：红为27.3：1，粒系以中、晚、杆为主，巨核细胞及血小板多见，诊断同前。中医辨证：气滞血瘀、癥积为患，治宜理气活血、化瘀消癥。用化瘀消癥汤加减。方中青黛改为与雄黄口服，两者按9：1混匀，每次2～4g，每周3次，饭后服，不用西药。1周后症状好转，白细胞开始下降，脾脏质地变软，并开始缩小。治疗2个月后，白细胞降至$10×10^9$/L左右，幼稚细胞逐渐减少以至消失，3个月后肝脾已不能触及。至1986年3月，出院前查血红蛋白128g/L，白细胞$6.4×10^9$/L，分类正常，血小板$148×10^9$/L，骨髓复查基本正常，达到完全缓解。

第八章 男　　科

第一节 阳　　痿

蜻蜓展势丹（石春荣）

[组成]　大蜻蜓40只，原蚕蛾30只，露蜂房（酒润）20g，丁香10g，木香10g，桂心10g，胡椒5g，生枣仁20g，酒当归20g，炙首乌20g。

[功用]　峻补肾督，壮阳展势。

[主治]　腰膝酸软，畏寒肢冷，舌淡苔白，脉沉迟，证属肾督亏虚之阳痿。

[用法]　共为细末，炼蜜为丸如梧桐子大，或为散，每服7～10g，每日2～3次，空腹以黄酒送服。

[方解]　蜻蜓、蚕蛾为通补养身之品，于补益之中，尤具活泼之性，皆可入肾、督、肝脉，用其血肉有性之体峻补肾督肝脉之虚，以壮阳展势起痿。露蜂房、丁香、木香、桂心、胡椒温煦肾督，益火之原。枣仁、当归、首乌，滋阴养血，阴中求阳，使源泉不竭；并防温阳惊烈之品伤阴耗血之弊。诸皆合用，肾督得补，肝脉得温，阳痿得起，共奏峻补肝肾、壮阳展势之剂。

按语：方中以蜻蜓为君，临床验证，确有良效。《名医别录》云其功能"强阴、止精"，《日华子本草》云"壮阳、暖水脏"，《陆心本草》谓其"治肾虚阳痿"。临床观察，本品可入肾经、督脉，能补肾兴阳，以强壮阴器，且活而不滞，补中有行，实为治疗肾虚阳痿之佳品。

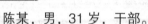

典型病例

陈某，男，31岁，干部。

患阳痿3年余，曾历用甲睾酮、绒毛膜促性腺激素等性激素，以及诸多益肾壮阳中药，皆未收效。既往有手淫史，婚后同房常不满意，伴精神紧张，腰酸尿频，瞀闷焦躁，脉略涩。易药以蜻蜓展势丹，服药4日后，即觉阴茎有勃起，半月获愈，同房数次均成功。

蜈蚣疏郁汤（石春荣）

[**组成**] 大蜈蚣（研末分吞）2条，地龙10g，海参10g（研末分吞），蚕蛹15g，柴胡10g，香附10g，王不留行10g，白芍20g，当归15g。

[**功用**] 疏达肝脉，畅行宗筋，展势起痿。

[**主治**] 心情不畅，抑郁不舒，肝失疏泄之阳痿。

[**用法**] 水煎服，日1剂。

[**方解**] 方中蜈蚣为君，辛温有毒，善入厥阴肝经，"走窜之力最速，内而脏腑，外而经络，凡气血凝聚之处皆解开之（《医学衷中参西录》）"。故为肝郁阳痿之君药。柴胡、香附，疏肝理气。地龙、王不留行，活血化瘀、畅达宗筋。海参、蚕蛹滋肾壮阳。当归、白芍养血柔肝，并防蜈蚣等辛燥之品耗伤阴血。诸药配合，共奏疏肝、柔肝、养血、补肾之功。

按语： 阳痿一证，多从肾阳虚论治，有效者，有不效者。诚然肾主生殖，阳事活动多有肾发。然肝主宗筋，肝气不畅，气血瘀滞，宗筋失主，也易引起阳痿。石老从肝论治，或许也是基于此点。临床观察，若仅用柴胡剂疏理气机，收效并不显著，而君以蜈蚣确收良效。由于蜈蚣辛温走窜，易耗阴血，故易生弊端。而但以白芍、当归养阴柔肝反佐，往往既无弊端，收效亦著。

典型病例

路某，29岁，医生。1979年夏初诊。

病阳痿年余，抑郁焦虑，胸闷胁胀，口苦咽干，面色青黄而晦。平素性欲萌动时，偶可举阳，而每临房却从未能兴举。叠进温肾壮阳之品节效，而反增烦躁之症。今投蜈蚣疏郁汤，并配合心理疏导，药进6剂，即觉阳事兴举。嘱暂忌房事，又服6剂，诸症皆愈，同房成功。

化瘀起痿汤（石春荣）

[**组成**] 水蛭3～5g，当归20g，蛇床子15g，淫羊藿、川续断各15g，牛膝15g，熟地30g，紫梢花5g，桃仁10g，红花10g（水蛭、紫梢花各研细末吞服）。

[**功用**] 活血化瘀，补肾起痿。

[**主治**] 外伤或手术损伤，或长期手淫，忍精不泄、合之非道等，以至精血瘀滞于宗筋脉络，心肝肾气不达外势，血气精津难以滋荣之阳痿。

[用法] 水煎服，日1剂。

[方解] 水蛭咸平有毒，入肝、膀胱经，功能活血化瘀、通经破滞。《本草经疏》云其治"恶血、瘀血……因而无子者"。善趋下焦，走血分而攻瘀。因其本为水生，乃水精所化，物随水性，虽为嗜血之虫，但其药力缓布持久，亦少酷烈之性。精道、尿道之瘀血惟本品可剔除之，用少功多，剂微而效著。故以本品为君药。当归、桃仁、红花、牛膝活血化瘀，为臣。蛇床子、淫羊藿、紫梢花、川续断、熟地，补肾壮阳，为佐。当归、熟地滋补阴血，防水蛭、红花活血之品伤及阴血，又为之使。诸药合用，共奏活血化瘀、畅达宗筋、补肾起痿之功。

按语： 瘀血痹阻宗筋，气血不能充养，故阳具痿起不振。经云"治病必求于本"，活血化瘀为治本之法。又肾主生殖，阳事活动多赖肾气的鼓动。故在治本的基础上佐以鼓动肾气之品则可收事半功倍之效。这里的瘀血可看成阳痿之个性，即"症"的特殊性。而肾气鼓动无力则可看成是阳痿之共性，即"病"的普遍性。若只重视个性，往往失之偏颇。反之，只重视共性而忽视个性，则往往针对性、精确性有失偏差。唯有个性共性并重，才能准确无误，收效方著。

典型病例

刘某，男，26岁，工人。1983年11月24日就诊。

患者于年前嬉戏时被同伴捏伤睾丸，当时痛不可忍，而后疼痛渐缓解。伤后约月余，即觉临房阴茎萎缩，有触痛，且少腹时觉掣痛，闷痛，牵及睾丸，疼痛以呈间歇性发作，伴脊闷心烦，龟头凉冷，小便余沥，面色晦暗。舌滞隐青、边尖有瘀斑、苔薄白腻，脉微涩。自述已服金匮肾气丸、海马三肾丸等多种补肾壮阳药物及西药性激素类药物无效。证属血瘀精道。行活血化瘀、通畅精道之法。方用化瘀起痿汤加官桂5g，甘草5g。服药8剂，阴茎稍有勃起，睾丸、少腹疼痛若失，继服前方12剂，阳痿已愈，余症亦消，同房数次均成功。

沙苑清补汤（路志正）

[组成] 沙苑蒺藜12g，莲子肉12g，芡实12g，生龙牡各21g，川黄连3g，大生地6g，栀子3g，麦门冬9g，五味子6g。

［功用］　平调阴阳，清心补肾。

［主治］　阴虚火旺之阳痿。

［用法］　水煎服，日1剂。

［方解］　沙苑蒺藜，味甘性温，张石顽称之为"精虚劳要药"，最能固精。莲子甘淡而湿，汪昂称其能交水火而媾心肾，安靖上下君相火称。芡实味涩而固精，补下元益肾精。生地、麦冬、五味子滋补阴精。川连、栀子清心火。龙牡镇心安神。诸药合用，共奏平调阴阳、清心补肾之功。

按语：　古今医家治疗阳痿，多从温肾入手，结果往往事与愿违，疗效不著。丹溪有云"阳常有余，阴常不足"，今人尤如此。或因思虑太过，或因纵欲过度，或因工作紧张，或因人际关系复杂，劳心费神，阴血暗耗，久则阴虚于下，火旺于上，阳事不举。路老针对这一病机施以清心补肾之剂，故每收良效。

典型病例

患者，男，27岁，1979年10月初诊。

遗精、阳痿2年，伴头晕、眼花，腰膝酸软，疲倦乏力，诊其人舌红苔薄，脉至往细。审证结果，是由生活不节，思虑过度，阴精暗耗，元阳亦伤，终至遗精阳痿。遂予本方，服至4剂，阳事已旺，再予原方巩固而愈。

补肾壮阳丸（张琪）

［组成］　熟地50g，山萸肉25g，山药25g，茯苓20g，泽泻20g，丹皮20g，菟丝子25g，肉桂20g，附子20g，狗肾1具，鹿鞭25g，仙灵脾20g，红参25g，仙茅20g，枸杞子20g，知母20g，盐柏20g，肉苁蓉20g，巴戟天20g。

［功用］　滋补肝肾，平调阴阳。

［主治］　肾虚、精气不足之阳痿。

［用法］　上药共研末，炼蜜为丸，每丸重15g，每服1丸，1日2次。

［方解］　熟地、萸肉、山药、云苓、泽泻、丹皮六味三补、三泻，平补肾水。肉桂、附子、狗肾、鹿鞭、仙茅、仙灵脾、巴戟天、肉苁蓉温补肾阳。红参、山药益气补肾。知母、黄柏、枸杞子补肾、泻相火。诸药合用，刚柔相济，阴阳并补，共奏滋补肝肾、平调阴阳之功。

刘某。

年已半百，素康健，半年来阳痿不举，性欲减退，曾服海马三肾丸、参茸丸等温补肾阳之剂，无效。观其人面色红润，仅有腰酸，余无他症，脉条滑而有力。当属肾阴不足，湿热下注，宗筋弛纵之症。宜滋补肝肾之阴，并清热利湿。

处方：熟地 30g，山萸肉 15g，茯苓 15g，丹皮 15g，泽泻 15g，山药 20g，知母 15g，黄柏 15g，龙胆草 10g，女贞子 20g，菟丝子 20g，枸杞子 20g，仙茅 15g，羊藿叶 15g。

二诊：服药 10 剂，有性欲要求，阳事稍振，效不更方，原方再进 10 剂。

三诊：阳事勃起，尤以清晨明显，嘱继续服上药 10 剂。药后房事已基本恢复正常。

蜘蜂丸（朱良春）

[组成] 花蜘蛛（微焙）30g，炙蜂房 60g，熟地黄 90g，紫河车、仙灵脾、淡苁蓉各 60g。

[功用] 补肾填精，化瘀通窍。

[主治] 劳倦伤神，思虑过度，精血暗耗，下元亏损，而致阳事不举者。

[用法] 其研细末，蜜丸如绿豆大。每服 6～9g，早晚各 1 次，开水送下。

[方解] 花蜘蛛、炙蜂房、紫河车血肉有情之品，功擅滋阴补阳。仙灵脾、淡苁蓉、熟地，功能双补肾之阴阳。诸药合用，共奏温养肾阴肾阳之功。另外，方中花蜘蛛、蜂房尚有化瘀通窍之功，对于阳虚血瘀者尤有良效。

按语：朱老为当代名医，名誉海内外，以擅用虫类药而著称于世。本方所以收效颇著，与方中虫类药的应用大有关系。对个别患者在高度疲劳或情绪抑郁之后，偶有复发现象，续服该丸，仍可收效。

补肾丸（朱良春）

[组成] 蛤蚧 1 对，熟地、菟丝子、金樱子、巴戟天、淡苁蓉各 45g，紫河

车 30g。

[**功用**] 补肾填精。

[**主治**] 阳虚阳痿、滑精等症。

[**用法**] 研末为丸，每服 6~9g，早晚各 1 次，温开水送服。

[**方解**] 方中蛤蚧，血肉有情之品，功擅温补肾阳，为君。淡苁蓉、菟丝子、金樱子、巴戟天滋阴补阳，为臣。紫河车血肉有情之品，大补气血，峻补肾阴，为使。诸药合用，共奏补肾填精之功。

按语： 张景岳云："善补阳者，必从阴中求阳。"反对专事补阳。对于阳虚阴痿者，亦复如此。朱老所用药物，一是血肉有情之品，补阳而不伤阴；二是阴阳并调，既能温补肾阳，又能滋养肾阴。阴生阳长，源泉不竭，阳痿可起，滑精可止。

强阳丸（汤承祖）

[**组成**] 大熟地 240g，当归 180g，川芎 120g，五味子 60g，黄芪 180g，补骨脂 180g，菟丝子 180g，金樱子 180g，覆盆子 180g，车前子 180g，甘杞子 180g，蛇床子 120g，甜苁蓉 180g，陈皮 90g，甘草 60g，黄狗肾 180g。

[**功用**] 温补肾阳，养血和络，益肝兴阳。

[**主治**] 已婚、未婚之阳痿病，以及肾阳虚滑精、漏精、早泄等症。

[**用法**] 先将黄狗肾切片，文火焙，另研细粉，其余诸药捣碎另研粉，然后将 2 种药粉混合后再研，过 100 目筛，水泛为丸如绿豆大。每服 10g，1 日 3 次，饭前开水送服。

[**方解**] 熟地、当归、川芎、黄芪，益气、养阴、活血，使气血旺盛，充养先天。黄狗肾血肉有情之品，功擅温补肾阳。补骨脂、菟丝子、金樱子、覆盆子、甘杞子、蛇床子、甜苁蓉、五味子，平补肾阴肾阳。车前子利湿通窍，使补而不滞。陈皮、甘草调和胃气，防滋补之品腻膈碍胃。诸药合用，补而不滞，共奏气血并调、阴阳同补之功。

振阳灵药酒（李保安）

[**组成**] 仙灵脾 15g，黄芪 20g，枸杞果 20g，蛇床子 15g，阳起石 15g，菟丝子 15g，益智仁 10g，蜈蚣 10 条，海狗肾 1 具，黄酒、白酒各 500g。

[**主治**] 阳痿。

[**用法**] 将药物浸入酒中泡10天即可服用，早晚各服1次，每次25g，20天为1个疗程。

[**疗效**] 24例患者年龄在25~47岁之间，病程半年~2年。服药酒1个疗程治愈者6例，2个疗程治愈者12例，3个疗程治愈5例。无效1例。治愈者中，爱人怀孕生育者3人。

按语： 临床上阳痿多数是由恣情纵欲，房劳过度，或频犯手淫导致命门火衰，肾气亏损而发病，自拟振阳灵药酒具有补肾壮阳功能，故治疗阳痿多有效验。

典型病例

杨某，男，25岁，1988年12月10日就诊。

结婚3个月余，夫妻同房时阴茎不能勃起，服男宝、参茸鞭等药物治疗罔效。夫妻一块前来就诊。投自拟振阳灵药酒。服药酒1个疗程后阴茎能勃起，但仍勃起无力，服2个疗程后阳痿病愈，后其妻生一子。

宣通三焦气化汤（王振录）

[**组成**] 杏仁9~12g，白蔻仁7~10g，薏苡仁10~30g，厚朴10~12g，白通草6~10g，半夏6~10g，滑石10~15g，竹叶3~6g。

[**主治**] 阳痿。

[**用法**] 水煎服，日1剂。肺壅气喘，虚胖加麻黄3~6g、葶苈子10~15g；脾虚纳呆，运化失职加大腹皮20~30g、茯苓15~30g；水道不利，湿热下注者加泽泻15~24g、茯苓12g、黄柏6~10g；热重于湿加黄芩6g、公英12~15g；久痿体弱可佐巴戟天10~15g，仙灵脾10~15g。

[**疗效**] 本组30例，痊愈（临床症状消失，阴茎举动有力，房事满意者）21例；显效（同房成功，自觉力量不强者）6例；无效（阴茎偶有勃起时，但房事失败或痿而不用）3例。

按语： ①肺乃华盖，主气，为水之上源，与心同居上焦。如果肺气不宣，心血不能灌溉百脉，气结不行，水道不通，下源枯竭，肾脉无以滋养，则不能作强必痿而不用；或水气凌心，痰饮阻肺，心火不能下温肾水，必扰神明，心肾不交，亦阳痿矣。如《临证指南医案》云："肺主气，为高清之脏，肺虚则高源化绝，化绝则水涸，水涸则不能滋润筋骨……。"故宣通上焦，复其清肃之性，使肺朝百脉而灌养诸脏，提壶揭盖以通下焦之水源，佐以斡旋中州而制痰饮横肆，三焦气化复常，则水道利，气结开痰饮蠲，心神宁，上下交泰，肾可作强以嗣子矣。②脾乃中土，制水而主思，主运化而生气血，升气机乃为枢纽，与胃相表里，与肝居中州而平行；肝主宗筋绕阴器，被肾脉上贯，而行宗筋作强之令。如果湿困脾土，纳运失常，气血生化乏源，宗筋无以濡养，则阴物不用而痿；或脾不运化，水湿内停，化热下注，伤肾灼肝，宗筋弛纵不收，亦阳痿耳。正如《素问·厥阴》云："前阴者宗筋之所聚，太阴阳明之所合也。"故当畅运中州，宣通气化，清高之令行，下焦水道通，中焦脾胃和，水湿则消于无形，宗筋得润而痿自愈。③肾乃作强之官，主骨生髓，藏精，乃生殖之本；主水，司二便，与肝居下焦，金乃水之母。如果湿热下注，水道不通，膀胱气化不利，肾窍阻塞，亦发阳痿；或肾阳不能温煦脾土，中焦运化失职，湿邪遏滞筋络，肾虽有作强之能，肝则失刚强之用，亦阳痿矣。正如《临证指南医案》中说："更有湿热为患者，宗筋必弛纵而不坚举，治用苦味坚阴，淡渗去湿，湿去热清而病退也。"所以通利水道，疏利气机宣上达下，敷布三焦气化功能，则肾窍开，宗筋用，湿化热清，痿愈能作强耳。④三仁汤乃《温病条辨》方，能开上、宣中、渗下，具有通三焦气化之功能，故凡三焦气机郁闭，湿热内蕴，湿重热清，舌苔白腻或微黄，脉濡稍数者，皆可投之，视病机的归属，适当加宣肺、健脾、理气、化浊或补肾之品，每收满意疗效。

阳痿验方（古康德）

[组成]　麻雀 12 只，地龙 40g，蜈蚣（中等大）20 条，淫羊藿叶（或茎）50g。

[主治]　阳痿。

[用法]　各药分别研为细末（麻雀去毛及内脏）焙干，然后混匀研末分为 40 包，每次 1 包，每日 2 次，米酒适量冲服。20 天为 1 个疗程，忌腥冷等食物。

[疗效]　运用本方治疗 10 余例阳痿患者有效率 100%（痊愈率 98% 以上）。

按语：方中麻雀味辛性温，有补益肝肾、健脑安神之功效；地龙通经活络，引药下行直达病所；蜈蚣兴阳事，治本病疗效极佳；淫羊藿叶（或茎）峻补肾阳，兴奋性功能可治疗阳痿。

金水六君煎加味（温进之）

[组成] 法半夏 10g，陈皮 15g，茯苓 12g，甘草 10g，贝母 10g，当归 15g，熟地 15g，枳壳 12g，桔梗 12g，蜈蚣 1 条。

[主治] 阴虚痰泛、阻遏宗筋所致之阳痿。

[用法] 1 日 1 剂，水煎服。忌食糖及油腻等生痰之品。舌红少苔者，加龟甲 10g；口干喜饮者，加花粉 20g；阳痿日久不举者，用浙贝母、川贝母各 10g。

[疗效] 金水六君煎方出《景岳全书》。方中当归、熟地滋阴补肾，半夏、陈皮、茯苓、甘草、生姜和胃化痰，原方本意是治疗肺肾虚寒，水泛为痰，或年迈阴虚，血气不足，外感风寒，咳嗽呕恶，喘逆多痰诸症。笔者取其化痰补肾之功，加桔梗、枳壳一升一降，宣调气机；加蜈蚣通利宗筋，如是，阳事得兴矣。

回春兴阳散（陈雷）

[组成] 萸肉 40g，熟地 40g，杞果 40g，石燕 40g，白术 40g，巴戟天 30g，列当 25g，五味子 25g，茯神 25g，山药 25g，鹿茸 10g，炙海马 10g，炙蛤蚧 1 对，炙蜂房 25g，炙蜗牛 50 个，阳起石 50g，仙灵脾 30g，全虫 25g，蛇床子 25g，地龙 25g。

[主治] 阳痿。

[用法] 将上药共研细末，过 120 目筛后分成 60 包，或炼蜜为丸。每服 1 包或 1 丸，日服 2 次，饭前服用，1 个月为 1 个疗程。忌生、冷、烟酒。

[疗效] 本组 297 例，治愈 274 例，占 92.25%。

按语：历代医家对阳痿多有论述，治法亦有千秋，但多以壮阳为主。张景岳论："火衰者十居七八，火盛者仅有之耳。"《类证治裁》又论："伤于内则不起，故阳之痿。"本人以精之封藏在肾，神之主宰在心，肾受五脏六腑之精而藏之，源源能用，但用必有节。为此阳痿症多由纵欲过度，严重手淫，恐惧不释，神思过用等而致。肾虚精竭，命门火衰，宗筋不振，阴筋不兴病所由生。本人将历代医家治疗经验，结合临床，自拟了"回春兴阳散"以补先天养后天，水升火降则为合，阳痿自愈。

疏肝清利汤（黎志运）

[组成] 柴胡、枳实、苍术各 9g，黄柏、知母各 10g，丹参、当归、路路通

各 12g，牛膝 15g，白茅根、薏苡仁各 20g，龙胆草 18g。

[主治] 肝胆郁滞湿热下注而致阳痿。

[用法] 日 1 剂，水煎服。胸脘痞闷加郁金、佩兰；少腹胀痛加川楝子、五灵脂；腰部酸软加桑寄生、川断；遗精早泄加枣皮、菟丝子、枸杞；失眠多梦加合欢花、炙远志；湿热偏重加栀子、滑石；湿甚加生苍术、薏苡仁。

[疗效] 本组 27 例中治愈（阴茎勃起正常，同房能成功）16 例；好转（阴茎能勃起，但时好时差，同房勉强成功或不能成功）8 例；无效（阴茎偶能勃起，但不能同房，经服药 40 剂病情无明显变化）3 例。其中服药 10~15 剂者 10例，16~25 剂者 13 例，30 剂以上者 4 例。

按语：本方以柴胡、枳实疏解枢机，龙胆草、黄柏、知母、白茅根、苍术、薏苡仁清热利湿，苦寒坚阴，配用牛膝、当归、丹参、路路通养血活血通络。诸药合用，共奏疏肝利胆、清热祛湿之功。此外调摄精神饮食是治疗本病的重要一环，医者必须以"宣其抑郁，通其志意"告诫患者，使其保持精神愉悦，房事有节，食饮有常，方可收到事半功倍之效。

一清、二洗、三补治疗阳痿（李怀夫）

[组成] 1 号方：苡仁 20g，龙胆草、山栀子、金钱草、淫羊藿各 15g，柴胡、黄芩、黄柏、木通、通草各 10g。2 号方：补骨脂、淫羊藿、菟丝子、枸杞子、益智仁、续断、苡仁各 15g，当归、山栀子、黄精、锁阳、五加皮各 10g。外洗方：苦参、蛇床子各 50g，黄柏、龙胆草、荆芥、海风藤各 20g，百部、白鲜皮、夜交藤各 15g。

[主治] 湿热型阳痿。

[用法] 先服 1 号方 1~3 剂，不能超服 5 剂。改服 2 号方，可长期服用。阴囊发痒及湿疹配合外洗方。兼挟阴虚者加女贞子、旱莲草、地骨皮；兼挟阳虚者加肉桂、海狗肾、小茴香、巴戟天；兼挟瘀热加丹皮、丹参、赤芍；体形肥胖加白芥子、山楂、莱菔子；冠心病史加瓜蒌、丹参、山楂；动脉硬化加当归、白芍、葛根、麦冬；腰骶痛加胡芦巴、杜仲。

[疗效] 本组 24 例，以临床症状消失，能正常性生活为治愈标准。服中药 1 号方 2 剂，2 号方 2 剂而愈者 8 例。服 1 号方 3 剂、2 号方 5 剂而愈者 10 例。服 1 号方 3 剂、2 号方 10 剂而愈者 4 例。增服 2 号方 10 剂 2 例。疗程最短 5 天，

最长45天。其中19例外阴湿疹及发痒配合外熏洗。

祛湿振痿汤加减（王光伟）

[组成]　柴胡、生地、龙胆草、泽泻、木通、车前子（布包）、当归各15g，苍术、菟丝子各25g，蜈蚣2条，生甘草10g。

[主治]　湿热下注型阳痿。

[用法]　水煎服，每日1剂，分上下午2次服用。本方可随症加减，忌食酒、肥腻之品。

[疗效]　临床治此证68例，其中痊愈39例，占57.3%；显效24例，占35.3%；好转3例，占4.4%；无效2例，占3%。

按语：阳痿一证，诸家论述多因肾虚，但湿热致痿临床屡见。《素问·生气通天论》云："……湿热不攘，大筋软短，小筋弛长，软短为拘，弛长为痿。"可见湿热阻滞筋脉失养以致"拘""痿"二病。足厥阴肝经循行于前阴，为宗筋所聚，湿热伤宗筋，弛纵不收而致阳痿。因其本病与肝经密切，故本病之治选此方以清利肝经湿热，使其条达则筋脉自可调而病愈矣。本方系龙胆泻肝汤化裁而来。方中以龙胆草苦寒专入肝胆，善泻肝胆实火。除下焦湿热、泻火燥湿，两全其性；苍术健脾燥湿；柴胡疏肝解郁，使肝体得养；木通、车前子、泽泻清利湿热；当归、生地养阴凉血，与清热泻火药物配伍，泻中有补，使泻火之药不致苦燥伤阴；菟丝子益肾壮阳；蜈蚣入肝通经，生甘草调和诸药。共达湿热清、肝胆舒、宗筋利、阳通自兴也。

清心泻肝汤（孙飞翔）

[组成]　细川连1.5g，龙胆草6g，肥知母、盐水炒黄柏各10g，肉桂（后下）3g，朱茯苓、酸枣仁、生地黄、天门冬各15g。

[主治]　阳痿（心肝火旺型）。

[用法]　上药煎15～20分钟后取汁，约200ml。早晚2次分服。并嘱夫妻和谐，相互体贴，加强爱抚，摒除忧虑，调摄情志，身心愉悦，树立必胜之信心。

[疗效]　治疗心肝火旺型阳痿患者18例，服药1次阴茎即能勃起，性生活即正常者6例，服药3～6剂阴茎正常勃起者12例，所治病例有效率达100%。

按语：阴茎属肝，阳痿即筋痿。阳痿一证，责之肝者居多，又乙癸同源，关系密切，肝火炽盛，下劫肾阴，遂致肾阴亏虚；肾水既亏，不能上济心火，导致心火独亢；心肝之火偏亢，灼伤筋脉，伤及阴器，遂致阳痿。如不辨阴阳，一味用补肾壮阳之品治疗阳痿。妄投男宝、雄狮、阳春药等，则愈壮阳而阳物愈痿，犹禾苗缺水（阴虚）则痿（阳痿），当引水灌溉（滋阴）而不宜烈日曝晒（壮阳）。临证治疗只要针对病因，清心火、泻肝火，就能一箭中的。自拟方中用黄连清心火、龙胆草泻肝火、导湿热，朱茯苓、酸枣仁养心安神，盐水炒黄柏引药入肾，兼泻相火，诸药合用，直折炎上之火；佐以生地黄、肥知母、天门冬滋阴，使肾水上济于心，心火不亢；配肉桂交通心肾，调和阴阳。再配合精神心理治疗，帮助患者了解病因，克服心理障碍，做好配偶思想工作，使双方理解配合，恢复信心，这样药物配合精神心理疗法，故见卓效。

阳痿丸（姜富春）

[**组成**]　制附子、甘草各10g，蛇床子、淫羊藿各15g，益智仁10g，女贞子、旱莲草各9g。

[**主治**]　继发性阳痿。

[**用法**]　上药共研细末炼蜜为12丸，每次1丸，每日3次，温开水送服，4天为1个疗程。若气虚明显者加黄芪、党参；若腰困明显者加枸杞、杜仲；若阴虚明显者加龟甲胶；若阳虚明显者加巴戟、菟丝子、阳起石；若小腹冰胀者加小茴香、台乌；滑精明显者加金樱子、覆盆子。用阳痿丸时在服完1个疗程后，若需再服，应间隔6天，忌连续服用。本方服后有头痛、头晕、轻度恶心等副作用，一般不需特殊处理。忌空腹服药，服药期间忌性生活。

[**疗效**]　痊愈（性功能正常，性功能满意，2年内有复发）10例；显效（性功能正常，2年内有复发，但症状轻微，经上方调理仍可恢复正常）3例；有效（性功能正常，2年内有复发，但症状较严重，经药物治疗仍可恢复正常）2例。其中疗程最短者15天，最长者30天，服药最少1剂，最多3剂，总有效率88%。

按语：方中制附子、蛇床子、淫羊藿、益智仁补元阳，益肾火，暖肾固精，助肾气，配女贞子、旱莲草滋补肾阴，清虚热，以牵制补阳药的辛燥之性，主辅相配，补阳而不伤阴，滋阴而不损阳，佐以甘草、蜂蜜调和诸药，补脾益气、滋阴润澡。全方配伍，温中有清，升中有固，阴阳双补，精气同调，使元阳亢盛，阴精充盈，故是治疗阳痿的有效方。

典型病例

任某，男，25岁。1985年6月初诊。

自述近1个月来阴茎不能勃起，滑精频繁，平时多汗，怕冷，易感冒，小腹冰胀，腰困疲乏，头晕，舌淡苔白，脉沉迟，经用上方治疗2周病愈，随访1年未复发。

中药冲剂治老年性阳痿（王荣辉）

[组成] 白糖500g，熟猪油150g，炒黑糯米1000g，黄精100g，臭牡丹根50g。

[主治] 老年阳痿。

[用法] 将3味药烘干研极细末，再用罗筛筛过，把白糖和熟猪油熔化加入药内拌匀、备用。空腹内服，日服3次，每次约50g，用温开水冲服。

[疗效] 此方仍属彝族祖传秘方验方，用之则灵，经临床实用，服用1剂见效，3剂痊愈。

茸血酒（贾永增）

[组成] 鲜茸血500ml，上好米酒2000ml。

[主治] 阳痿。伴见精神萎靡、畏寒肢冷，失眠健忘；防衰老，伴腰困腿软，小便清长。

[用法] 将鲜茸血溶混于米酒中（无米酒白酒亦可），密封7日后即可服用。每天早晚饭前服10ml，3个月为1个疗程，服药期间禁忌房事。防衰老者可长期服用，加用枸杞更好。

按语：《外台秘要·虚劳阴痿候》载："病源肾开窍于阴器，若劳伤于肾，肾虚不能荣于阴器，故痿弱也。"此例患者因劳伤于肾，致肾中精气亏损，阳气不足，故见腰膝痿软，身体疲惫，喜居暖室，面色白，舌苔淡嫩，脉沉尺虚等症。此均属肾虚精亏、命门火衰之证。鹿茸血甘纯阳，生精补髓，养血助阳，可使肾阳复而精液生，隐疾告愈。现代研究表明，茸血的功能效似鹿茸，能促进新陈代谢，增强体质，对治疗神经衰弱及各种虚损证的疗效颇佳。古代斑龙丸和斑龙宴即是以鹿茸及鹿血为主药。《本草纲目》云鹿茸"久服耐老"。茸血亦有此效。尤其对病后、产后阳虚体弱及老年体衰者颇为适用。唯肝肾有疾者慎用，阴虚火旺者忌用。

典型病例

任某，男，53岁，职工，于1992年12月8日初诊。

患者于1990年秋自觉阴茎勃起不坚，渐到阳事不举，伴腰膝萎软，喜居暖室，精神萎靡，身体疲惫。舌苔淡嫩，脉沉尺虚。当即服用茸血药酒。服用两旬余，在夜间睡中可有阴茎勃起，但举而不坚，持续短暂，至1月份有半则可举而不痿。服完1个疗程，房事恢复如常，且精力旺盛，已无疲惫感。为巩固疗效，嘱其继续服用1个疗程。

附桂汤（王裕琴）

[**组成**] 附子（先煎）、肉桂各6g，杜仲、菟丝子（炒）、山药、丹参各15g，山萸肉、仙茅、枸杞子各12g，巴戟天10g，生地20g。

[**主治**] 肾气匮乏引起的阳痿伴消渴。

[**用法**] 附子先煎1小时，再入余药同煎20～30分钟取汁200ml，分早晚2次服。津伤口渴加麦冬15g；阳事不举加阳起石（先煎）、牡蛎（先煎）各15g。

按语： 患者年届4旬，肾气渐衰，天癸渐弱，加之悲痛、思虑太过，暗耗肾精，肾气化源匮乏，气化失司，水津失布，上不能承于口而烦渴多饮，下不能固摄膀胱，故饮而即溲。肾气不振，阳事不用。方中以附子、肉桂温补命火。然"善补阳者，必于阴中求阳，阳得阴助，而生化无穷"，辅山萸肉、山药、枸杞、生地，补阳配阴；巴戟、仙茅、杜仲、菟丝子温而不燥，补而不峻，以助附桂之力；丹参除烦化瘀。诸药合用，而渴饮、多溲自瘥；肾精得充，阳气得补，阳痿告愈。

典型病例

患者梁某，男，46岁，于1986年7月11日住院，住院号75460。

烦渴多饮，多尿，阳痿20余天。经西医诊为精神性多饮症。服谷维素、维生素C等效不佳，求诊于余。询其病情，在1976年曾患阳痿、早泄，经治疗而愈。此次患症，缘于父母相继病故，悲痛之余，经济拮据，再度出现阳痿、早泄，且伴见烦渴多饮，日趋加重，日进量达 2500～3000ml，甚则达 4000ml 以上，旋饮旋排，日达 20 次左右。自感两目干涩，腰膝酸软，恐惧不安，精神萎靡，四肢肿胀，一股热气由下向上而发，舌质淡、苔微黄干，脉结代。证属肾阳虚弱，气化失司，治以温补肾阳、化气行水。服上方4 剂，烦渴多饮、多溲之症锐减，药已中机，步前方加麦冬、阳起石、牡蛎，服 20 余剂，阳痿亦起而出院，嘱其服金匮肾气丸 2 个月，1 年后随访未见复发。

生精灵药酒（于芝伟）

[组成]　红参 15g，鹿茸 15g，韭菜子 25g，蛤蚧 1 对，淫羊藿 25g，巴戟 25g，生黄芪 50g，肉桂 10g，白酒 60°400ml。

[主治]　阳痿、早泄、无精子。

[用法]　每日 2～3 次，每次 10～20ml。

[疗效]　曾治疗 725 例，愈 680 例，有效 25 例。

按语：上证多由命门火衰致之。因房室太过，或少年误犯手淫，以致精气虚寒，命门火衰。症见阳痿、早泄、面色白，头晕目眩，精神萎靡，腰膝酸软，舌淡苔白，脉多沉细。治宜补肾壮阳。方中鹿茸、蛤蚧壮肾阳补精血，共为君药；人参、黄芪补元气，助其温补功能；韭菜子、淫羊藿温肾助阳、固涩，共治遗精早泄；巴戟、肉桂、白酒补肾阳，暖脾胃，强腰膝。诸药合用，共治阳痿、早泄、无精。

阳痿灵（黄吉文）

[组成]　枸杞 50g，熟地 50g，麦冬 50g，淫羊藿 100g，海狗肾 3 条，海马 20g，肉苁蓉 50g，鹿茸 10g，制附片 12g，肉桂 15g，杜仲 30g，山萸肉 50g，补骨脂 50g，巴戟天 50g，覆盆子 30g，金樱子 30g，车前子 30g，阳起石 20g，蜈蚣 20 条，菖蒲 30g，远志 30g，朱砂 30g，甘草 60g。

[主治]　阳痿、早泄，兼治少精、无精症。

[用法]　上药共为细末，1 日 2 次，1 次 9g，淡盐开水冲服，30 天为 1 个疗

程。感冒发热火热重者忌服。

[**疗效**]　临床治疗观察 5000 余例，属肾阴阳两虚或心脾两虚患者有效率达 95%，治愈率达 90%。轻症 1 个疗程治愈，重症需 2～3 个疗程治愈。

蜈蚣鸽卵（赵清华）

[**组成**]　蜈蚣 1 条，鸽卵 1 个。

[**主治**]　阳痿、早泄。

[**用法**]　先将蜈蚣研细末，再将鸽蛋打开，放在碗内同蜈蚣面搅匀，然后放油内煎吃之。日 3 次，早、午、晚饭前吃之，15 天为 1 个疗程。余五代祖传秘方，经验证效果极佳。

按语：世医把蜈蚣多用于治疗蛇咬伤、偏瘫中风以及瘰疬等症。古本草多有不载治阳痿早泄之症。张锡纯《医学衷中参西录》言蜈蚣节节有心脏，此乃物之特异者，最善调理脑之神经，用其所司，大有兴奋性神经之功能，蜈蚣味辛温，亦纯阳之品，能兴阳事疗阳痿，用之有实验，余重为上品。鸽卵即雀卵同类，《本草纲目》著，此卵善治阳痿早泄，有兴阳固精之功能，又能明目健脑充神之作用。二药同用可为阴阳双补大有相助之功。

兴阳谐性回春酒（曹思亮）

[**组成**]　菟丝子 150g，枸杞子 100g，蛇床子 100g，韭菜子 100g，罂粟壳 75g，淫羊藿 100g，肉苁蓉 100g，蜈蚣 2 条，合欢皮 150g，石菖蒲 50g，川椒 30g，巴戟天 50g，雄蚕蛾（无蚕蛾可用红蜻蜓代之）30g，鸡睾丸 500g，高粱白酒 5kg。

[**主治**]　男子阳痿、早泄、性欲淡漠，女子阴冷，性快感高潮障碍，男女不孕不育症等。

[**用法**]　把药物及酒装入搪瓷罐中，放入人锅里隔水炖煮至沸取出，放冷后投入鸡睾丸密封，埋地下 1 尺许，夏春季窖 3～7 天，秋冬季窖 10～14 天后取出，过滤压榨药渣取汁，分装瓶内，密封备用。每次空腹服 25ml，1 日服用 3 次。

[**疗效**]　用本法共治疗 170 例，治愈 145 例，好转 25 例，总有效率为 100%。

按语： 肾主生殖司阴器，肝主疏泄调畅情志，其经脉绕阴器，凡性事，繁衍生殖均与肝肾密切相关。本法疏肝达郁，补肾兴阳，佐入鸡睾丸、淫羊藿、雄蚕蛾等兴奋性功能之专药，使以白酒兴奋提神，消愁遣兴，振阳通脉，宣行药势之性以发挥，故获良效。

典型病例

陈某，男，28 岁。

婚后 5 年无子女，精质轻差，无性欲，阴茎勃起迟缓而不坚，勉强交合则甫门而泄，经服此酒 2 个月后，房事正常，女方受孕。

陈某，女，32 岁。

婚后 8 年，虽曾生育一男一女，但从未体验过性高潮的快感，对性事产生厌恶情绪，偶尔有之，亦是苦于应付，夫妻因此失睦，经饮用本酒月余，性欲强烈，快感高潮出现，夫妻性生活和谐美满。

第二节　遗精、早泄、血精

化瘀赞育汤（颜德馨）

[**组成**]　柴胡9g，熟地30g，紫石英30g，红花9g，桃仁9g，赤芍9g，川芎9g，当归9g，枳壳5g，桔梗5g，牛膝5g。

[**功用**]　疏肝益肾，活血化瘀。

[**主治**]　遗精、早泄、阳痿、不射精、睾丸胀痛肿块、阴囊萎缩等男科疾病。对专服补肾药，实其所实之久治不愈患者尤宜。

[**用法**]　水煎服，日1剂。

[**加减**]　早泄或梦遗者，去紫石英、牛膝加黄柏9g、知母9g；阳痿，加蛇床子9g、韭菜子9g；不射精，加炮山甲9g、王不留行9g；睾丸胀痛，加橘核6g、川楝子9g、小茴香6g；睾丸肿块，加三棱、莪术、海藻、昆布各9g。

[**方解**]　柴胡、枳壳、川芎、赤芍疏肝理气，条达气机，使肝主宗筋。桃仁、红花、川芎、赤芍、当归养血活血。熟地、牛膝、紫石英滋补肾阴。诸药合用共奏调理气机、滋补肾气、活血化瘀之功。

典型病例

季某，男，40 岁。

结婚 10 余年不育，阳事举而不坚，梦遗频发。多处求治，迭投温肾补阳之品，终无效果。头晕疲乏，口苦胸闷，心烦易怒，入夜多梦。舌红而紫、苔薄黄腻，脉沉弦。肝郁化火，与瘀交结经脉，肾经开合失司。治以化瘀赞育汤。

处方：柴胡 4.5g，盐水炒知柏各 9g，桃仁 9g，红花 9g，赤芍 9g，当归 9g，桔梗 4.5g，枳壳 4.5g，生地 12g，川芎 4.5g，生甘草 4.5g。

服药 10 剂，梦遗已止，心烦亦减，阳事已能正常勃起。原方去黄柏、知母，加蛇床子 9g、韭菜子 9g。服药 3 周，诸症悉平，妻子随即怀孕。

刺猬皮散（胡达坤）

[**组成**]　刺猬皮 100g。

[**主治**]　肾虚精关不固引起的遗精。

[**用法**]　将刺猬皮焙干研细末，分为 7 包，每日 1 包，甜酒汁兑服。

[**疗效**]　治疗患者 11 例，均获痊愈。

按语：本品其性收敛固涩，适用于肾虚、精关不固引起的遗精，对相火旺盛、梦遗患者则不适宜。

壮肾龙药物腰带（冯瑞华）

[**组成**]　淫羊藿 36g，龙骨 45g，补骨脂 30g，潼沙苑 70g，阳起石、五味子各 20g 等。

[**主治**]　肾虚所引起的遗精。

[**用法**]　将上药加工成粉状，装入特制带状布袋内，束于腰部双肾区处（每日不少于 12 小时）。每 10 日更换 1 次，30 日为 1 个疗程。每疗程间隔 10 日再行下 1 个疗程，一般用 1~3 个疗程，肾区热敷可加快和提高疗效。

[**疗效**]　治疗患者 129 例，治愈（症状消失，停止治疗 3 个月未复发）80 例（62.0%）；好转（症状明显改善，清醒时不遗，偶有梦或无梦而遗）35 例（27.1%）；有效率 89.1%。

按语：方中淫羊藿、补骨脂、阳起石温肾壮阳，涩精止遗。诸药多辛温、芳香，易于皮肤吸收，归肝、肾、脾、心、肺经，既可壮阳又能滋阴，既可益精又涩精，适用于肾阴亏损、肾阳不足之遗精。

龙胆泻肝汤（程聚生）

[**组成**]　龙胆草9g，生山栀10g，木通6g，大生地15g，泽泻10g，六一散（包）15g，生大黄9g。

[**主治**]　遗精。

[**用法**]　水煎服，日1剂。

按语：遗精之疾，有因肾寒，失于封藏，精关不固者；有因心相火旺，湿热下注，扰动精室者。以实证多见，迁延日久则以寒证为多。关于遗精的治疗，在《景岳全书·遗精》篇中论述颇详，其云："治遗精法，凡以火甚者，当清心降火；相火盛者，当壮水滋阴；气陷者，当升举；滑泄者，当固涩；湿热相乘者，当分利；寒实气利者，当温补下元；元阳不足、精气两虚者，当专培根本。"临床中不能见及遗精，就一味投以补肾涩精，而应审证精详，方不致有误也。

典型病例

张某，男，31岁。

遗精月余，始则每周1~2次，近来频作，增至2~3次。自购金锁固精丸内服，症情有增无减，心情畏惧苦恼，夜寐欠酣，多梦纷纭，口苦且饱，阴茎隐痛，小溲黄赤，大便燥结，三四日一行，腹部稍胀，脉象弦细稍数，舌苔薄稍腻、舌质红。证属肝经湿热，下扰精室。治予疏泻肝经湿热法，拟龙胆泻肝汤加减。

处方：龙胆草9g，生山栀9g，淡黄芩9g，软柴胡6g，赤茯苓10g，木通6g，大生地15g，泽泻10g，六一散（包）15g，生大黄9g。

服上方3剂，腑气已畅，阴茎痛止，遗精1次，舌苔转薄，再予上方去生大黄、六一散，加白莲须9g、车前子12g。续服4剂，遗精未作，给服知柏地黄丸以善后巩固。

二参汤（张成志）

[**组成**]　元参30g，沙参30g，寸冬15g，锁阳15g。

[主治]　遗精日久，阴精亏损。

[用法]　水煎服，日1剂。梦遗者加黄柏6~10g；滑精者加肉桂3~6g。

按语：方中元参、沙参、寸冬养阴益精，更佐以锁阳固精回阳。名老中医门兆义认为，梦遗者命门火旺，肾虚阴亏，故加黄柏益阴，兼清下焦命门虚火；滑精者命门火衰、阴损及阳，加肉桂以补命门之火、滋阴补阳，故能临床取效。

典型病例

高某，35岁。1986年10月就诊。

患遗精病年余，遗时无梦，严重时白天也遗，不能自控，甚为苦恼。身体消瘦，面颊凹陷，精神不振，站立行走哈腰头倾，一派虚象；脉沉细数，苔薄舌质微红。基础方加肉桂6g。3剂显效，10余剂基本痊愈，食欲渐增，体力有所恢复。

龙牡百合梦遗灵 （曹家辉）

[组成]　龙齿、牡蛎、山药、朱茯神各30g，莲子、芡实、五味子、金樱子、补骨脂各15g，百合70g，生地50g，炒枣仁25g，元参20g，党参25g，山萸肉35g。

[主治]　七情致病思想无穷入梦魅境，梦幻呓语，空幻如顾、意淫于外，空幻色欲梦遗精枯，面黄肌瘦，神志恍惚。思虑伤神，恐怖伤肾，食欲不振，心慌气短，倦怠乏力，腰腿酸软，舌淡尖红、苔薄黄，脉沉细稍弦。

[用法]　每日1剂，早、晚水煎服，另嘱加服神衰果素片：每次3片，每天3次，饭后服，每晚9g。服安定丸（瓦房店精神病院自制）。肾阳虚者加肉桂、附子、小茴、鹿角胶；阴虚火旺者加黄连、黄芩、寸冬、地骨皮；气虚者加黄芪、白术；血虚者加当归、熟地。

[疗效]　治疗7例，中断治疗1例，治愈6例。治愈率85.71%。

按语：百合：味苦涩，性微寒，"敛气养心，安神定魂。"生地：甘寒，滋阴清热。龙齿、牡蛎，镇肝息风，滋阴凉血。此方系百合地黄汤与龙牡汤加减随症组方。梦遗主要是：淫邪发梦，梦幻交媾，阴茎勃起，而射精外泄。发病机制为：梦遗是发生在睡眠中的特殊心理活动。在"三因"学说中，应归属内因，与喜、怒、忧、思、悲、恐、惊七情息息相关。《阴阳应象大论》说："怒伤肝，喜伤心，思伤脾，悲伤肺，恐伤肾。"说明严重的精神情志紊乱失调，长久不能消除可导致脏腑功能失调，脾肾虚极，梦中性交遗精外泄多发生在年轻气盛，情发于中，意动神摇，虚烦少寐，情欲常萌，幻想成真，夜梦交媾，导致梦交常作，梦遗频频。上述病例证属相火妄动，一派脾肾阴虚之证，根据临床症情而制定治疗方案，"龙牡百合梦遗灵"是治疗本证的首方，主要是药证相符，恰中病机。

血精解毒饮（周国民）

[组成]　地锦草、鹿衔草各30g，石韦、马鞭草各40g，土茯苓20g。

[主治]　血精症。

[用法]　上药水煎2次，煎开后各15分钟取汁，混合，分2次口服。每日1剂。

[疗效]　用本法治疗16例，治愈15例，显著好转1例（服药4剂，血精明显减少，后中断治疗），治疗率93.7%。治疗时间多在1~2周内。

按语：①血精症，是指以排出血性精液为主要症状的疾病。多由纵欲房室、不洁性交、手淫、七情过度、过于疲劳、感受寒湿、败精内阻、湿热内蕴等病因所致。西医学认为，血精是由精囊炎或急性前列腺炎引起，与炎症部位的小血管受损、血液外溢有关。对血精症的中医治疗，目前多从湿热下注、阴虚火旺、瘀血内阻、脾肾气虚等仍为治疗依据，也有提出须治肾治血。笔者认为：本病无论何证何型，治则应以解毒为主（本方剂名称亦可体现），辅以利湿、止血、益肾。血精解毒饮，是笔者在30余年的临床实践中摸索出来的简而明、疗效好的方剂。②方中地锦草、鹿衔草、石韦、马鞭草均具有较强的解毒作用，后三味特别是对泌尿生殖系统的炎症具有独特的功效；土茯苓健脾利湿兼以解毒；地锦草、石韦兼以止血；鹿衔草兼以益肾、除湿、止血。全方配伍精当，突出解毒治则，主辅恰相兼顾。③在治疗过程中，严禁房事。

蒲灰散（范立金）

[组成]　生蒲黄70g，滑石粉30g，栀子（炒）30g，当归30g，生地30g，木通30g，赤茯苓30g，生甘草30g。

[主治]　湿热下注，热瘀互结所致的血精症。

[用法]　上药共为细末，每次15g，水煎煮沸后连渣服之，日3次。尿急尿

频、尿意不尽等尿路刺激症缓解后，即去赤芍、当归、生地、赤茯苓、木通、甘草，仅用蒲黄、滑石粉、栀子（炒）3 味，按原比例配制。服法同上。

[疗效] 治疗血精症患者 13 例，全部治愈（用药 7～20 天，尿急尿频、尿意不尽等尿路刺激症消失；尿液转清，精液清稀如常）。治愈率 100%。

按语： 蒲灰散，方出《金匮要略》。原文曰："小便不利，蒲灰散主之。"方中之蒲灰（即蒲黄）性味甘平，其之生用，既能收敛止血，又能行血祛瘀，有止血而不留瘀之特点；同时，又有明显的利尿通淋作用。滑石甘淡寒滑，善清膀胱之湿热，通利水道，为治热淋之良药。二药合用，具有化瘀利窍、泄热通淋、凉血止血之功。而血精症多为湿热下注，热瘀互结所致。是方之性能，与该痛之病机相切合，故用之每获良效。服药期间禁忌房事；治愈之后亦当节制。

萆薢解毒利湿汤（尹桂馥）

[组成] 萆薢 20g，土茯苓、白术、石菖蒲、石韦、败酱草、冬葵子各 15g，黄柏、莲子心、车前子各 12g。

[主治] 血精。

[用法] 水煎服，日 1 剂，早晚 2 次服。另加 500ml 水煎后，局部外敷，日 2 次。用大黄炭 4g，琥珀 4g，阿胶 2g，研细末，日早晚 3 次白水送服总量一半。10 天为 1 个疗程。腰疼甚者加续断、狗脊、杜仲各 15g；不寐加酸枣仁、柏子仁各 15g；阳痿加蜈蚣 2 条；遗精加锁阳、芡实各 12g；前列腺质地硬者加山甲、三棱、莪术各 12g。

[疗效] 24 例按上述方法治疗 3 个疗程。痊愈 12 例，占 50%；好转（症状消失，肉眼不见血精）8 例，占 33.39%；无效 4 例，占 16.67%。总有效率83.33%。血精一症主要由于过食肥甘酒热之品，而致脾胃健运失常，积湿主热，热毒深陷于血分，壅塞精囊灼伤阴络而致。萆薢解毒利湿汤是由《医学心悟》萆薢饮化裁而成。萆薢饮功效在于清热利湿、分清泄浊。又加味解毒、化积滞、行瘀血、滑窍通利的大黄炭、琥珀、阿胶、败酱草、土茯苓、石韦、冬葵子等。故而治本病不仅可以杀菌、消炎，而且还可以收敛、止血、止痛，加之局部外敷，效若桴鼓。

丹栀逍遥散（钟枚星）

[组成] 柴胡 10g，白芍 12g，当归 10g，茯苓 15g，白术 10g，薄荷 6g，丹

皮6g，栀仁（炒）6g，黄柏（盐制）3g，生姜10g，红枣10g，甘草6g。

[主治] 失精。

[用法] 上药煎15～20分钟取汁，约300ml。日服2次。

典型病例

王某，男，16岁，学生。1984年11月1日就诊。

患者暑假因看爱情小说，出现失眠，又患手淫，继而出现梦遗滑精，少则2日1次，多则1日3次。久之，时有失精，日换内裤数次。被迫辍学。在某医院服用维生素、谷维素及中药金锁固精丸、知柏地黄汤等达月余效果不佳。伴有头晕脑胀，神倦，失眠，腰痛，小便余沥难尽。面色萎黄，焦急不安。舌苔薄白，脉弦。凭症参脉，视为恣情纵欲，心神不宁，相火妄动，干扰精室。拟丹栀逍遥散加味治之，服药4剂。药中病机，停止失精。但焦虑易怒仍时有时无。效不更方。继服4剂而愈。令戒手淫，恢复学习。

随访至今，无不适。

第三节　不　射　精

加味血府逐瘀汤（颜德馨）

[组成] 当归、生地、牛膝、红花各9g，桃仁12g，柴胡、枳壳、赤芍各6g，川芎、桔梗各4.5g，甘草3g，紫石英30g，蛇床子9g，韭菜子9g。

[功用] 活血化瘀，温肾通窍。

[主治] 青壮年不射精症属血瘀者。

[用法] 水煎服，日1剂。

[方解] 桃红四物汤活血化瘀；四逆散疏肝解郁，调畅气机；桔梗、牛膝一升一降，使气血更易于运行。紫石英、牛膝温肾通窍；蛇床子、韭菜子温补肾阳。诸药合用，共奏疏理肝气、活血、祛瘀、温肾、通窍之功。

按语：不射精症有功能、器质性之不同。器质性者，需外科治疗。这里主治者则为前者。本病虽属功能性的，手淫可射精，同房则不能，或有梦遗，但行房则无。临床治疗稍为棘手，医者不可求速效，只宜缓图；不可专事通利，应通补兼施。否则，欲速不达，事与愿违。对于患者来说，也不可心急，慢慢来，配合治疗，方可取效。另外，在用药物治疗的同时，配合心理疏导、行为疗法，可收事半功倍之效。

典型病例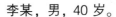

　　李某，男，40 岁。

　　患者结婚 11 年来，同房不排精液，曾就医多处，无效。观其壮年体健，寡言少语，舌紫、苔薄、脉沉涩。精子形态数值等均正常。肝郁者则性情每多易怒或沉默，气机不畅。气结血瘀，瘀血阻滞精关窍道；滞塞不通，影响性功能，则性交而不排精。治宜疏其气血，令其调达，而致和平，处以上方。

　　服药 7 剂后获显效，续服至 30 剂即愈。翌年得一子。

加味血府逐瘀汤（承伯钢）

　　[组成]　当归 12g，赤芍 10g，川芎 6g，桃仁 10g，牛膝 10g，生地 15g，桔梗 6g，枳壳 10g。

　　[主治]　不射精、阳痿、不育症、前列腺肥大等男性病。

　　[用法]　随症加味，每日 1 剂，水煎服。

典型病例

　　谢某，男，29 岁。

　　婚后 2 年未育。患者体健壮实，欲念甚强，婚后房事不射精，有射精动作，嗣后半夜遗泄。经泌尿外科检查无特殊发现，曾多处求治，均按肾虚投以温肾之剂，未能获效。于 1987 年 12 月 13 日请笔者诊治，症如上述，余无不适，苔薄白，脉弦滑，治以疏肝化瘀通络，并授以性知识教育，解除思想负担。

　　处方：柴胡 6g，桔梗 6g，枳壳 10g，当归 12g，川芎 6g，赤芍 10g，生地 15g，桃仁 10g，牛膝 10g，赤芍 10g，生地 15g，蜈蚣 2 条，甘草 6g。

　　服 5 剂后，感房事少量精液排出，甚感欣慰，原方续服 10 剂，房事射精正常，但欲念过强，改用知柏地黄丸调治 2 个月。1988 年 8 月其爱人受孕。

按语： 本案肝经气血瘀泄，精关郁闭，法当疏肝化瘀通络，气机升降宣畅，精关开合有节。蜈蚣入肝经，性走窜，于方中增强解郁开闭之功，并研末吞服；如入汤剂，其效大逊。

排精汤（周贤道）

[组成]　黄芪30g，当归9g，急性子12g，蜈蚣2条，石菖蒲、川牛膝、车前子各10g，麻黄4.5g，路路通15g，冰片（分冲）3g。

[主治]　不射精症。

[用法]　每日1剂，10天为1个疗程。治疗期间暂停房事。肾阳虚加仙灵脾30g，苁蓉15g，肉桂、附片各4.5g；肾阴虚加知母12g，川柏9g，龟甲、生地、熟地各15g；肝气郁结加柴胡12g，枳实9g，白芍15g，甘草6g；兼瘀血加桃仁、红花各10g，土鳖虫9g，留行子15g；湿热下注加龙胆草6g，黄芩、山栀各9g，滑石20g。同时针刺，第一组穴为曲骨、大赫（双）、太溪（双）、太冲（双）。第二组穴为肾俞（双）、关元俞（双）、三阴交（双）。每日2次，交替用毫针针刺，得气后每10分钟行针1次，提插捻转补泻手法，留针30分钟，10天1个疗程。针刺时曲骨、大赫、三阴交用中等刺激，行平补平泻；太溪、肾俞、关元俞用轻刺激，行补法，并出针后，紧按眼2分钟；太冲用强刺激，重泻，出针时用开合泻法。如失眠多梦加神门；焦虑不安加心俞、内关；梦遗加灸关元，并针志室，得气后行补法。

[疗效]　治疗30例，22例痊愈，8例中断治疗。

按语： 不射精症虽与肝肾二脏关系最为密切，但其直接原因则是精关不开，精窍失灵。故治疗应以通关开窍为主，并在此基础上结合全身症状及舌脉进行辨证论治。排精汤中黄芪、当归补气生血；急性子、路路通、川牛膝、蜈蚣活血通络；石菖蒲、麻黄、车前子、冰片通利精道。针刺可振奋阳气，通调精关。因此采取药针配合，可提高疗效。此外，在治疗过程中应进行性知识教育，减轻患者心理负担，并嘱戒除烟酒，增加营养，加强体育活动，保持乐观，以增强治疗信心。

天王补心汤（倪国新　张丽）

[组成]　党参、麦冬、远志（制）、酸枣仁（炒）、天冬、茯苓、五味子各10g，合欢、甘草各15g。

[**主治**]　少年时期遗尿引起的不射精症。

[**用法**]　上药煎 20 分钟，取汁约 250ml，日服 2 次，并配以心理疗法：向夫妻双方解释性功能障碍的原因，说服患者妻子配合患者治疗，解除患者心理障碍十分重要，用集中性感方法，使患者知道自身的感受，解除性交压力。改变性交方式，如女上位姿势、持续刺激龟头等。

[**疗效**]　笔者用此法治疗本组患者 6 个月后，愈 103 例，欲射精而未效 11 例，6 例治疗 1 个月后因夫妻感情不和未来复诊。

按语：通过 120 例不射精患者观察发现疗效和病程关系密切，病程短，疗效好，病程长，疗效亦长，所以有射精患者必须早期治疗，以免婚后长期不射精引起夫妻感情淡漠，而延误治疗时机，但药物治疗时忌用安定、吩噻嗪类等药物，因这些药物本身就有导致不射精的副作用。

知柏地黄汤（王永发）

[**组成**]　知母 15g，黄柏 20g，丹皮 15g，熟地 20g，山萸肉 15g，山药 15g，泽泻 10g，茯苓 15g，龟甲 15g。

[**主治**]　不射精。

[**用法**]　日服 1 剂。

按语：阴阳贵在平衡，阴虚则阳亢，阳亢则性欲亢进；阴虚精亏不能上济于心，心肾不交，精关不开而不射精，故以知柏地黄汤滋阴降火，龟甲、菟丝子、枸杞子益肾填精，使阴阳趋于平衡而病愈。

四逆散（郑锡海　范玉华）

[**组成**]　柴胡、香附、枳实各 10g，甘草 6g，白芍、牛膝各 12g。

[**主治**]　功能性不射精症。

[**用法**]　水煎服，日 1 剂。

[**疗效**]　用上法治疗 46 例患者，取得满意疗效。

典型病例

胡某，男。

服上药 1 剂后，胸闷减轻，性交仍不能射精，上方再加急性子 12g、威灵仙 10g。先后服药 10 余剂，终告痊愈。

化湿通精汤（邓宝康）

[组成]　茺蔚子30g，茯苓30g，泽泻15g，车前子15g，木通6g，红参（蒸兑服）3g，白术15g，怀山药30g，菟丝子20g，怀牛膝20g，石菖蒲5g，甘草3g。

[主治]　精瘀（脾肾亏虚，湿瘀碍滞，精运受阻）。

[用法]　水煎服，日1剂。并嘱精神要舒畅，暂戒房事。

典型病例

患者，男，29岁。1983年4月5日初诊。

服上药后精神转佳，纳食尚可。继进上方去木通，加枸杞子20g，3剂。服药后精神状态继续好转，面色转润，有较强性欲，仍服2诊方7剂。

1983年4月18日高兴告之，性交后第一次排精，始觉少腹胀，排精后，感觉舒畅。嘱房事不宜过频，候其妻月经净后性欲要求强时同房。继进益脾肾、填精之品以巩固疗效。药用：菟丝子20g，枸杞子15g，党参20g，茯苓20g，怀牛膝15g，锁阳15g，狗脊15g，女贞子15g，白术15g，怀山药20g，芡实10g，茺蔚20g。连服10剂。

1984年8月偕妻抱一胖男孩前来拜谢，述及已生月余，母子健康，举家欢庆。

第四节　不育症（少精、死精、不液化等）

温肾益精汤（罗元恺）

[组成]　炮天雄6~9g，熟地20g，菟丝子20g，怀牛膝20g，枸杞子20g，炙甘草6g，仙灵脾10g。

[功用]　温肾益精。

[主治]　肾虚精绝异常之不育。

[用法]　水煎服，日1剂。

[方解]　炮天雄、仙灵脾温肾壮阳；熟地、枸杞、菟丝子、怀牛膝，滋阴养肝、

平补肝肾；炙甘草，调和诸药。诸药配合，平补阴阳，温肾益肝，填精育嗣。

按语： 本方为罗老经验秘方，药味不多，但功专力宏，用之对症，多能取效。从临床观察，对阳虚者用之尤宜。因方中阴阳并调，故多服、久服无伤阴化火之弊，故可久服。对于因炎症所致不育者，当先行"消炎"，否则一味温补，往往徒劳无功。

典型病例

方某，男，30岁，干部。1986年1月初诊。

结婚3年多，爱人曾怀孕2次，但均于2个月左右自然流产。女方曾做妇科检查未发现异常，且月经周期及经量等均正常，基础体温双相，输卵管造影检查亦通畅，也无其他全身性疾病。男方精液常规示：精子计数仅8×10^9/L，活动率40%，畸形精子达43%，液化时间为7.5小时。

患者平素体疲易乏，时有遗精，伴睡眠欠佳，晨起口苦等症，舌淡胖、苔薄白、脉细略弦。因之元气虚衰，肾精不健，所以虽能得以身孕，但胎元难寿，子嗣无望，治当滋补肾气。

处方：熟地20g，仙灵脾10g，枸杞子15g，肉苁蓉20g，党参25g，菟丝子20g，山萸肉15g，白术15g，炙甘草6g。

同时服市售滋肾育胎丸，每天2次，每次5g，并嘱其节制房事。

上方连续服用3个月后，复查精液常规，精子计数已提高到75×10^9/L，但活动率仍滞于40%。

在上法治疗同时，加服吉林参，每天炖服6g，15天为1个疗程，服完1个疗程后，停服10天，再行第2个疗程。治疗半月后，除精神明显好转外，精液检查精子数已达90×10^9/L，活动率提高至50%，畸形精子率降至10%继以上法治疗一个半月，复查精液常规：正常。

继治半年左右，其妻于1987年3月再次怀孕，当顾护胎元，以防流产，嘱其妻连服寿胎丸合四君子汤加减。及至1988年元月足月顺产一男婴，母子康健。

十子育麟汤（李培生）

[组成] 枸杞子、五味子、覆盆子、蛇床子、桑椹子、菟丝子、车前子、

金樱子、益智仁、炒补骨脂、红参、肉苁蓉、鹿角胶、龟甲胶、杜仲、淫羊藿、当归、熟地、橘红。

[功用]　滋阴强阳，补益精气。

[主治]　阴、阳两虚或阴虚、阳虚出现的不育症患者。

[用法]　水煎服，亦可为丸或熬膏服。

[方解]　五子衍宗滋肾育麟，为古今不育症第一方。蛇床子、桑椹子、金樱子、益智仁、肉苁蓉、淫羊藿、杜仲补肝肾、益阴精。补骨脂、鹿角胶、龟甲胶温补肾督。当归、熟地养血益精。红参大补元气，与当归使气血双补，以充肾源。橘红理气化痰和胃，防补药腻胃。诸药合用，共奏滋阴强阳、气血双补之功。

按语：不育一症，虽有瘀血、痰浊等邪实的一面，但肾精亏虚仍为其主因。或者说，不论病因为何，最终结果都是肾精不足以致不育。因此，可以这样理解：肾精不足是不育症的共性，即多数患者都具备肾精不足这一病理共性；而痰浊、瘀血、肝郁、水湿、气虚、痰火等等诸因，是不育证的个性，是因人而异的特殊性。临床治疗，必须二者并重，个性共性均需考虑进去，这样才不失偏颇，更有效地治疗本病。本方即是针对共性而设，临床可具体问题具体分析，因个性的不同，稍稍加减，收效方著。

化精汤（施汉章）

[组成]　生薏苡仁30g、生地10g、麦冬15g、女贞子10g、滑石20～30g、茯苓10g、虎杖12g。

[功用]　滋阴清热，健脾渗湿。

[主治]　精子不液化症。

[用法]　每日1剂，水煎服。15日为1个疗程，服1～2个疗程可效。

[加减]　热盛加知母10g、玄参10g，湿邪盛加猪苓10g、泽泻10g、木通10g。

[方解]　生地、麦冬、女贞子滋阴清热，补肝益肾；生薏苡仁、滑石、茯苓健脾利湿清热，使湿热浊邪从小便外排；虎杖清热解毒，凉血活血。诸药合用，共奏滋阴益肾、清热导浊之功。

按语：不育症因不液化致者为数甚多，不液化之因亦颇繁杂，但与环境污染关系密切，故临床治疗除重视"共性"补肾外，尚应针对"个性"邪毒采用导泻之法。本方二者兼备，补肾泻浊并施，用药平淡而简，但临床收效颇著。

韭子五子丸（谢海洲）

[组成] 柴狗肾1具，韭菜子15g，蛇床子10g，五味子10g，菟丝子30g，补骨脂12g，桑螵蛸30g，覆盆子15g，生山药15g，车前子9g，盐炒知母9g，盐炒黄柏9g，全当归12g。

[功用] 温肾壮阳，益阴填精，清热利湿。

[主治] 不育症。

[用法] 水煎服，日1剂。

[方解] 五子衍宗（少枸杞子）补肾育麟；柴狗肾、韭菜子、补骨脂温补肾阳；桑螵蛸固精气，生山药益脾阴，全当归养血和血；蛇床子、车前子利湿热，知母、黄柏坚阴利湿。诸药合用共奏补肾利湿之功。

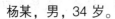

典型病例

杨某，男，34岁。

婚后10年无子。症见阳痿早泄，腰酸疼痛，神疲乏力。舌质胖嫩而有齿印，脉虚无力尺部尤甚。精液检查示：精子成活率仅10%~20%。证属肾阳衰微，阴精亏耗。处以上方，服60剂后阳痿早泄已除，精神亦见好转，脉象渐趋有力，精子成活率增至70%。

处方：原方更加熟地、白芍、山萸肉等，以宏养阴益精之力。继进30剂。后又去知柏，入羌活、益母草、丹皮、川芎更进20剂。

前后共进110剂，诸症悉除，精子成活率达80%~90%。次年其爱人得以妊娠，至期顺产一子。

活精汤（班秀文）

[组成] 熟地15g，山萸肉10g，山药15g，牡丹皮10g，茯苓10g，泽泻6g，麦冬10g，当归10g，白芍6g，女贞子10g，素馨花6g，红花2g，枸杞子10g，桑椹子15g。

[功用] 滋肾调肝。

[**主治**] 死精症。

[**用法**] 水煎服，日1剂。

[**方解**] 方中六味地黄丸，功专肾肝，寒燥不偏，而兼补气血；当归、白芍、素馨心、红花养血活血、柔肝疏肝；枸杞、桑椹、女贞、麦冬滋补肝肾精气。诸药合用，共奏调肝益肾、畅达气血之功。

典型病例

郑某，男，32岁，演员。1988年5月22日来诊。

结婚4年，双方共同生活，迄今爱人不孕。性欲一般，时有头晕目眩，腰膝酸软，夜难入寐，寐则多梦，胃纳一般，大便干结，隔日1次，小便正常。脉象细数，苔少。精液化验：量约3ml，计数$40×10^9$/L，成活率10%，活动力差，死精90%，液化时间不正常。爱人妇检：无异常发现。证属真阴不足，虚火内动，阴精愈竭。以壮水济火之法论治，处以上方。

每日清水煎服1剂，连服20剂。精液化验：成活率30%，死精50%，液化时间正常，余无特殊。药见初效，仍守方加太子参15g、小麦20g、夜交藤20g、旱莲草15g。每日水煎服1剂，连服12剂。精检：成活率50%，死精10%，活动力一般，计数已接近正常。继用五子衍宗丸加味：菟丝子15g、女贞子10g、枸杞子10g、五味子6g、车前子6g、覆盆子10g、太子参15g、当归身10g、白芍6g、玉兰花6g、红枣10g。

上方连服30剂，身体康复，爱人次月受孕。

赞育丹（杨光伦）

[**组成**] 熟地30g，白术15g，当归12g，枸杞子15g，杜仲（炒）10g，仙茅10g，淫羊藿30g，巴戟10g，山茱肉15g，肉苁蓉10g，韭菜子30g，蛇床子15g，熟附子6g，肉桂6g。

[**主治**] 男性不育症。

[**用法**] 上药煎20～30分钟取汁约250ml，分3次服，日1剂，20日为1个疗程。体质虚弱加人参、黄芪；有条件者加鹿茸；偏阴虚者去肉桂、附子，加女贞子、何首乌；湿热瘀阻者去附子、肉桂，加银花、蒲公英、败酱草、穿山甲。

[**疗效**]　共治28例，治愈（精液正常，爱人受孕）23例，占82.1%；进步3例，占10.7%；无效2例，占7%。

按语：本方张景岳用治阳痿遗尿肾阳虚者，笔者借用以男性不育症，疗效颇佳。

生精助育汤（张翠环　李经国）

[**组成**]　仙灵脾、枸杞子、山药、肉苁蓉。用量按医生经验。

[**主治**]　不育症。

[**用法**]　水煎服，上药每2日1剂、日服2次。每月检查1次精液常规，2~3个月为1个疗程。肝肾阴虚（精子计数低）加熟地、龟甲、女贞子、首乌；脾肾阳虚（活动力低）加巴戟、海马、鹿茸、红人参；精室湿热（白细胞多）加知母、黄柏、车前子、萆薢；精脉瘀阻（精脉曲张）加土鳖虫、莪术、丹参等。

[**疗效**]　本组65例。治愈（服药1~3个月精子密度$2×10^8$/ml以上，其他各项均正常或妻孕者）共44例；有效（服药1~3个月精液指标部分恢复）共15例；无效（服药1~3个月精液指标无改进）共6例，治愈率68%，总有效率91%。

生精助育汤（房金）

[**组成**]　熟地黄、菟丝子各20g，淫羊藿、党参、天精子、怀山药各15g，仙茅12g，鹿角胶、紫河车各6g。

[**主治**]　男性不育症。

[**用法**]　日1剂，水煎服，早晚各1次。20天为1个疗程。服药期间节房事，可安排在女方排卵期同床。肾阴虚加女贞子、桑椹子；肾阳虚加制附子、肉苁蓉；气虚加黄芪；脾肾两虚，便溏泄泻加补骨脂、炒白术；睾丸坠痛加川楝子、荔枝核；精液有脓细胞加金银花、蒲公英；精液不液化加黄柏、知母、土茯苓，减鹿角胶、紫河车。

[**疗效**]　本组83例，在治疗期间女方怀孕或精液化验各项指标达正常范围为痊愈，共45例占54.2%；精液常规检查好转或1~2项指标达正常为有效，共33例占39.8%；经治疗精液化验无好转为无效，共5例占6%；治疗时间最短20天，最长70天。无精子患者疗效最差。

按语：中医学认为，精是生命的原始物质，具有生长发育、繁殖后代等作用。肾藏精，脾为精微化生之源。肾精亏乏可致不育，因此滋肾填精、补气健脾是治疗不育症的重要法则，也是本方的基本宗旨。本方选用熟地黄、紫河车、天精子、鹿角胶等厚味之品，滋肾填精，以充实肾之阴精；用淫羊藿、菟丝子、仙茅温补肾阳，寓阳中求阴之意，使阴得阳助生化无穷；党参、怀山药补气健脾，使水谷之精不断滋生，以补肾精化生之源。诸药合用，共收滋肾化源、生精助育之功。

在疗效统计中发现，服用生精助育汤治疗后怀孕，1 年之内育的婴儿中，除一例性别不明外（孕中母子双亡）其余全部为男婴。提示本方对胎儿性别有一定影响。西医学早已证实，胎儿性别是由染色体决定的。"精子分为 X 型和 Y 型两种"，"即卵子中只有一个 X 染色体，精子中一部分含有一个 X 染色体，另一部分含有一个 Y 染色体"。X 型精子与卵子结合的受精卵含 XX，发育为女胎；Y 型精子与卵子结合的受精卵含 XY，则发育成男胎。笔者认为，生精助育汤似有促进 Y 型精子活力的作用，使 Y 型精子优先到达并与卵子结合成受精卵，故生男胎。

十子生精散（李树年）

[**组成**] 枸杞子30g，五味子15g，覆盆子25g，菟丝子20g，车前子10g，芜蔚子20g，金樱子25g，炒韭子15g，蛇床子10g，沙苑子15g，肉苁蓉25g，制首乌20g，炙黄芪30g，大熟地20g，巴戟天15g，上肉桂10g，褚实子15g，寸麦冬15g，山萸肉15g，怀牛膝20g。

[**主治**] 婚后不育，命门火衰，精液稀薄清冷，精子减少（每毫升低于60×10^6），精子活动率低，活动力弱。

[**用法**] 上药共研极细末，容器密封贮存。每日早中晚各服6g，30 天为1个疗程。

[**疗效**] 治疗83 例，治疗后精子数每毫升100×10^6 以上者33 例，每毫升$(80 \sim 100) \times 10^6$ 者29 例，每毫升 $(60 \sim 80) \times 10^6$ 者21 例。

按语：服药期间禁房事，戒烟酒、生冷，禁在45℃ 以上热水中洗浴。婚前频繁过度手淫，损伤肾气，或贪色房劳，恣情纵欲，耗伤肾精，或先天禀赋不足，肾气虚弱，以命门火衰，生化无能，致精寒稀少，阳衰而无子也。

益精丸 (吴宜澄 王敏)

[组成] 熟地、制黄精各1.2kg, 蜂房 (蜜炙)、鹿角胶、狗脊、川断各1kg, 当归、仙灵脾、肉苁蓉、沙苑子、制首乌各1.5kg。

[主治] 精液量少、精子活动率低、活动力差、精子密度低等精液异常所致的不育症。

[用法] 先将熟地、肉苁蓉、当归、蜂房、首乌用乙醇浸泡提取, 回收乙醇后浓缩得流浸膏①; 其药渣加黄精、狗脊、川断及仙灵脾的一部分以水煎煮3次, 再浓缩得流浸膏②; 将鹿角胶烊化后加入流浸膏②; 将沙苑子和川断、仙灵脾的剩余部分粉碎为细末, 以利吸收①②流浸膏, 于60~70℃干燥, 再粉碎成粉末装入胶囊, 每粒装药粉0.25g。

[用法] 每日服5粒, 日3次, 淡盐水送服。1个月为1个疗程。1个疗程复查精液1次, 如未达正常, 再继服第2个疗程; 如已正常, 则改为维持用量, 每次4粒, 日2次。对合并阳痿、早泄者, 可同时治疗, 对合并生殖道炎症者则先行治疗炎症, 待病情控制后再用本药治疗。

[疗效] 治疗86例, 按1991年第三届全国中医男性病学术研讨会所定诊断及疗效判定标准临床治愈63例, 有效10例; 无效13例, 总有效率84.9%。经随访, 女方受孕26例, 孕育率为30.2%。

按语: 方中熟地、当归补血; 黄精补气, 其中当归可活血, 能改善生殖系统的血液循环, 且与续断都具有维生素E的作用, 可以提高精子的密度和数量; 仙灵脾、肉苁蓉、鹿角胶温补肾阳、生精填髓, 合方有生精补血作用。

益肾种子汤 (于增瑞)

[组成] 大熟地15g, 枸杞子10g, 覆盆子10g, 山萸肉10g, 巴戟天10g, 仙灵脾10g, 肉苁蓉10g, 韭菜子10g, 紫河车6g, 生黄芪15g, 全当归10g。

[主治] 男性不育症 (精子异常、精液不液化、不射精)。

[用法] 日1剂, 30日为1个疗程, 待精液检查恢复正常值后改服人参鹿茸丸、五子衍宗丸巩固疗效, 促其怀孕, 其精子异常者 (精子减少、成活率低下、活动度弱) 属肾精亏损者可重用紫河车、加鹿角霜等血肉有情之品。肾虚肝郁者加柴胡、郁金、香附、石菖蒲; 阴虚湿热者加二至丸、胆草、败酱草、泽

泻，去紫河车、巴戟天、肉苁蓉；阴虚火旺者去紫河车、巴戟天、肉苁蓉，加二至丸、知母、黄柏、鳖甲、麦冬；若属肾精亏损不射精者上方加麻黄、蜈蚣、地龙、白芍、牛膝；肝郁肾虚不射精则在肝郁肾虚型中加穿山甲、麻黄；属肾虚寒湿不液化者，基础方去山萸肉、覆盆子、大熟地，加知母、黄柏、小茴香、鱼鳔、丹参；若属肝肾阴虚、上焦湿热不液化者在上方去巴戟天、仙灵脾、肉苁蓉，加天花粉、败酱草、元参、知母、黄柏、鱼鳔，以滋补肝肾，清利湿热。

[**疗效**]　185例男性不育症，治疗20天或1个疗程以上，其中72例女方怀孕，妊娠率为38.92%；92例有效，有效为49.73%，总有效率为88.65%；21例无效，无效率为11.35%。

按语： 男性不育症临床有原发和继发之分，究其病因，或因禀赋素弱，房事不节，肾不藏精致肾气虚亏；或因婚后求子心切，擅自滥用壮阳之品则兴奋过甚，以致肾之阴阳失养，精少不育；或因用心过度，心火上亢，火亢则水不升而心肾不交，精液外溢，从而肾元亏损，命门火衰；或因素多膏粱味、体质肥胖，生湿聚痰，痰湿内阻，气机不畅，湿热下注；或因思虑惊恐，情志不畅，肝气郁结，疏泄失常，血气不和，宗气虚衰，肾虚肝郁；或因肾虚血瘀，瘀血阻滞精道。育孕是一复杂的生理过程，而致病之因甚多，然而根本之因实属肾气虚衰，精宫清冷，气血两亏。诚如《证治准绳》所论"医之上工，因人无子，语男则主于精，……男以补肾为要。"故自拟益肾种子汤益肾填精、补气养血治疗精子异常、精液不液化、不射精致不育症取得满意效果。

益肾种子汤方中仙灵脾、巴戟天皆入肾经，以温肾壮阳，巴戟天尚有升发肾气而有兴阳之功；精不足者补之以味，紫河车为血肉有情之品，滋补强壮，为补肾填精之盛品；肉苁蓉甘咸温入肾经血分，补肾命，益精兴阳，《本草纲目》云："肉苁蓉强阳，益精气多子。"枸杞子、覆盆子、菟丝子，取其五子衍宗丸之意，以填精补髓、疏利肾气；熟地、山萸肉，性微温，补肝肾之阴，为提供生精血物质基础；肝肾同源，精血互生，当归补血汤以补养血；韭子味辛甘，性温，温补肝肾。综观全方益肾填精，阴阳互补，气血互生。临床示其兼证加减权变以达孕育嗣续之功。

种玉汤（陈明信）

[**组成**]　附片、五味子各6g，肉桂3g，党参、当归、枸杞、熟地、枣皮、

车前子各 15g，巴戟、菟丝子、覆盆子各 24g。

[**主治**] 男子不育。

[**用法**] 水煎服。肾阳不足、命门火衰加益智仁 15g，并加重附片、肉桂用量；肾阴亏损，相火妄动加知母、黄柏各 15g，并减轻附片、肉桂用量；肾气虚弱，湿热不化加萆薢、桔梗、黄芪各 15g。

[**疗效**] 本组 68 例中，年龄最小者 26 岁，最大者 42 岁。结婚 3 年不育者 22 例，4 年不育者 17 例，5 年不育者 13 例，6 年不育者 10 例，6 年以上不育者 6 例，服药 6 剂受孕者 3 例，24 剂受孕者 23 例，30 剂受孕者 28 例，30 剂以上受孕者 10 例，无效 4 例。

还少丹（朱明达）

[**组成**] 熟地、制首乌、山药、枸杞各 200g，巴戟天、肉苁蓉、楮实子、仙灵脾、杜仲、补骨脂、续断、牛膝、茯苓、莲肉、芡实、山茱萸、五味子各 150g，远志、菖蒲、小茴香各 100g，蛤蚧 4 对，糯米 500g。

[**主治**] 男性不育症。

[**用法**] 将蛤蚧去头足及鳞，切成方块用酒洗润放入锅内，至酒吸尽，烘干出锅，糯米浸一宿后沥干炒熟，其余各药均烘干后与蛤蚧、糯米共研细粉装瓶备用。每次服 10～15g，日服 2 次，温开水送服。

[**疗效**] 本组患者 89 例。痊愈 57 人，好转 23 人，无效 9 人。总有效率 89.8％。

按语：肾中阴阳气血亏虚是本病的根本病机。男性不育症虚实夹杂，累及多脏，但最终必见肾中阴阳气血亏虚。临床上以肾亏、精虚、气血两亏为其主要证型，各种实证造成男性不育症，只是早期阶段。方中巴戟天、肉苁蓉、楮实子、仙灵脾、杜仲、补骨脂、蛤蚧、小茴香温肾壮阳；熟地、枸杞、制首乌滋肾填精；续断、牛膝通行血脉且强腰膝；糯米、山药、茯苓、芡实、莲肉助生化之源以养先天；莲肉、芡实配山茱萸、五味子能固肾涩精；莲肉配远志、菖蒲又能交通心肾以安神。诸药合用，共奏调补肾中阴阳气血之功。药物治疗与精神治疗、性咨询指导并举。

男性不育症患者，绝大多数都有沉重的思想负担，医者应耐心做好思想工作，使之树立信心，消除焦虑和紧张情绪。要动员其妻体贴、鼓励丈夫，此外，还必须做好性知识的咨询与指导。笔者曾治疗一阳痿患者苏某，自称曾有过成功的性生活，笔者便忽视了性咨询与指导。用上方治疗半月病情便有转机，已能勃起，只是难以排精，笔者认为药已中病机，嘱其守原方继续服用，又过半月，患者再出现阳痿。笔者沉思良久，觉得蹊跷，询问有关情况，发现其不正当性交姿势是造成继发性阳痿、与治疗好转后再度阳痿的根本病因，笔者及时给予指导，患者在短期内痊愈。说明在治疗男性不育症的过程中，除了辨证准确、用药合理、精神安慰、心理治疗外，还必须做好性的咨询与指导。

补肾益血填精汤（邓光远）

[**组成**]　熟地、菟丝子各15g，巴戟天、枸杞子、山萸肉、制首乌、刺蒺藜各12g，当归、白茯苓、锁阳、丹参、龟甲胶、龟甲各10g，蛇床子、砂仁、小茴香各6g。

[**主治**]　男性不育症，也可治疗因肾虚引起的精神倦怠、头昏目眩、腰膝酸软、遗精早泄、尿蛋白、乳糜尿等症。

[**用法**]　日1剂，水煎内服。临床用药指征：精子数小于$40 \times 10^6/ml$、精子成活率低于30%，用原方；无精或死精加冬虫夏草、炙生草；精子不液化加知母、羚羊角；不射精加柴胡、青皮；输精管阻塞加山甲、山楂肉、路路通；阴茎发育不良加仙茅、仙灵脾、狗鞭、海马；早泄加阳起石、狗鞭、肉桂、附子。

[**疗效**]　治疗上述症状者共253例，年龄最大者52岁，最小者22岁，结婚时间最长者30年，最短者1年。结果痊愈（治疗后精液化验各项指数正常，或配偶已受孕）189例，治愈率为74.5%；有效（临床表现和检验各项有关值都有好转但未痊愈）53例；无效（治疗前后临床表现和检验各项有关值均无明显好转和差异）11例。总有效率95.5%。

按语：中医学多把男性不育责之肾、肝、脾及阳明宗筋，或肾精不足，或肝郁气滞，或血少血瘀，或宗筋松弛，故治疗立法便形成补肾、疏肝、补血活血、健脾之体系，使之气血健、肾气（精）旺、气机畅，从而两精相搏而成孕。基于上述理论，本方重在补肾、佐以活血健脾为构想有机地组成补肾益血填精汤，并针对不同证候在范围内加减，以体现中医学治病的灵活性和以常衡变的法则，方中熟地、菟丝子、枸杞子、巴戟天、楮实、山萸肉、沙苑子、刺蒺藜、鹿角胶、龟甲补肾生精，并促进内分泌和性腺功能的康复；当归、丹参补血活血祛瘀，疏通精道，加强血液循环和增加睾丸纳氧量，有利于精子的生成；小茴香、蛇床子暖命门通督脉；白茯苓，砂仁健脾祛湿，使脾胃健运、气血充足，又可矫正补肾药之腻，从而使生殖器功能恢复正常。

加味七子衍宗汤（方惠玲）

[**组成**] 甘枸杞12g，覆盆子、菟丝子各9g，车前子12g，五味子4.5g，肉苁蓉、鹿角胶、全当归、何首乌、山茱萸、补骨脂、川续断各9g。

[**主治**] 肾虚之男性不育症。

[**用法**] 上药水煎服，日服1剂，1日2次，连续服用3个月为1个疗程。若阳虚者加白芍、黄柏、丹皮，去补骨脂、鹿角胶、山茱萸；若阳虚者加巴戟天、仙灵脾、熟附子，去何首乌、五味子、全当归；不排精者加虎杖、炮山甲，另以蛤蚧去头足，研粉，早晚各吞服3g。

[**疗效**] 358例男性不育者经治疗服药1~6个月后，主要症状消失，女均妊娠。临床资料本组病例中年龄最小的25岁，最大的42岁，结婚3~5年267例，6~8年48例，8年以上43例，精子存活率每精子计数皆低于正常值，其中精子存活率15%~30%123例，31%~50%235例，精子计数$45×10^9$/L 238列，低于$30×10^9$/L 118例，无精子2例，伴头昏乏力，腰膝酸软者232例，失眠者25例，阳痿者23例，其他无明显不适者18例。

按语： 男性不育症是一种较为难治的疾病，其常见的病因多为精液异常和性生活障碍，如阳痿、早泄、性交不射精、梦遗，或有慢性前列腺炎、精囊炎及精索静脉曲张等。笔者近几年来，采用"加味七子衍宗汤"（甘枸杞、覆盆子、菟丝子、车前子、五味子、肉苁蓉、鹿角胶、全当归等）其意在于滋补肝肾，补气养血，使肾气旺盛，两精相合，则能生育。

丹栀逍遥散化裁（张秀菊）

[**组成**] 柴胡10g，丹皮10g，栀子10g，当归10g，茯苓10g，白芍10g，陈皮10g，大黄（后下）6g。

[**主治**] 男子不育（肝郁化热，耗伤阴液）。

[**用法**] 水煎服，日1剂。

按语： 肝郁化热，多由喜怒不节，肝失条达，郁久化热，热郁耗阴液，阴血亏虚，无能力滋养肾精，而肝肾同源，肝为肾之子，子虚盗母气，肾精不足，故无子。

典型病例

患者，男，26岁。

婚后不育，证属肝郁化热、耗伤阴液。

上方水煎服，服10剂，胸闷大减，鼻血止，余症消失，病有转归，故在上方中减大黄，以防苦寒伤阴，加生地20g、赤芍10g，水煎服，再继服20剂。于1987年3月9日复诊，诸症皆悉。镜检：精液液化时间延长，精子数$60×10^6$/ml，活精70%，死精30%，活动良好，药有成效，提示切中病机，为巩固其效，上方加仙茅、仙灵脾各10g，以培补生精之源。继服10剂，以追逐病源。1987年6月23日再诊，镜检所示：精液液化时间正常，精子数$90×10^6$/ml，精子成活率80%。1年后其妻有喜，果产一男孩。

补肾育子汤（高全华）

[**组成**] 淫羊藿30g，阳起石30g，菟丝子15g，熟地18g，女贞子9g，山药12g，五味子10g，鹿角胶18g，龟甲18g。

[**主治**] 不育症。

[**用法**] 水煎服，日1剂。

[**疗效**] 笔者10余年来应用此方治疗不育症19例，经随访13例已生子，4例无生育能力，2例无效。

按语：肾主藏精，为先天之本，只有肾气充盛，阴阳调和，才能生子。不育症多以肾虚为主，故治疗以补肾益精、调和阴阳，方中重用淫羊藿为主，辅以阳起石、菟丝子、五味子，温肾壮阳，佐以熟地、女贞子、山药、龟甲、鹿角胶滋补肾阴，使阴平阳秘，肾气旺盛，精液充沛，自能生子。

第五节　前列腺炎

新订萆薢分清饮（王乐匋）

[**组成**] 粉萆薢12g，猪茯苓各10g，滑石12g，生甘梢4g，炒川黄柏10g，

王不留行10g，炙山甲片10g，京赤芍10g。

[**功用**] 清热利湿，活血化瘀。

[**主治**] 慢性前列腺炎证属湿热瘀滞者。

[**用法**] 水煎服，日1剂。

[**加减**] 瘀滞甚者，酌加西琥珀4~6g（饭丸吞，或田七4~6g）。痛引精索者，酌加炒橘核15g、台乌药6g。肾阴虚者，酌加干地黄12~18g、沙苑子10g、女贞子10g。肾阳虚致阳痿者，去黄柏、茅根，加熟附片6~10g、巴戟天10g、肉桂6g。镜检有脓细胞者，酌加败酱草10g、猫爪草15g。

又红藤一药，又名大血藤，为现时用于阑尾炎之常用药，《本草》言本品有"健腰膝，壮阳事"之功，用于慢性前列腺炎，每服30~60g，视肾虚瘀滞之程度，配合前方，疗效更佳。

典型病例

吴某，男，26岁，寿县人。

会阴部不适，痛引精索，舌红少苔，脉弦细，经西医诊查前列腺液涂片镜检白细胞增加，卵磷脂小体减少。

处方：干地黄18g，粉草薢12g，猪茯苓各12g，梗通草4g，炒川黄柏10g，土牛膝12g，炒橘核15g，王不留行10g，炙甲片10g，旧茅根30g，红藤30g，西琥珀6g（研末，饭丸吞）。

服7剂，而症状显减，尿检白细胞消失，本原意出入为方，至2个月而基本告痊。

参苓六黄汤（方药中）

[**组成**] 党参、黄芪、生地黄、车前子各15g，黄连、蒲黄、黄柏、黄精各10g，怀牛膝12g。

[**功用**] 益气，解毒，利湿。

[**主治**] 前列腺炎。

[**用法**] 每日1剂，水煎2次分服。

[**方解**] 方中生地、黄精滋补肾气，怀牛膝壮腰补肾、活血通利，车前子、黄连清利湿毒，蒲黄活血化瘀、利小便，黄柏坚阴利湿，参芪益气、托里排脓。

诸药合用，共奏益气、解毒、利湿、排脓之功。

按语： 前列腺炎主症为小便不利，局部疼痛、B超示局部肿胀、化检有脓白细胞，与外科痈证"红、肿、热、痛"极为相似，由此可以把它看成一种痈证。临床治疗，针对痈之病理，除解毒清热外，佐以托里排脓之品，诸如参芪、皂刺、炮甲类收效较著，不妨一试。

锦琥汤（刁焕伟　张文曾）

[组成]　大黄（锦纹）、半夏各10~15g，琥珀5~15g。

[主治]　慢性前列腺炎。

[用法]　大黄、半夏水煎成200ml，用100ml冲琥珀5~10g，1次服完，每日早晚各服1次。初用本方，药量从轻到重，因人而异，服用前3剂时大黄用量10g，患者服药后，大便每日不超过2次，大黄可用到15g。个别患者服药后有轻度腹痛，不用停药，2日后腹痛可自行缓解。

[疗效]　本组34例，治愈30例，好转2例，无效2例。全组34例服药1~2周症状消失或明显减轻，除2例前列腺液达不到正常标准，2例前列腺液无变化，30例患者均经直肠指诊，前列腺按摩，取前列腺液常规涂片高倍镜检，白细胞数均少于10个，无白细胞成堆现象，卵磷脂小体达70%以上。

活血化瘀、清利湿热法（叶继长）

[组成]　猪殃殃100g，半边莲15g，鱼腥草30g，红花10g，桃仁、泽兰、茯苓、车前子各12g，滑石18g，甘草3g，桂枝6g。

[主治]　慢性前列腺炎。

[用法]　日1剂，水煎分3次服。若少腹会阴部或睾丸胀痛加青皮10g，川楝子、橘核各12g；尿道滞涩或有尿不尽之感者加木通、王不留行子各9g；有红细胞者加茅根、小蓟各15g；尿末或大便时有白浊滴出者加萆薢、败酱草各15g；有阳痿、早泄、性功能减退者加淫羊藿10g，龟甲胶12g。治疗期间每2周复查1次前列腺液与尿三杯试验。

[疗效]　本组45例中，痊愈（临床症状消失，尿三杯试验正常，前列腺液涂片检查正常者）26例，好转（临床症状减轻，尿三杯试验红、白细胞减少，前列腺液涂片检查脓细胞减少，卵磷脂小体增加者）19例，有效率100%。

按语： 慢性前列腺炎，大致属中医学气淋、劳淋与精浊之范围，其主要病因是多湿多热，久病不愈，湿热长期不清，一则耗伤正气，二则精道气滞血瘀，往往虚实错杂，或因湿热长期不清，致精道气滞血瘀；或因情志不舒，肝郁气滞，气郁化火，或因饮食不节，劳累过度，房事不洁等，致湿热乘虚侵袭精室。所以临床表现的主要病因病理在于气滞血瘀、湿热留恋，因而临床出现尿频、小便滞涩，或淋沥不已，会阴、小腹、睾丸不适，或有胀痛，小便末或大便时尿道中有白色分泌物溢出等。或因素体肾阳虚，再加湿热耗伤，导致阳痿早泄之症。治以活血化瘀、清利湿热并进，才能清除湿热之毒邪与气血之瘀滞，以达到治疗的目的。方用猪殃殃、半边莲、鱼腥草、茯苓、滑石、甘草以清热解毒利湿，特别重用猪殃殃清热解毒、利湿通淋；桃仁、红花、泽兰以活血化瘀；桂枝通阳化气；肝郁气滞致会阴、少腹、睾丸胀痛明显者加川楝子、青皮、橘核以疏肝理气；湿热壅阻，致尿道滞涩刺痛者，加木通、王不留行子以清热通淋、消肿止痛；湿热下注、血热妄行而致血尿者，加茅根、小蓟以凉血止血；湿热蕴结、下注膀胱，致尿末或大便时有白浊溢出者，加萆薢、败酱草以清热化湿；肾阳虚致阳痿者，加淫羊藿、龟甲胶以补肾壮阳。

总之，慢性前列腺炎，往往虚实错杂，临证时应分清标本缓急，予以适当治疗，方能获得较好的疗效。

清浊饮（许先梅　王桂芳）

[组成]　黄柏、青皮各8g，萆薢、泽泻、赤芍、丹皮、王不留行各10g，车前子、蒲公英各15g，苦参6g，木香、生甘草各5g。

[主治]　慢性前列腺炎（淋浊）。

[用法]　每剂药水煎2次，每次煮15分钟，早晚各服1次。大便秘结者加熟大黄；尿浑浊者加茯苓、石菖蒲；尿次频数者加乌药、桑螵蛸；瘀滞甚者加穿山甲、三七；性欲减退者加淫羊藿、巴戟天；年老体弱者加黄芪、白术。

[疗效]　治疗58例，治愈24例，占41.38%；好转28例，占48.28%；无效6例，占10.34%，总有效率达85.66%。

按语： 慢性前列腺炎属于中医的"淋浊"范畴，《内经》指出燥气偏盛时"小便黄赤，甚则淋"，湿气偏盛有"病中热胀，脾受积湿之气，小便黄赤，甚则淋"。《诸病源候论》说："若饮食不节，喜怒不时，虚实不调，则脏腑不和，致肾虚而膀胱热也。"这说明在急性阶段的病理主要是湿热下注，慢性阶段则多为肝郁气滞、肾气被遏或夹有湿热、气滞、血瘀。夫淋证，方书列于肝胆部，为湿热阻其气机宣化，治法宜苦辛泄肝、淡渗通瘀。但从临床观察，慢性前列腺炎用抗生素治疗，往往收效不显。其一，是由于部位隐蔽，发炎时局部免疫功能低下。其二，该病的病理改变，主要在腺泡内及其周围组织有多核细胞、淋巴细胞及浆细胞的浸润，在腺叶中有显著的纤维增生，小管可为脓液或上皮细胞所塞阻。而中医治疗此病主要在于恢复其生理功能包括前列腺分泌、排泄，以及前列腺的抗菌因子。因此根据病理改变结合中医辨证，认为湿热血瘀，是本病重要因素，二者可造成腺管相对不通畅，进一步加重炎性前列腺液潴留，而炎性分泌物刺激使充血不易消退，以致缠绵难愈。所以在临床治疗时，采用清热利湿、活血通络，佐以疏肝理气，以改善微循环，缓解小血管痉挛，增强血液量，促进炎性渗出物的排泄、吸收，利于清热利湿药物，易达病所而奏效。故以自制清浊饮为基础方加减治疗，用黄柏清下焦湿热；蒲公英清热解毒消肿；苦参益肾养精、清热祛湿，标本双治；丹皮、赤芍凉血化瘀消肿；青皮、木香疏肝理气；王不留行通脉消肿；泽泻、车前、萆薢利湿通络，诸药合奏清热利湿、疏肝理气（肾开窍于二便，肝脉下络阴器，肝肾同源，疏肝可化肾气）、活血通络，而收其效。

前列康复散（曹思亮　王忠平）

[组成]　木香顺气丸（研粉）9g，四消丸（研粉）6g，海南沉香、炒春砂仁、绞股蓝、龙灰、虫蛀向日葵杆瓤各2g。

[主治]　慢性前列腺炎。

[用法]　均分别研极细末，诸药共合一处，为1次服用量。服用时佐适量白糖加温开水冲服，每日口服1次。服药治疗期间忌食生冷、油腻、辛辣、鸡蛋、肉类食品。

[疗效]　本组68例，以临床症状消失，直肠指诊前列腺体恢复正常，前列腺液实验室检查每高倍视野白细胞数低于10个以下，卵磷脂小体恢复正常基数者为治愈，共51例，治愈率为75%。其中最短治愈时间为20天，最长治愈时间为2个月。以临床症状消失，直肠指诊前列腺体较治疗前明显好转，前列腺液实验室检查每高倍视野白细胞数降至10~15个，卵磷脂小体较治疗前明显增多者为显效，共13例；以临床症状好转或消失，但直肠指诊前列腺体和前列腺液检

查无明显改善者为有效，共4例，总有效率为100%。

按语： 本疗法适用于素体较强壮，性情善怒，肝气易郁，气机失调和瘀精败浊壅滞精道的患者。方药大多由调气散结、涤污荡浊通滞之品所组成，若素体虚弱和无积滞者，即非本法治疗范围。本药服用约1小时以后，患者会出现腹痛、腹泻等服药反应，此乃药物中病之佳兆。泻后勿补，待污浊荡涤殆尽，此种现象自然消失。疗效的快慢与发病年龄、病情轻重、病程长短、饮食忌口有着一定的关系。该疗法不仅对慢性前列腺炎具有较好的治疗效果，而且对乳糜尿、妇科带下病等也可取得同等疗效。再者，慢性前列腺炎也是导致精子质量下降，引起男性原发和继发性不育的主要因素之一，据临床观察，前列腺炎治愈后，大部分患者的精子质量都可以得到良好改善而获得生育。服药期间忌食生冷、油腻、辛辣、鸡蛋、肉类食品等。

通瘀清热利湿汤 （熊殿文　王长友）

[**组成**]　桃仁、赤芍、牛膝各20g，土茯苓、车前子（布包）、黄柏、白芍各15g，橘核、生甘草各10g，桂枝、制大黄各5g。

[**主治**]　慢性前列腺炎。

[**用法**]　上药水煎取汁200ml，日服2次，每次100ml。尿浊加萆薢15g，性功能减退加仙灵脾、菟丝子各15g。

[**疗效**]　治疗50例，治愈（临床症状消失，前列腺液连续3次检查白细胞<10个/40X，卵磷脂小体恢复正常80%以上）32例；好转（临床症状显著改善或消失，前列腺液白细胞明显减少，卵磷脂小体明显恢复）14例；无效临床症状改善或无改善，前列腺液检查无改变，4例，有效率为92%，有效病例服药最长45天。

按语： 前列腺炎是青壮年常见的前列腺疾病。该药疼痛部位比较固定，以痛为主（小腹、会阴部）多伴有尿路刺激症状，究其病机是以湿热祛瘀为特征，尽管有的患者可见到脾肾虚证候，但热、瘀始终是主要矛盾，而且两者又是因果关系。西医学认为前列腺慢性充血是为主要因素，慢性充血引起前列腺分泌物长期郁积，腺体平滑肌张力减退，导致前列腺慢性炎症。中医学认为活血化瘀，能通行气血，推陈出新，故以化瘀清热利湿药组方，以求治愈本病之目的。方中桃仁、赤芍活血化瘀，牛膝引血下行，桂枝宣阳行气，伍用增强行血逐瘀之力。土茯苓、车前子、黄柏清热解毒利湿，大黄分消膀胱之热，白芍解热滋阴、缓急止痛，橘核理气散结，甘草调和诸药合用，具有通瘀散结、清热利湿之功，故瘀去热清，血运改善，有利于消除前列腺慢性炎症。方中大黄用量可随症增减。本方服药 5～6 剂后，患者自觉症状有明显好转，若以坚持服药，每多收效。

黄连阿胶汤（王侃）

[组成] 黄连 20g，黄芩 10g，阿胶（烊）30g，鸡子黄 2 枚，白芍 15g，生栀 20g，金樱子 20g。

[主治] 前列腺炎（血精）。

[用法] 每日 1 剂，水煎分 2 次服。

按语： 此案乃婚前恣情纵欲，斫伤过早，婚后房劳过度，耗其肾精，以致肾水下亏，心火旺盛，由于阴亏火旺，灼伤血络，而致血精之证。当务之急应远房事、静情欲，再以黄连阿胶汤滋阴以壮水，清心以伏火，水升火降，血归其经，其病当愈，故选是方合拍。方中加生栀、金樱子清补心肾，止其血精，以增强其功。

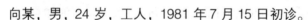
典型病例

向某，男，24 岁，工人，1981 年 7 月 15 日初诊。

主诉：排血精 5 年余，性交后出血半月余。患者婚前手淫频繁，常于手淫排精时可见精后带血少量，未经治疗。婚后交媾，常可精血混杂，甚者血液从尿道口涔涔而出，曾于某院诊断有前列腺炎、精神神经功能失调等病，经治疗（用药不详）好转。后上症反复发作，经久不愈。昨晚交媾后约出血 15ml 之多，故急来我院门诊求治。体查：患者除上症外，伴有精神不振，体倦无力，阳强易举，心烦多梦，头晕耳鸣，腰膝酸困，手足心发热，小便短黄有灼热感等症，舌质红、少苔，脉细数有力。辨证：此乃肾阴亏损，心火亢盛，水火不济所致之血精证。以滋阴降火、引血归经、安神固精，拟黄连阿胶治之。服药 5 剂后，精神转佳，阳事似平，手足心发热等症明显好转。20 剂后上症全部消失，遂以知柏地黄丸善后。迄今 4 年未见复发，并生一健儿。

生地龙胆五草汤（张学坤　张舜尧）

[组成]　生地 30g，萹蓄 15g，黄柏 10g，土茯苓 15g，金银花 15g，龙胆草 12g，车前草 15g，鱼腥草 12g，甘草梢 10g，败酱草 30g，花粉 10g，石韦 15g，大黄（后下）15g。

[主治]　急性前列腺炎及热性病症。

[用法]　每天 1 剂，煎水分 2 次服。第 3 煎进行坐浴 30 分钟。加减：木通、泽泻、苡仁、石膏、黄芩、茅根、当归、益母草。外敷药方：大黄、黄柏、白芷、花粉、青黛各等份研末，蛋清 1 个调敷会阴穴。

[疗效]　采用单纯"生地龙胆五草汤"治疗 14 例，内服外敷治疗 10 例。治疗 5 天后痊愈 12 例；12 天后痊愈 8 例；15 天后痊愈 4 例，随访 2 年未见复发，均获满意效果。

按语：急性前列腺炎是男科独特的常见疾病。主要是体内血行感染，腺体急性充血、肿胀所致，严重者可有化脓改变。笔者采用"生地龙胆五草汤"治疗 24 例急性前列腺炎，均获满意效果，治愈率 100%。本方是继前人八正散加龙胆泻肝汤化裁而成。方法简单、合理，标本兼顾是治疗急性前列腺炎的有效方。

第六节　前列腺增生症

双虎通关丸（张锡君）

[组成]　琥珀粉、虎杖、当归尾、桃仁、红花、地鳖虫、石韦、海金沙、大黄。

[功用]　通瘀散结，清热利水。

[主治]　前列腺增生症。

[用法]　上药研细末，蜜丸。每丸含琥珀粉、虎杖、当归尾、桃仁、红花、石韦各 1g，大黄、海金沙各 1.5g，土鳖虫 2g。每日 3 次，每次服 1 丸，用萹草、白花蛇舌草各 30g，煎汤送服。

[加减]　伴有动脉硬化、冠心病、高血压者，另加海藻 30g 煎汤送服。

[方解] 土鳖虫、桃仁、红花、当归尾、琥珀等活血化瘀药，能使毛细血管通透性增强，有利于对肿大包块的吸收和排泄；同时又能增强吞噬细胞的吞噬功能，促进对肿大包块的分解、吸收。大黄、虎杖、琥珀粉也有通瘀之功，其中大黄、虎杖兼能泻下，琥珀粉兼能利水通淋，加入石韦、海金沙、利尿功用更著。佐以萹草、白花蛇舌草清热解毒，以预防或控制感染。老年人正气不足，故用蜂蜜益气和中，缓和药性。诸药合用，不仅能活血通瘀散结，且能通泻二便，排除瘀毒。

按语：前列腺增生症，从西医角度看，属虚证范畴，如骨质增生等，皆为肾虚所致。故治疗本病应以补肾为主。但毕竟是局部肿大、增生，从中医角度分析，又与痰瘀痹阻关系密切，故应从化痰软坚活血入手治疗。中西结合，补肾与软坚并施，临床观察疗效最优，但补肾气或化痰活血收效均不理想。本方祛邪有余，扶正不足，若配合六味、八味丸服用，或许收效更著。

加味沉香散（张锡君）

[组成] 沉香、橘皮、当归、王不留行、石韦、冬葵子、滑石、香附、郁金、乌药。

[功用] 疏肝活血，通利小便。

[主治] 肝郁气滞之前列腺增生症。

[用法] 水煎服，日1剂，沉香分冲。

[方解] 沉香入下焦，祛寒下气；橘皮、香附疏肝理气；当归、王不留行、冬葵子活血化瘀；滑石利湿通窍；郁金、乌药理气活血；石韦清热利尿，活血化瘀。诸药合用，共奏疏肝、活血、利尿之功。

疏肝散结汤（印会河）

[组成] 柴胡、牛膝、当归、赤芍、丹参、牡蛎、海藻、昆布、海浮石、玄参、贝母、夏枯草、肾精子。

[功用] 疏肝理气，软坚散结，活血化痰。

[主治] 痰瘀凝滞之前列腺增生症。

[用法] 水煎服，日1剂。

[方解] 当归、赤芍、丹参养血活血，调理肝经，疏通经脉；柴胡疏肝解郁，条达气机，引药入于肝经；牡蛎、海藻、昆布、海浮石、玄参、贝母、夏枯

草、肾精子软坚消积，消除癥积肿块；牛膝引药下行，使之直达痛所，发挥药力；肾精子颗粒甚少，取胶囊装吞或以龙眼肉包裹，可防止肾精子黏附留着牙缝中，不能发挥药力。服用此方可使瘀积得消，经脉流通，尿路通畅，癃闭之证乃因之而愈。经临床反复验证，疗效堪称满意。

典型病例

李某，男，78 岁。1980 年初诊。

素有高血压病史，又患小便淋沥不尽多年。1 年前，因卒然不能排尿而急入北京某医院，检查诊断为"老年性前列腺肥大"。因高血压不适于做手术，故作留置导尿管处理，并建议求治中医。经多方医治，效果不显。尿管长期留置，常诱发尿路感染，故于 1 年之中，几经住院治疗，甚感痛苦。患者形体消瘦，精神萎靡。舌苔黄腻，脉弦重按有力。鉴于西医诊断已明，属于块阻为患，乃投以疏肝散结方。

处方：柴胡、牛膝各 10g，生牡蛎（先煎）30g，丹参 15g，当归 15g，赤芍 15g，海浮石（先煎）15g，海藻 15g，昆布 15g，夏枯草 15g，玄参 15g，川贝粉 3g，肾精子 5 粒以桂圆肉包裹（于第 1 次服时吞服）。

二诊：诉服药 2 剂后，自觉诸症减轻，并有排尿感，服 3 剂后，取出导尿管已能自行排尿。5 剂服毕，尿道通畅无阻。患者自知有效，又照原方进服 5 剂，共服药 10 剂，多年之苦告愈。多次随访，未见复发。

任某，男，83 岁。1980 年初诊。

患小便不畅已 2~3 年，近数月来日趋严重。膀胱压胀痛，每次排尿滴沥不畅，难以排出，往往需经 2~3 小时才能排净，如此甚感苦恼。经北京某医院诊断为"老年性前列腺肥大"认为除手术外，别无他法根治。亦投前方。

处方：柴胡、当归、丹参、赤芍、海浮石（先煎）、海藻、昆布、夏枯草、玄参各 15g，生牡蛎（先煎）30g，川贝粉（分冲）3g，牛膝 10g，肾精子（包吞）5 粒。

患者服药后自觉药力直达病所，并觉前列腺部位有活动感，当时即见排尿通畅爽快无阻。服 5 剂后，多年顽疾即告痊愈。在北京停药观察 2 个月余，未见发作，欣然返回故里。

梁氏前列汤（梁剑波）

[组成] 益智仁、怀山药、黄芪、白术、党参各30g，桑螵蛸、山萸肉、杜仲、续断、熟枣仁、五味子各15g，煅龙骨、煅牡蛎各20g。

[功用] 温肾补精，约制膀胱。

[主治] 老年性前列腺肥大症。多年来以本方治疗老年人肾气虚寒，夜多小便，脬气不固，颇验。

[用法] 上药淡盐水拌过，蒸透晒干，研细末，炼蜜为丸，如绿豆大。每次服10g，开水送下，日服2次。

[方解] 党参、白术、黄芪、山药健脾益气，运化水湿；益智仁、桑螵蛸、五味子、煅龙牡益肾固精缩尿；杜仲、续断、萸肉、熟枣仁补肝肾、益精气。诸药合用，共奏益肾固精、缩尿之功。

按语：梁氏前列汤，以补为主，收效亦著。通过补肾，使之气旺，司小便功能正常，故不治肥大而肥大自消。临床运用，应据患者具体情况而灵活化裁：以虚为主者当以补为先，本方最为合拍；以实为主者以通为急，印老处方则最相适宜，不可胶柱鼓瑟，生硬照搬。

缩前康（白成振）

[组成] 刘寄奴15g，虎杖15g，王不留10g，琥珀（研冲）3g，炮山甲10g，夏枯草15g，黄芪50g。

[主治] 前列腺肥大，症见排尿困难，尿频，尿线细，甚者尿液淋沥点滴而出。

[用法] 水煎服，日1剂。

[疗效] 用上方共治45例，显效30例，占66.7%；有效10例，占22.2%；无效5例，占11.1%。

按语：前列腺增生症，属中医癃闭范畴，本病多见老年之人，年老气虚阳虚，气虚不能行水化湿，推动血行而血瘀故形成前列腺肥大，造成泌尿道梗阻。方中黄芪益气助阳、扶正固本，穿山甲、刘寄奴祛瘀散结；王不留行开膀胱气闭；琥珀化瘀通淋；虎杖清热消炎祛瘀；夏枯草软坚散结。诸药共合能补阳行气、活血祛瘀、攻坚散结，使前列腺之肿块缩小，尿道梗阻解除而愈。

清热利湿化瘀法 （吴光明 魏秋英）

[组成] 萹蓄、瞿麦、车前子、冬葵子、丹参各15g，滑石、山栀、泽泻、王不留行、泽兰、牛膝、桃仁各10g，木通、甘草各5g。

[主治] 前列腺肥大。

[用法] 上药煎20～30分钟取汁，约300ml，分2次口服，每日1剂。血象检查白细胞升高者加银花15g；小便镜检有白细胞、脓细胞者加蒲公英30g，败酱草20g；体温在38.5℃以上者加生石膏30g；伴咳嗽气喘者加桑白皮15g，黄芩10g，杏仁10g；小腹胀痛明显者加乌药10g，川楝子10g；小便浑浊如米泔者加萆薢15g；大便秘结者加酒制大黄10g。

[疗效] 治疗患者33例，临床治愈（小便通畅，症状消失）25例；好转（小便通畅，但夜尿仍较多，小腹略有不适）8例；全部有效。服药最少者6剂，最多者40剂，平均25剂。

按语：本病病位在下焦膀胱，病因为湿热，病机为瘀血败精聚结。热湿瘀互结，治当以清热利湿、通经化瘀为主。通下焦之经脉，化下焦之瘀血，选用王不留行、泽兰、桃仁、牛膝、丹参功能尤佳；清利下焦膀胱之湿热不用八正散难以奏效。故采用清热利湿化瘀治疗本病能对因对症，切合病机而取效。

癃闭散 （张云程）

[组成] 附片9g，肉桂9g，牛膝18g，木通15g，苡仁25g，山茱萸18g，白术15g，黄芪30g，生地15g，赤芍15g，沙参15g，瞿麦18g，胡芦巴15g。

[主治] 肾阳不足所致的小便不利，点滴难尽或夜尿增多，尿细无力，甚则闭塞不通兼腰腿脚软、小腹拘急等症，舌质淡而胖，脉虚弱尺部沉微等。

[用法] 以上中药根据各药的特点分煎合服，每日3次，每次200ml。每剂共煎1200ml。但是临床必结合体质，病情虚实的程度和兼症的不同作相应的加减。如阳虚偏重兼湿热型，上方加黄柏15g；如阴虚兼血瘀型，加桃仁5g；如阴阳均虚兼湿热型，上方去肉桂、瞿麦，加益智仁15g、银花15g。

[疗效] 应用本方施治癃闭，有效率为82.5%。

按语：癃闭其病位在膀胱和肾，并与肺、脾、肾、三焦密切相关，其病因病机主要责之于本虚标实，如《景岳全书·癃闭》："凡癃闭之证，其因有四，最当辨其虚实。"虚乃元阳亏损，其阳下竭而气不行水，水蓄不行等病因。标乃肝肾郁热或以败精，或以浊瘀等阻塞水道而不通也。所以施治则首辨虚实，再观其兼夹证，标本兼治，以通为法。虚证治予温肾补脾，益气通窍；实证治以清热散结、活血化瘀、行气通利为法。全面兼顾，灵活用方，方可收效。

补肾软坚活血汤（常培华）

[**组成**]　核桃夹30g，鳖甲（先煎）20g，熟地20g，肉桂3g，黄柏10g，知母10g，芒硝15g，桃仁10g，红花10g，赤芍15g，川牛膝10g，皂刺10g，王不留10g，车前子10g，竹叶6g，甘草10g。

[**主治**]　前列腺炎、前列腺肥大尿潴留所引起的少腹膨隆、尿频、尿急、尿痛、小便点滴难出，少腹部、会阴部、腰骶部胀困刺痛等。

[**用法**]　水煎服，1日1剂。气虚加党参、黄芪。

[**疗效**]　本组病例全部有效，其中临床治愈（尿频、尿急、尿痛消失，尿液顺利排出，随访半年以内未复发）31例；显效（尿能排出，但少腹部不适、尿频仍然存在，半年以内时有反复）3例，本疗法轻者3～5剂，重者10～15剂可愈。

按语： 前列腺肥大尿潴留，多见于50岁以上男性，大多属纤维组织增生，与性激素有关。目前国内外医家较统一的观点认为，老年性前列腺肥大因睾丸发生萎缩，体内性激素失去平衡，从而导致前列腺增生肥大。中年人前列腺肥大多因性生活频繁导致前列腺反复充血，引起睾丸提前收缩诱发前列腺组织增生，或经常尿路感染、膀胱炎，细菌由前列腺的排泄管侵入腺体内部引起前列腺炎，长期遭受炎症慢性刺激导致腺体纤维增生，压迫尿道，造成尿路梗阻。此病中医属"癃闭"范围。其主要机制为肾虚膀胱蓄热瘀结，气化失司，影响三焦决渎，导致小便不利，甚则少腹膨隆，小便点滴不出。方中黄柏、知母、肉桂为通关丸，功能清下焦湿热，助膀胱气化；桃仁、红花、赤芍、川牛膝、王不留行、车前子、竹叶活血化瘀，通淋利尿；核桃夹临床反复验证有攻坚散结通窍作用，配皂刺、鳖甲、芒硝更增强活血软坚消结之力；竹叶、甘草清心利尿、缓急止痛，诸药合而成方，补肾软坚以护正，活血祛瘀以散结，标本兼治。疗效满意。

第七节 尿 路 结 石

邓氏通淋汤（邓铁涛）

[**组成**] 金钱草30g，海金沙藤18g，白芍10g，生地12g，鸡内金6g，琥珀末（冲服）3g，广木香（后下）4.5g，小甘草4.5g。

[**功用**] 清热利湿，通淋逐石。

[**主治**] 输尿管结石。

[**用法**] 水煎服，日1剂。

[**方解**] 金钱草清利湿热，为排石化石之上品；海金沙藤，鸡内金、琥珀利尿排石、溶石；广木香理气，小甘草调和诸药。诸药合用，共奏清利湿热、排石溶石之功。

金铂消石散（马骥）

[**组成**] 海金沙100g，苏琥珀40g，净芒硝100g，南硼砂20g。

[**功用**] 活血散瘀，利尿通淋。

[**主治**] 砂石淋。

[**用法**] 以上诸药共研极细末，装瓶备用。1日3次，每次以白开水送服5~10g。

[**方解**] 本方由一派攻伐渗利之品组成，药专力猛。海金沙甘寒、利水通淋，为治淋之要药；琥珀甘平，活血散瘀、利尿通淋，既可排石又可止痛；芒硝咸苦寒，能逐实化石；硼砂甘咸凉，因其为碱性，可使黏膜去垢，口服用于尿道杀菌，特别是尿为酸性时，可使之成为碱性，这对于排石和防止继发尿路感染都是有益的。

三金排石汤（印会河）

[**组成**] 海金沙60g，川金钱草60g，鸡内金12g，石韦12g，冬葵子9g，硝石（包）15g，车前子15g（包）。

[**功用**] 利尿排石。

[**主治**]　泌尿系结石。

[**用法**]　每日 1 剂，水煎 2 次分服。

[**加减**]　尿石不尽可加煅鱼脑石 30g，以加强排石作用。

[**方解**]　海金沙、金钱草、石韦清热利湿、活血化瘀，为治结石之佳品；鸡内金、硝石善化结石；车前子、冬葵子能通淋利尿。诸药合用，共奏利尿排石、化石之功。

第八节　尿　路　感　染

朱氏地榆汤（朱良春）

[**组成**]　生地榆 30g，生槐角 30g，半枝莲 30g，蛇舌草 30g，大青叶 30g，白槿花 15g，飞滑石 15g，生甘草 6g。

[**功用**]　清热解毒，利湿通淋。

[**主治**]　急性泌尿系感染。共治疗 100 例，总有效率为 82%，本方对孕妇及胎儿均无副作用，给孕妇尿路感染提供了安全有效的方药。

[**用法**]　水煎服，日 1 剂。

[**方解**]　生地榆清热、凉血、化瘀，又能利小便，为治急、慢性尿路感染之妙品。生槐角活血化瘀，半枝莲、蛇舌草、飞滑石、甘草清利湿热，大青叶清热解毒，白槿花活血凉血。诸药合用，共奏清热利湿、凉血、通淋之功。

加味八正散（卯会河）

[**组成**]　木通 9g，车前子（包）9g，萹蓄 9g，大黄 9g，滑石（包）15g，甘草梢 9g，瞿麦 9g，栀子 9g，柴胡 30g，五味子 9g，黄柏 15g。

[**功用**]　利水通淋。

[**主治**]　泌尿系感染属湿热者，症见小便时阴中涩痛，或见寒热，尿黄赤而频，舌红苔黄，脉数。

[**用法**]　每日 1 剂，水煎 2 次，分服。

[**加减**]　痛甚者加琥珀末 3g，另吞。

[**方解**]　木通、车前子、萹蓄、瞿麦、栀子、甘草梢、滑石清利湿热；大

黄清热解毒，排大便利小便，又能凉血活血；柴胡入肝经，善治尿路感染；五味子养阴顾胃；黄柏入下焦，坚阴利湿。诸药合用，共奏利尿通淋之功。

化瘀止血汤（方药中）

[**组成**]　桃仁10g，红花10g，怀牛膝15g，川芎10g，柴胡10g，赤白芍各15g，枳壳10g，东北人参（另煎先入）15g，天麦冬各15g，五味子10g，玄参15g，生地30g。

[**功用**]　益气，化瘀，止血。

[**主治**]　慢性尿路感染、尿血属气虚失摄者。

[**用法**]　水煎服，日1剂。

[**方解**]　东北人参大补元气，使气旺统血有权；桃仁、红花、川芎活血化瘀；赤白芍、玄参、生地凉血止血；枳壳、柴胡调畅气机；天麦冬、五味子、怀牛膝滋补肝肾之阴，使活血不伤阴。诸药合用，共奏益气、化瘀、止血之功。

肾六方（张琪）

[**组成**]　生地50g，小蓟40g，藕节20g，生蒲黄15g，茅根50g，木通15g，滑石20g，蛇舌草50g，黄芩15g，侧柏叶20g，甘草10g。

[**功用**]　清热解毒，凉血止血。

[**主治**]　泌尿系感染及急、慢性肾炎以血尿为主，热邪迫血妄行者。

[**用法**]　水煎服，日1剂。

[**方解**]　生地养阴、凉血、止血，并防通利之品损伤阴血；小蓟、藕节、生蒲黄、茅根、侧柏叶凉血、止血；滑石、蛇舌草、甘草、木通清利湿热；黄芩清热燥湿。诸药合用，共奏清热、凉血、止血之功。

三核汤（于占祥）

[**组成**]　山楂核20g，海藻15g，桃仁10g，杜仲炭15g，防己10g，荔枝核20g，公英20g，木香25g，牛膝10g，泽泻15g，橘核20g。

[**主治**]　急性睾丸炎。

[**用法**]　每日1剂，水煎分2次服。

[**疗效**]　临床观察32例，治愈率100%。其睾丸肿痛消失时间，2天内者

14 例，3～5 天者 18 例；睾丸肿大消失时间，2 周内者 18 例，半月～1 个月者 14 例。

按语：中医治疗睾丸炎采用清热解毒、消炎利湿、活血化瘀、软坚散结、理气止痛等法。方中公英、防己、泽泻起到清热解毒、消炎利湿的作用；桃仁、牛膝起到活血化瘀、促进炎症吸收的作用。山楂核、海藻、荔枝核、橘核起到软坚散结的作用；杜仲炭、木香起到补肾理心、缓急止痛的作用。诸药合用，可达到缩短疗程迅速治愈的目的。

三草二核汤（李宇俊）

[组成] 夏枯草 30g，败酱草 20g，龙胆草 15g，橘核 20g，荔枝核 20g，乌药 15g，小茴香 10g，木香 10g，赤芍 10g，延胡索 15g，桃仁 10g，枳壳 10g。

[主治] 睾丸炎，症见阴囊肿大，疼痛剧烈，向腹股沟及下肢放射痛，附睾肿大，质硬有硬结及压痛，全身不适者。

[用法] 上述为 1 剂用量，水煎服，每日 1 剂作 3 次服。若热毒炽盛，高热烦渴，局部红肿痛甚者加生石膏 50g、鱼腥草 30g、虎杖 15g，以增强清热解毒之力；头痛恶寒、四肢酸楚者加荆芥 15g、防风 15g 以解表祛风。若已酿脓者加穿山甲、皂角刺各 10g，白芷 15g 以托里排脓；局部坚硬胀痛者加昆布、海藻各 20g，莪术 10g 以软坚散结；大便秘结者加生大黄 15g、芒硝 15g 以泄热通便；小便短赤不利者加车前草 20g、滑石 20g、淡竹叶 10g 以清热利尿。

[疗效] 治疗患者 36 例，治愈 32 例（睾丸肿痛及伴随症状消失，随访 1 年未发）；显效 4 例（肿大之睾丸明显缩小，但尚未完全恢复正常）。治愈者，最短疗程 3 天，最长半个月。

按语：睾丸炎属中医"子痈"范畴，如清代《外科证治全书》所言："肾子作痛，下附不能上升，外观红色者，子痈也。"其病因多由于外受寒湿，化生湿热；或饮食不节，情志郁结，湿热内生，行于小腹，下络阴器，凝滞经络不通而致，故治当清热利湿、疏肝理气、散结止痛。方中用夏枯草、败酱草、龙胆草清热利湿、泻火解毒为主药；橘核、荔枝核、小茴香、乌药、枳壳、木香以疏肝理气、散结止痛；赤芍、桃仁、延胡索活血祛瘀以疏通经络。故诸药配伍，用于治疗睾丸炎，一般均能收到满意效果。

第九节　其　他

丹参散结汤（王玉章）

[组成]　紫丹参12g，黑玄参12g，白芥子10g，当归10g，山药10g，丝瓜络10g，橘核10g，熟地10g，生地10g，莪术10g，忍冬藤30g，鸡血藤20g。

[功用]　温肾散寒，健脾化湿，活血通络。

[主治]　阴茎硬结症或阴茎纤维性海绵体炎，属中医玉茎结疽范畴。

[用法]　水煎服，日1剂。

[加减]　若年事已高，排尿不畅，或年轻而腰酸疼痛明显并伴有早泄、阳痿者，可酌加续断、桑寄生、山萸肉、金狗脊、仙灵脾等；少腹胀满，尿意不尽者加乌药、木通、琥珀；便溏畏寒，舌体胖大，边有齿痛者加白术、茯苓；阴茎硬结疼痛明显者加延胡索、川楝子，体质较好而硬结日久不消，舌暗红、有瘀斑瘀点者加三棱、夏枯草、桃仁、红花、水红花子。

在汤药停服期间，可服用丸药，若肾虚明显者予金匮肾气丸、六味地黄丸；瘀血明显，体质较好者予活血消炎丸、大黄䗪虫丸；寒象明显者予阳和丸、回阳通络丸。

典型病例

周某，男，48岁。1980年3月初诊。

1979年体检时发现阴茎左侧有半粒大小之硬结，勃起时阴茎向右上轻度弯曲，无不适感。就诊时硬结增大，微痛，勃起时疼痛加剧，性功能减退，早泄，伴失眠多梦，纳少，偶有排尿不畅。

检查：阴茎海绵体可触及1.5cm×1.0cm及1.5cm×2cm硬结2个，呈葫芦状，边缘清楚，质地较硬，表面不规则，有轻度压痛。舌苔薄白，脉沉弦。西医诊断：阴茎硬结症。证属脾肾两虚，寒湿阻络。治拟温肾散寒，健脾化湿。

处方：生熟地各10g，白芥子10g，山药10g，当归10g，莪术10g，夏枯草10g，丝瓜络10g，丹参15g，玄参15g，枸杞子15g，鸡血藤30g。

治疗过程中曾加减应用过牛膝、首乌藤、连翘、猪苓、泽泻、生黄芪等药。共服药 100 余剂，在停服汤药期间，配合服用活血清炎丸、养血荣筋丸、滋补肝肾丸等药，局部外用消化膏。至 1981 年 4 月，患者自述阴茎疼痛消失，勃起时无弯曲畸形，早泄、排尿不畅等症状均消失。检查阴茎海绵体已无硬结。

八仙长寿丸（胡与谦）

[组成]　熟地 15g，丹皮 10g，淮枣皮 10g，茯苓 15g，泽泻 10g，怀山药 20g，北五味 10g，麦冬 15g。

[主治]　阴囊汗出。

[用法]　水煎服，每日 1 剂。

按语：吾业医已 30 余年，对此病多方设想，因心主血，汗为心液，肺主气外合皮毛，肾司水藏五脏之精，因此，本病与五脏关系密切，责之于五脏水液代谢功能失调。悟出此方验证多年，治愈多人，有益于老年人的健康。

典型病例

周某，58 岁。

患阴囊汗出症。服上方 1 剂后，汗液大减，5 剂后即告愈。随访 1 年，未见复发。

枯矾散（李谟君　李波）

[组成]　枯矾 10～15g，煅石膏 10～15g，青黛 10g，冰片 1～5g，滑石 15～30g，生甘草 15g，苍术 6～10g，雄黄 3～5g，黄柏 10～12g。

[主治]　阴囊湿疹。

[用法]　上药晒干或焙干，研细为末备用。凡局部皮肤干靥结痂无渗液者可用菜油调敷患处；凡局部有渗液流黄水者则可将药粉干擦患处，1 日数次。

[疗效]　治疗 120 例，治愈（临床症状完全消失且 1～2 年内不再复发）75 例；显效（临床症状完全消失）33 例；有效（临床症状明显减轻）9 例。总有效率为 97.5%。

按语： ①阴囊湿疹即肾囊风也，其发病机制按循行部位与足厥阴肝经、足少阴肾经有关；按发病季节多是长夏；按五行属土气，土气居于中央，为枢纽，脾胃虚则九窍不通，脾胃受损相火妄动。故此病与肝、肾、脾三脉之过盛或不及皆息息相关。外因劳役动作，肾间阴火沸腾，事闲之际或于阴凉处脱衣裳，于背阴外坐卧，致使风湿热邪下注于肾囊而酿成。②枯矾散以枯矾解毒杀虫、收湿止痒为其君；煅石膏、青黛、滑石、冰片清热解毒、防腐、生肌止痒为其臣；甘草性味甘平，对寒性之君药枯矾有其制约作用，尤其对顽固的慢性、久病必虚的患者，甘草有滋养局部毛肤，促进新生肌肤，从而达到扶正祛邪之功效，故为其佐；苍术、雄黄性辛温有祛风除湿、杀虫、解毒止痒之作用，共为佐药，一是协助主药兼治风湿之邪，二是以其性温制约众多苦寒之品，以免弊病。黄柏为苦寒下降之品，可引药入肝肾，直清下焦之湿热，故为此方中使药。此方药虽9味，然却由二妙散、碧玉散、二味拔毒散等方剂组成。妙在以枯矾酸涩寒凉之品解毒驱虫、收湿止痒为其君，以甘平之甘草为其佐，故无论急性之湿热、风热实证，或慢性血虚风燥、脾虚之虚证，皆可收到较为满意的疗效。

完带汤 （黄健戈）

[**组成**] 炒白术、山药各30g，茯苓、党参、车前子、苍术各9g，陈皮、甘草、黑芥穗各2g。

[**主治**] 绣球风。

[**用法**] 上药水煎服，另以土茯苓、苍术、蛇床子各15g，水煎外洗局部，日1次，再以枯矾、五倍了等量研末，每次取适量以香油拌，于洗后涂患处。并嘱其忌食鱼腥辛辣，避免穿化纤类内衣裤。

[**疗效**] 治疗1例49岁男患者，用上法调治20余日而愈。

按语： 完带汤乃妇科名方，绣球风则男科特有，二者似乎风马牛不相及。然该例缘于脾胃功能失健，水湿运化失司，湿聚下流，侵及阴囊所致。病证与完带汤病机相宜，药证相符，故用之获验。

草蜜膏 （朵志刚）

[**组成**] 甘草10g，蜂蜜100ml。

[**主治**] 阴茎龟头溃疡。

[**用法**]　先将甘草放入砂锅内，加200ml水浸泡20分钟，再煎煮30分钟，滤去渣，浓缩至20ml。然后加入蜂蜜。煮沸，去除浮沫，装入消毒容器内备用。用生理盐水清洗局部患处，拭干，用草蜜膏适量局部外敷。

按语：阴茎龟头溃疡是由药物过敏（如磺胺类及抗生素类药物）引起。由于阴茎龟头部肌肉伸缩性较大，且毛细血管丰富，神经末梢敏感，一旦引起溃疡，不易愈合。每当勃起时即易引起溃疡面出血，影响愈合。内服药物，又难达病所。本方用生甘草，具有清热解毒、缓急止痛、促进溃疡面愈合的作用；蜂蜜富含多种营养成分，也具有清热解毒、止痛润燥、保护溃疡面的作用。二药相伍，既增强了清热解毒的功效，又起到了保护创面、促进愈合的目的。

典型病例

李某，男，41岁，工人，1990年8月5日诊。

7天前龟头部痒痛难忍，到市某医院诊为过敏性皮炎。用赛庚啶、麦迪霉素、夏体氏搽剂等药1周，效差。诊见阴茎包皮靠冠状沟处有2mm×2mm溃疡一处，龟头上有1.5mm×2mm溃疡3处，并有脓性分泌物。诊断：阴疮（阴茎龟头溃疡）。先用生理盐水洗净患处，再用消毒棉签蘸草蜜膏涂敷局部。让患者卧床休息，干后再涂，日涂5～10次。2日后溃疡面逐渐缩小。5日后溃疡面愈合，无瘢痕。

此方累用累验，均在用药3～5日内痊愈。

阴肿消（雷贵仙）

[**组成**]　①阴肿消散煎：千里光50g，苍术20g，野菊花50g，艾叶50g。②阴肿消散液：红蚯蚓（鲜）10条，白砂糖10g，冰片5g。

[**主治**]　多种阴茎肿大，女阴肿大，特别对外源接触过敏性有特效。

[**用法**]　1号煎液，趁热时熏洗，温时则清洗，连续多次，冷却加温后可重复使用，日洗不少于5次；2号方：从泥土中挖取红蚯蚓足量，洗净置瓷碗（筒），或瓶中，加入冰片、白糖，待溶化为汁，取此液用消毒棉签蘸取，于1号方洗净后涂上，日3～5次。

[**疗效**]　1～3日内必愈，其效若神。

按语：1号方中苍术燥湿清热；千里光清热解毒、抗炎抗菌，野菊花也具清热解毒等作用；艾叶具止痛……抗炎抗过敏之效。四药共奏清热燥湿、消炎解毒、止痛抗过敏之效。2号方红蚯蚓即地龙具有清热镇痉入肝经，现代药理研究有局部麻醉作用；与冰片共奏止痛之效，又具防腐清热之功；白糖清凉泻火，解毒。故三药合用具清凉、解毒、防腐、止痛、止痒之效。又因"阴肿"之疾乃系湿热或邪毒引起为多，故此二方能立奇功也。

当归四逆汤（喻峰）

[组成]　桂枝汤去生姜，加当归、细辛、木通。

[主治]　阴茎胀痛，疝厥，胆道蛔虫，寒痹。

[用法]　水煎服，日1剂。再结合临床辨证加减。

按语：①当归四逆汤出自仲景《伤寒论》，取桂枝汤去生姜，加当归、细辛、木通而成，方拟当归为君，佐细辛能达三阴，外温经，内温脏；通草善通关节，内通窍，而外通营，所以有温经散寒、养血通脉之功。足厥阴肝经属于肝，络于胆，绕外阴，凡属肝经循行部位由阴寒凝结之气滞血瘀而出现的病症，均可拟用当归四逆汤加减以温通，无不效应。故师古之法不必拘泥于古之症，才能灵活运用，举一反三。②本方所举案例，虽然病症病名各异，其病位均在肝经，病因病机为寒凝血滞，实属异病同治。③医书明训细辛用量不过钱，笔者一般常用5~6g，未见不良反应。在治疗蛔厥及寒痹时须用9~12g取效方速，不知缘于药材的产地还是病症关系，所谓细辛不过钱之说，值得商榷。

典型病例

李某，46岁，农民。1969年8月就诊。

因天气炎热，患者贪凉冷饮，一连数晚露宿室外。8月5日晚自感下腹胀痛连及阴茎，伴有轻度肠鸣腹泻，次晨症状加重，阴茎胀痛难忍。

诊其面色晦暗，玉茎稍勃起，无红肿，手护其物于床上辗转不安，四末欠温，舌质淡、苔白稍腻，脉弦细微，证属寒凝气滞，拟当归四逆汤加沉香4g、藿香10g、肉桂5g，1剂后症状减半，安然入睡，3剂，症状消失。

加味乌头汤（栾宏庆）

[组成]　乌头5g，肉桂8g，吴萸6g，茴香、苁蓉、锁阳、仙灵脾、金铃子、

乌红各 10g，粉甘草 6g。

[主治] 男子阴茎萎缩。

[用法] 上药煎 20~30 分钟取汁，约 300ml，日服 3 次，温服。脾虚者加党参、茯苓各 10g，湿困者加泽泻 10g。

[疗效] 一患者先投 3 剂，即中病所，再服 15 剂，病即基本告愈，原方加益气健脾之品再服 7 剂，一切恢复正常。随访 3 年未复发。

按语： 阴缩症，系阴茎萎缩内陷而得名，皆因肾阳虚衰所致。方中乌头大辛大热之品（剧毒：须用白蜜煎熬，以制其毒），有搜风、燥湿、祛寒、补下焦阳虚之功，辅以肉桂补命门相火，二药合用，治痼冷沉寒；锁阳、苁蓉甘温入肾经，补肾壮阳益精，善疗阴中痛；金铃子能除湿止痛；甘草温中缓急。诸药相合，共奏燥湿祛寒、补肾壮阳、益气生精之功。

秘方治性交受风（张炯标）

[组成] 金银花 30g，生甘草 20g，苦瓜干 20g，鬼羽箭 15g。

[主治] 男女性交不慎受风。

[用法] 水煎五成温服。

按语： 色风病，医籍少见，实为《伤寒论》内之少阴证也。性交后肾已虚，不慎风邪直袭肾脏，故现脉微细，但欲寐，面红为戴阳，邪在肾而腰痛。银花、甘草、苦瓜干，能解病毒消炎退热；鬼羽箭直入肾脏而驱邪外出。用麻黄附子细辛汤亦可，但不及上方之奇效平稳也。此方乃笔者业师以重金买得之秘方，用之确有奇效，笔者用此方救治了不少危重色感患者，今特公诸同道以广使用，以利患者焉。

典型病例

刘某，男，32 岁，修路班班长。

1981 年，离家外出修路，4 月 25 日妻子来访，是夜性交时不慎受风，当即发高烧，经请医院医生出诊。打针服药无效，来家请余出诊，外貌面红目合，半昏迷，探之体温 39.8℃，茶水不入，六脉沉微欲绝，状甚危殆，诊为色风病。黄岩《医学精要》内载此病，询其妻系性交后才发病，遂投以上方，一服而热降至 38℃，再服 1 剂，热退而愈。

二仙兴阳汤（石廷厂）

[组成]　急性子、仙灵脾、仙茅、巴戟、何首乌、山萸肉、枸杞子、阳起石、云苓、熟地、丹皮、肉桂各10g，蜈蚣1条。

[主治]　性功能低下。

[用法]　水煎服，日1剂。灸取穴：肾俞、命门、关元、三阴交、内关、神门、百会。

[疗效]　246例中治愈120例；显效80例，好转34例；无效12例，总有效率95%。

按语：性功能低下为临床常见病症。男子表现为阳不举，或举而不坚之阳痿症。女子表现为房事淡漠，无快感，憎恶男性，或月经不调，宫寒不孕，性情急躁等。其主要机制多因劳倦过度，或恣情纵欲，耗精损气而致肾阳虚败为主，故拟二仙兴阳汤以补肾阳填精，临床亦应辨证，阴虚显著者，治以滋阴温阳，应加龟甲、鹿角胶、知母、麦冬，兼见肝脾双虚者，佐益肝补脾，故加白术、远志、枣仁等药，并减用肉桂等温热之品。

性灵胶丸（王俊侠）

[组成]　鹿茸、僵蚕、制附子、柏仁各60g。

[主治]　性冷淡，阳痿，早泄及各种性功能障碍。

[用法]　共研细末后，装入1号空心胶囊内，紫外线常规消毒备用。1日3次，每次5粒，黄酒或温开水送下。

[疗效]　笔者用本方对88例性功能障碍患者进行治疗，其中男性66例，女性22例；30岁以下15例，30～50岁者45例，50岁以上者28例。有效率100%。

按语：鹿柏胶丸系先父祖传秘方，原用蜂蜜为丸，近几年笔者作了剂型改革用为胶丸。本方中鹿茸温而不烈，益气填髓，由下元上达玉精；僵蚕能化痰散结，并能促进血脉或输精畅通；附子温阳益肾，有强心作用，并能兴奋垂体-肾上腺皮质系统；柏子仁平肝宁心，协调心肾功能。四药组成能醒豁神经，钻透血脉，唤起一身功能，对性功能障碍有显著疗效。

珍珠镇缓解痉汤 （李炳茂）

[**组成**] 珍珠母 30g，朱砂（冲）0.1g，琥珀 6g，茯苓 15g，白芍 15g，甘草 10g，地龙 15g，蜈蚣 3 条，当归 10g，远志 10g，菖蒲 10g。

[**主治**] 阳痿、早泄、不射精、遗精、性恐惧症等。

[**用法**] 水煎，房事前半小时顿服。

[**疗效**] 镇心安神，酸甘缓急，解除血管平滑肌的痉挛，改善阴茎的血液供应，增强勃起力度，延长勃起时间。治疗百余例，效果显著。

按语：珍珠母镇心安神；朱砂、琥珀、茯苓更助其效，以降低交感神经的兴奋性；白芍、甘草酸甘化阴，缓急解痉，抑制血管平滑肌，扩张周围血管；地龙、蜈蚣解痉走窜、助兴阳道；当归养血活血，改善性生殖器官的血液供应；远志、菖蒲安神定志，诸药共用，疗效极佳。